Mukoviszidose e.V.
Ich freu mich schon auf morgen

Mukoviszidose e.V.

Ich freu mich schon auf morgen

Erwachsen werden mit Mukoviszidose

Redaktion:
Michael Hartje, Birgit Dembski, Karl Cattelaens,
Dr. Heike Diekmann

Mit einem Vorwort von
Christiane Herzog

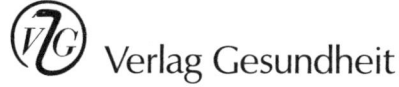 Verlag Gesundheit

Deutsche Bibliothek – CIP-Einheitsaufnahme

Ich freu mich schon auf morgen : erwachsen werden mit
Mukoviszidose / Mukoviszidose e.V. Red.: Michael Hartje ... Mit
einem Vorw. von Christiane Herzog. – Berlin : Verl. Gesundheit, 1998
ISBN 3-333-01027-5

Zu allen im Buch angesprochenen Fragen können sich Interessierte wenden an:
Mukoviszidose e.V.
Bendenweg 101
53121 Bonn
Tel. (02 28) 9 87 80-0
Fax (02 28) 9 87 80-77

Umschlaggestaltung: Tabea Dietrich, Klaus Meyer
Umschlagfoto: Bildagentur Bavaria
Satz: ew print & medien service gmbh, Würzburg
Druck und Verarbeitung: Clausen & Bosse, Leck

Printed in Germany 1998

ISBN 3-333-01027-5

Gedruckt auf alterungsbeständigem Papier
mit chlorfrei gebleichtem Zellstoff

Inhaltsverzeichnis

Vorwort

Als ich vor dreizehn Jahren mit meiner Mukoviszidose-Arbeit begann, war ein siebenjähriges Kind mit Mukoviszidose bereits ein »alter« Patient. Heute ist Mukoviszidose oder Cystische Fibrose (CF) keine reine Kinderkrankheit mehr – immer mehr Betroffene erreichen das Erwachsenenalter. Die deutliche Verlängerung des Lebens, aber auch die Verbesserung der Lebensqualität verdanken wir den großen Fortschritten, die im letzten Jahrzehnt in der Diagnose und Therapie dieser immer noch unheilbaren erblichen Stoffwechselkrankheit gemacht wurden. Und Jahr für Jahr verbessert sich die Prognose für die Mukoviszidose-Kranken, bis es eines Tages hoffentlich möglich sein wird, daß diese jungen Menschen mit ihrer Krankheit ebenso leben können wie ein Zuckerkranker mit seinem Diabetes.

Wir alle freuen uns über diese Steigerung der Lebenserwartung. Aber das Erwachsenwerden der Mukoviszidose-Betroffenen stellt uns auch vor neue Herausforderungen. Die Internisten müssen sich in dieses für sie neue Krankheitsbild einarbeiten, junge Mediziner müssen für das Thema gewonnen werden. Dazu brauchen wir vor allem eine Stärkung des Faches Pneumologie an den Universitäten. Gemeinsam mit der Deutschen Lungenstiftung bemüht sich die Christiane Herzog Stiftung, die politisch und universitär Verantwortlichen von diesem dringenden Handlungsbedarf zu überzeugen. In Zeiten knapper Klinikbudgets müssen wir darüber hinaus erhebliche Mittel aufwenden, um Stellen anzufinanzieren, damit eine möglichst optimale medizinische Versorgung der jungen Erwachsenen mit Mukoviszidose gewährleistet werden kann.

Die größte Herausforderung aber stellt sich für die Betroffenen selbst. Sie müssen sich Gedanken über Ausbildung und Berufswahl, über Partnerschaft und Familienplanung machen. Wie stehe ich zur Lungentransplantation, und wie gehe ich mit der Perspektive eines frühen Todes um – mit solch existentiellen Fragen müssen sich die jungen Erwachsenen auseinandersetzen. Dieses Buch will ihnen, aber auch den Ärzten und Therapeuten bei der Bewältigung der vielfältigen Probleme helfen.

Ein Ratgeber wie dieser ist wichtig – wichtig aber sind auch das Verständnis und die Unterstützung der Gesellschaft für die Belange der jungen Erwachsenen mit

Mukoviszidose. Ich denke hier an die Arbeitgeber, die den Betroffenen trotz ihrer schweren Krankheit eine Chance geben sollten, nicht nur einen Beruf zu erlernen, sondern diesen auch so lange wie möglich auszuüben. Ich denke an die Mitarbeiter der Krankenkassen und Versicherungsanstalten, die darüber zu entscheiden haben, ob ein Patient die für ihn so wichtige Therapiemaßnahme oder den notwendigen Kuraufenthalt machen kann oder nicht. Und ich denke an uns alle, die wir durch unsere Solidarität mit dazu beitragen können, daß die jungen Erwachsenen mit Mukoviszidose ein möglichst normales, erfülltes Leben führen können. Dieses Buch will den Betroffenen dabei helfen – allen, die an dem Projekt mitgewirkt haben, danke ich dafür herzlich.

Christiane Herzog.

Einführung

Den Mukoviszidose-Patienten sind auf ihrem Lebensweg zahllose Hürden gesetzt, die dem Gesunden kaum oder nicht bekannt sind. Von Geburt an dominiert die Krankheit den Lebensalltag und diktiert den Tagesablauf vom Aufstehen bis zur abendlichen Bettruhe. Die mehrfach täglich notwendigen Inhalationstherapien mit der autogenen Drainagetechnik zur Lungenreinigung, der stetige Zwang zum Essen auch ohne Appetit, um Unterernährung vorzubeugen, ständige Tabletteneinnahmen und krankengymnastische Übungen prägen den Tag des Mukoviszidose-Patienten nachhaltig. Häufige Arzt- und Spezialambulanzbesuche, krankengymnastische Trainingsprogramme und antibiotische Infusionstherapien teilen das Jahr in viele Intervalle krankheitsbedingter Pflichten. Das Leben mit Mukoviszidose erfordert Disziplin. Die Therapie zu vernachlässigen bedeutet fast immer, Lebensdauer mehr oder weniger einzuschränken.

Der medizinischen Entwicklung in den vergangenen zwanzig Jahren verdanken Mukoviszidose-Patienten heute eine weitaus höhere Lebenserwartung als früher. Dieser lobenswerte Fortschritt wird jedoch von zusätzlichen und meist außerhalb der medizinischen Kompetenz liegenden Problemen und Fragestellungen begleitet, die den Patienten in seiner zweiten und dritten Lebensdekade mit meist zunehmenden gesundheitlichen Einschränkungen immer wieder vor neue Herausforderungen stellen. Der Jugendliche und junge Erwachsene ist sich der Unheilbarkeit der Mukoviszidose und ihrer noch immer begrenzten Lebensprognose meist sehr bewußt. Und in diesem Bewußtsein muß er seine Entscheidungen treffen für eine Berufsausbildung, für ein Studium, für den richtigen Beruf, für den rechtzeitigen Ausstieg und die Verrentung, für das Eingehen von Freundschaften, den Aufbau fester Beziehungen und auch die Realisierung von Kinderwünschen. Er selbst mag sich mit der einen oder anderen Frage schwertun. Werden Außenstehende gefragt, fühlen auch sie sich meist überfordert. Die Fragen, die sich zum Erwachsenwerden mit Mukoviszidose stellen, sind überaus facettenreich, komplex und nicht selten existentieller Natur. Für die eigene und selbständige Entscheidung auf dem Weg zum Erwachsen- und Älterwerden möchte dieses Buch zum Nachdenken über relevante Themen anregen und hierzu Beispiele individueller Erfahrungen und Entscheidungen anderer Patienten vorstellen.

So wie sich die Erwachsenenarbeit und -betreuung in unserem Selbsthilfeverband Mukoviszidose e.V. versteht, sind nicht altkluge Ratschläge der Älteren und ihre praktischen Lebensweisheiten angesagt, sondern Anregungen, Hilfestellungen, Vorschläge und Ideen zur Bewußtmachung der eigenen Situation, zum eigenverantwortlichen Umgang mit der Mukoviszidose und zur Selbständigkeit in der Lebensplanung. Mit unserem Buch haben wir versucht, die relevanten Themen für den älter werdenden Mukoviszidose-Patienten, die ihn begleitenden Familienmitglieder, Partner und Freunde und nicht zuletzt auch seine Therapeuten verständlich aufzuarbeiten. Die Beiträge mögen aber auch für allen anderen Menschen mit chronischen Krankheiten eine Hilfestellung sein.

An diesem Buch haben zahlreiche Autoren mitgewirkt, denen wir für ihre Beiträge danken. Dies gilt insbesondere jenen, die als Patienten ihre durch die Mukoviszidose geprägten Erfahrungen und Erlebnisse Mitpatienten zugänglich machen. Ihnen sind wir für die Bereitschaft zum Niederschreiben und die Offenheit sehr verbunden. Es gehört zu den leidvollen Erfahrungen unseres Alltags, daß Patienten viel zu früh ihren Lebensweg beenden müssen. So haben uns auch Holger Reinke und Andreas Kersting-Wilmsmeyer noch während der Produktionsphase dieses Buches leider verlassen.

Unser besonderer Dank gilt Frau Christiane Herzog für ihr Vorwort, das sie unserem Buch zum Geleit voranstellt. Ihr unermüdlicher Einsatz und die jahrelange Fürsorge für die Mukoviszidose-Patienten ist für uns und viele andere mehr als ein Vorbild ehrenamtlichen sozialen Engagements und verpflichtet alle zu großem Dank und Anerkennung.

Abschließend möchte ich auch meinen Kolleginnen und Kollegen in der Geschäftsstelle des Mukoviszidose e.V., insbesondere Frau Dr. Heike Diekmann, Frau Birgit Dembski und Herrn Karl Cattelaens für die Texterstellung, die redaktionelle Bearbeitung und das unerschöpfliche, kreative und konstruktive Engagement für dieses Buch herzlich danken.

Michael Hartje
Bonn, im Juni 1998

Mein Leben gestalten

Aufwachsen mit einer unheilbaren Krankheit

Die Diagnose »Mukoviszidose« bedeutet für viele Eltern und Familienangehörige zunächst einen Schock. Der Traum vom gesunden, normalen Kind ist erst einmal ausgeträumt. Unausgesprochene und oft unbewußte Erwartungen für die Zukunft des Kindes müssen begraben werden, werden beweint und betrauert. Gleichzeitig fehlt das fundierte Wissen über die Krankheit und ist viel Raum für schlimme Phantasien und Befürchtungen. Die Erstinformation durch den Arzt ist immer ein schwieriges Unternehmen: wieviel muß er sagen, wieviel können Eltern aufnehmen und verkraften. Bis ein alltägliches Umgehen mit der Krankheit und der daraus folgenden Therapie und Lebensweise wachsen kann, vergehen Monate bis Jahre. In manchen Fällen ist die Diagnose Mukoviszidose gleichzeitig eine Erlösung: Nach monatelangem Kampf gegen eine Krankheit, die man nicht kannte, mit der keiner umgehen konnte, die dem Kind zusetzte und gegen die es kein Mittel, keine Therapie gab, tut es einfach gut, jetzt endlich zu wissen, woran das Kind erkrankt ist, welche Therapien möglich sind.

Der Traum vom gesunden, normalen Kind ist erst einmal ausgeträumt ...

Endlich zu wissen, welche Therapien möglich sind ...

Der Kontakt zu anderen betroffenen Eltern ist gerade in dieser ersten Zeit für viele sehr wichtig. Es gibt tausend alltägliche Dinge, die man beim Besuch in der Ambulanz vergessen hat zu fragen. Oder man traute sich nicht, so scheinbar dumme Fragen zu stellen. Die Regionalgruppen mit Eltern und erwachsenen Patienten bieten Austauschmöglichkeiten, viel Erfahrung und die Solidarität gleichfalls Betroffener.

Die folgenden Beispiele schildern plastisch, wie sich das Leben der gesamten Familie mit der Erstdiagnose ändert. Das Erschrecken über die festgestellte Krankheit prägt die Situation. Es

Das Leben mit der Krankheit kann alltäglich werden ...

zeigt sich auch, wie der Umgang mit der Krankheit alltäglich werden kann und ein Leben auch mit den Ängsten möglich wird.

Karl Cattelaens

Die Situation in der Familie um das kranke Kind

Niklas

1. September 1990, Niklas, unser vierter Sohn, war geboren – mit 3400 g und 52 cm, einem Apgar-Test von 10 – ein gesunder und munterer Junge. Wenige Stunden nach der Geburt holte uns mein Mann nach Hause, wo die drei Brüder neugierig auf das neue Familienmitglied warteten. Niklas wurde voll gestillt und forderte rund um die Uhr alle drei Stunden eine Mahlzeit. Dennoch legte er zwar an Körperlänge zu, die von den Geschwistern gewohnten Speckringe an Armen und Beinen blieben leider aus. Offensichtlich hatte er mit Bauchschmerzen und Blähungen zu kämpfen, denn er weinte ziemlich viel und ließ sich nur durch Streicheln des Bauches oder Umhertragen im Tragetuch beruhigen.

Sein erster Infekt

Ungefähr sechs Wochen nach der Geburt bekam Niklas seinen ersten Infekt, den ich mir überhaupt nicht erklären konnte, denn er wurde voll gestillt, und kein anderes Familienmitglied war erkältet. Ein Besuch beim Kinderarzt bescherte uns Tymipin-Tropfen und Mucosolvan, aber der Husten wollte einfach nicht nachlassen. Nach kurzer Zeit ein neues Rezept, neue Medikamente, aber keine Besserung. Mittlerweile hörten wir bei jedem

Bei jedem Atemzug das Rasseln des Schleims

Atemzug das Rasseln des Schleims in Niklas Lunge. Wir suchten Rat bei einem weiteren Kinderarzt, der die Diagnose einer Bronchitis bestätigte und uns andere Medikamente verordnete. Mittlerweile war Niklas fünf Monate alt, unsere Unruhe wuchs von Tag zu Tag, und wir beschlossen, einen Lungenfacharzt aufzusuchen. Dieser war es dann, der uns zum erstenmal mit der Krankheit Mukoviszidose konfrontierte, als er vorschlug, Niklas zu einem Schweißtest in der Uniklinik Würzburg anzumelden.

Bis zu diesem Termin hatten wir nun vierzehn Tage Zeit, uns Informationen über diese Krankheit aus der medizinischen Literatur zu holen. Wir waren schockiert. Die Symptome – stetiger Husten und Gedeihstörungen – paßten ganz genau, aber dennoch suchten wir nach Gründen, warum es auf keinen Fall Mukoviszidose sein konnte. Der Tag des Schweißtests kam, und die Zeit zwischen Test und Ergebnis erschien mir wie eine Ewigkeit. Der Arzt rief uns in sein Zimmer und teilte uns sehr sachlich und nüchtern mit: »Die Natriumkonzentration im Schweiß Ihres Kindes ist erhöht, was darauf hindeutet, daß Niklas an Mukoviszidose erkrankt ist. Sie wissen, was das bedeutet? Eine lebenslange Therapie und eine Lebenserwartung von 18 bis 25 Jahren!« Diese Aussagen trafen uns wie Hammerschläge. Mit der Aufforderung, am nächsten Tag zur Therapieplanbesprechung zu kommen, verließ der Arzt den Raum und ließ uns stehen. Mein Mann und ich schauten uns an, schauten auf Niklas und konnten das Gesagte nicht glauben. Unser Kind sollte chronisch krank sein? Er sollte eine Krankheit haben, die sich mit zunehmendem Alter verschlechtert und die es ihm nicht ermöglichen sollte, jemals erwachsen zu werden? Nein, das konnte nicht sein. Die Laborantin, die den Test gemacht hatte, mußte sich getäuscht haben, vielleicht Ergebnisse verwechselt? Niklas, der gerade lachend und strampelnd in meinen Armen lag, konnte nicht »so krank« sein. Auf dem Weg nach Hause überlegte ich noch fieberhaft, was ich gegessen haben könnte, denn ich stillte Niklas noch voll, was das Ansteigen der Natriumkonzentration verursacht haben könnte. Aber eigentlich wußte ich, daß es da keine Zusammenhänge gab.

Zu Hause erwarteten uns unsere drei älteren Kinder, die unsere Niedergeschlagenheit gar nicht verstehen konnten. Wir funktionierten erst mal, versorgten die Großen, versorgten Niklas und warteten auf das Klingeln des Telefons mit der Nachricht aus der Klinik, daß man sich doch getäuscht habe. Leider warteten wir vergeblich. Nachdem die Kinder im Bett waren, hatte ich nun endlich Zeit, meine Angst und Trauer zuzulassen, und konnte meinen Tränen freien Lauf lassen. Claus, mein

Der Arzt rief uns in sein Zimmer

Nein, das konnte nicht sein

Zeit, meine Angst und Trauer zuzulassen

Mann, und ich versuchten noch mal die letzten Monate mit all den Schwierigkeiten mit den in der Literatur genannten Symptomen zu vergleichen, und wir wußten, der Schweißtest zeigte die richtige Diagnose. Aber trotzdem war im Hinterkopf immer noch ein kleiner Schimmer der Hoffnung, daß all das nur eine Verwechslung sein konnte, ein übler Alptraum. Nach einer mehr oder weniger schlaflosen Nacht gingen wir am nächsten Morgen erneut in die Klinik, um unseren Therapieplan zu erhalten. Wie in Trance nahmen wir wahr, was wir nun alles machen und bedenken mußten, was unser Kleiner alles über sich ergehen lassen sollte: Inhalationen, Physiotherapie, Medikamente ohne Ende, Enzyme, Vitamine, hochkalorische Nahrung und regelmäßige Untersuchungen. Wie sollten wir das nur schaffen? Und dann auch noch einen Termin für einen Schweißtest bei den Geschwisterkindern. Anschließend fuhren wir zum Sanitätshaus, um das Inhaliergerät und einen Pezziball zu organisieren, dann weiter zur Apotheke. Vollgepackt und körperlich wie seelisch völlig erledigt, kamen wir zu Hause an. Jetzt waren wir stundenlang damit beschäftigt, Gebrauchsanweisungen, Reinigungsanleitungen und Beipackzettel zu studieren, und fühlten uns ziemlich allein gelassen. Zudem waren da auch noch unsere vier Kinder, die uns forderten und die so plötzlich veränderte Atmosphäre überhaupt nicht nachvollziehen konnten. Claus hatte die Situation besser im Griff und gab mir viel Trost und Zuversicht, daß wir all das gemeinsam schon schaffen werden. Er hatte auch schon einen Hoffnungsschimmer aus der Literatur – die Entdeckung des für Mukoviszidose verantwortlichen Gens.

Schweißtest bei den Geschwisterkindern

Ich konnte und wollte es einfach nicht wahrhaben, daß unser Kind, unsere kleine Maus, so schwer krank sein sollte. Immer wenn ich Niklas ansah, hatte ich das Gefühl, ihn durch eine Glasscheibe zu sehen, auf der in großen Buchstaben MUKOVISZIDOSE stand.

Warum gerade unsere kleine Maus?

Die ersten drei Tage vergingen, in denen wir versuchten, Alltag und Therapieplan irgendwie auf die Reihe zu bekommen. Es kam der Termin für den erneuten Schweißtest und den Test bei den Geschwistern. Wie eigentlich erwartet (aber nicht erhofft), bestätigten sich die Ergebnisse von Niklas, die Ergebnisse seiner Brüder waren negativ. Wir waren zwar sehr erleichtert zu wissen, daß unsere drei Großen gesund waren, aber da war auch noch unser Jüngster, der diese ganze schwere Last auf seinen kleinen Schultern tragen sollte. Unser nächster offiziell verordneter Termin, der Besuch bei der Physiotherapeutin, brachte dann wieder etwas Licht in unser Leben, denn erstens gab sie uns praktische Anleitungen bei der Inhalation und Schleimmobilisierung und damit das Gefühl, etwas gegen diese Krankheit tun zu können, und zweitens gab sie uns die Kontaktadresse einer ebenfalls betroffenen Familie. Schon nach dem ersten Treffen mit dieser Familie erhielten wir viele praktische Tips, fühlten uns ernst genommen und verstanden und bekamen erstmals das Gefühl, irgendwie doch mit dieser Krankheit leben zu können. Anfangs war es noch sehr schwierig, die zeitaufwendige Therapie und die Bedürfnisse aller Familienmitglieder unter einen Hut zu bekommen, ohne unsere gesunden Kinder zu vernachlässigen. Mit immer größer werdender Sicherheit in Niklas Behandlung gab es auch wieder Freiräume und neue Ideen. So wurden während des Inhalierens Geschichten vorgelesen, denen auch die Älteren gerne zuhörten, oder ein Elternteil inhalierte, und der andere Elternteil unternahm etwas mit den Großen. So wurde die tägliche Therapie ein Teil unseres Familienlebens, der einfach dazugehörte. Mit zunehmendem Alter holte Niklas stetig an Gewicht auf, und auch der Lungenzustand verbesserte sich. Er wurde richtig mobil und durch seine älteren Brüder ständig gefordert und gefördert.

Besuch bei der Physiotherapeutin

Die Bedürfnisse aller unter einen Hut bekommen

Natürlich war da oft noch das schlechte Gewissen, das fragte: Tun wir auch wirklich alles nur mögliche? Machen wir auch alles richtig, vernachlässigen wir auch keines der anderen Kinder, vernachlässigen wir nicht unsere Partnerschaft?

Mit fünfzehn Monaten hatte Niklas Größe und Gewicht eines normalen gesunden Jungen erreicht und war ein fröhliches und aufgeschlossenes Kerlchen. Anfängliche Schwierigkeiten traten in den Hintergrund – wir hatten die Krankheit akzeptiert und damit leben gelernt. Therapie fand immer dann und dort

Mit 15 Monaten ein normaler gesunder Junge

statt, wo wir gerade waren, ob allein zu Hause oder im Dabei-sein von Niklas Freunden, ob bei Bekannten oder auf der Park-bank. Wir versuchten unser Umfeld offen und sachlich über Mukoviszidose zu informieren und allen so die Angst im Um-gang mit uns zu nehmen. Auch die Kinder waren stets interes-siert, was Niklas da machen mußte (inhalieren) und warum und welche Medikamente er nehmen mußte.

Mit vier Jahren durfte Niklas den Kindergarten besuchen und war ein Jahr lang mit seinem zweiundzwanzig Monate älteren Bruder in einer Gruppe. Die Erzieherinnen waren uns gegenüber sehr aufgeschlossen und engagiert. Niklas hatte keine Sonder-stellung in der Gruppe und wurde von den anderen Kindern völlig akzeptiert. Das Einnehmen der Enzyme zum Frühstück war zwar anfangs interessant, bald aber schon ganz normal. Überhaupt war es uns als Eltern sehr wichtig, Niklas trotz Krank-heit eine normale Kindheit zu ermöglichen.

Gleichzeitig mit dem Eintritt in den Kindergarten durfte Nik-las wie auch Frederik (sechs Jahre) und Johannes (acht Jahre) dem Fußballverein beitreten, wo er in seiner Mannschaft als Stürmer bis heute beliebt und begehrt ist. Auf spielerische und mit viel Spaß verbundene Art und Weise trägt diese sportliche Betätigung sehr zu seinem körperlichen Wohlbefinden bei.

Als unsere Kinder den Wunsch nach einem Haustier äußer-ten, steckte auch Niklas nicht zurück. Es sollte groß genug sein, daß man es in die Hand nehmen konnte, aber auch pflegeleicht und robust. Nach einigen Überlegungen entschieden wir uns für Meerschweinchen. Diese können in Ställen auf der Terrasse ge-halten werden und, was ganz wichtig ist, jedes Kind hat ein ei-genes, für das es verantwortlich ist.

Zwei Wochen vor seinem sechsten Geburtstag wurde Niklas eingeschult. Zuvor hatten wir ein ausführliches Gespräch mit dem Schulleiter und den Lehrkräften. Auch hier stießen wir mit unserer Offenheit auf viel Verständnis. Den ersten Elternabend nutzten wir, wie auch im Kindergarten, den Eltern der Mit-schüler zu erklären, was Mukoviszidose ist und, vor allen Din-gen, daß sie nicht ansteckend ist.

Zu Anfang des Schuljahres hatte wir etwas Streß mit unserer morgendlichen Zeiteinteilung. Aber auch hier konnten wir eine günstige Lösung finden. Niklas und ich stehen etwa eine Stunde vor den anderen auf, um in aller Ruhe Inhalation und Physiotherapie durchführen zu können. So sind wir dann zum gemeinsamen Frühstück fertig und genießen es im großen Kreis. Gemeinsame Mahlzeiten bedeuten uns viel, wie überhaupt gemeinsame Unternehmungen.

Streß mit der morgendlichen Zeiteinteilung

Mittlerweile besucht Niklas die 2. Klasse und geht sehr gerne in die Schule. Wir versuchen trotz aller Pflichten und Termine noch freie und unverplante Zeit für unseren Jüngsten herauszuschlagen, um ihn einfach Kind sein zu lassen. Wo es möglich ist, beziehen wir Geschwister und Freunde mit ein, so zum Beispiel bei der Physiotherapie, und aus Pflicht wird ganz viel Spaß und ist nur noch halb so schlimm. Niklas hat so auch keine Sonderstellung.

In sieben Jahren haben mein Mann, ich, die drei Brüder und vor allem Niklas gelernt, mit dieser Krankheit zu leben. Wir lassen unser Leben nicht nur von dieser Krankheit bestimmen, sondern wir versuchen, so gut es geht, alle erforderlichen Maßnahmen in unseren Tagesablauf einzubauen, so daß unser Familienleben normal abläuft und jeder von uns auf seine Kosten kommt. Sicherlich gibt es auch Zeiten, wo dies nicht immer möglich ist, aber ist das nicht auch in anderen Familien so?

Gelernt, mit der Krankheit zu leben

Wir alle blicken ganz zuversichtlich in die Zukunft und hoffen auf die medizinische Forschung.

Ute Kluge-Günther und Familie aus Bielefeld, Regionalgruppensprecherin

»Warum gerade ich?«
Der Schock und die Angst sitzen mir noch in allen Gliedern – Mukoviszidose – doch nicht mein Kind! Warum? Wie eine Lawine stehen Ärzte in weißen Kitteln um das Bett meines halbjährigen Sohnes. Mukoviszidose – und keiner sagt etwas dazu!

Was ist das? Warum schweigen alle so betroffen? Mukoviszidose oder Cystische Fibrose – eigentlich weiß ich längst Bescheid! Ein Todesurteil, verpackt in dreizehn Buchstaben. Damit kam die Angst. Sie ist uns ein treuer Begleiter geworden, vor Keimen, vor dem frühen Tod ... Anfangs war die Gewißheit um diese Krankheit sogar Entlastung vor den Bemerkungen: Sie schon wieder ... überbesorgte Mutter, na ja, erstes Kind ... Mein Gefühl hatte mich nicht getrogen, mein Sohn war nicht gesund. Endlich konnten wir den Kampf gegen die Krankheit aktiv aufnehmen. Ich sammelte Informationen über Mukoviszidose und suchte Kontakt zu anderen Betroffenen. Das war eine

große Hilfe. Nach sechs Jahren Alltag mit CF kommen wir ganz gut zurecht. Der Alltag ist eingespielt – das ewige Inhalieren und Putzen und Trocknen der Geräteteile, die Medikamente, der Kampf um das Essen, um die Atemtherapie. Trotzdem bleibt die Angst ständiger Begleiter. Angst vor dem Pseudomonas, vor einem Klinikaufenthalt, vor Verschlechterung, vor der Hilflosigkeit der nächtlichen Hustenanfälle ... Manchmal dann die Frage: Warum dieser tägliche Aufwand? Für was? Für vielleicht drei Jahre mehr? Eine destruktive Frage, die Kräfte lähmt. Und doch ist sie da, die Angst! Mein Sohn muß lernen, die Verantwortung für sich selbst zu übernehmen. »Mamabegleitung« ist irgendwann nicht mehr möglich. Da soll er an die Krümel vor dem Essen denken – nein, dann ißt er lieber gar nichts. Und Husten läßt sich auch unterdrücken. Nur nicht auffallen! Mein Sohn hat sein »Anderssein« schon früh wahrgenommen. Er hat alles hinterfragt und fragt immer noch: »Warum gerade ich? Warum hast du mich krank geboren? Du bist schuld!« Mitunter beschließt er:

»Ich inhaliere nicht mehr!« Das ergibt ein Streitgespräch über das Für und Wider des Inhalierens. Ich zwinge ihn nicht dazu. Nach einer dieser Weigerungen kam er mir weinend nachgelaufen: »Willst du etwa, daß ich sterbe? Wenn ich nicht inhaliere, geht meine Lunge kaputt, dann bin ich tot! Dann hast du kein Kind mehr! Dann bist du ganz traurig!« (Eine Kinderpsychologin, der ich diese Begebenheit erzählte, war ganz entsetzt: »Woher weiß ein fünfeinhalbjähriges Kind vom Sterben?« Wieviel begreift ein Kind davon? Mein Sohn hat keine Vergleiche. Er war nie gesund. Mitunter kann er auch Vorteil aus der Situation schaffen. Er probiert es zumindest immer wieder: Ich kann die Treppe nicht fegen – ich habe Mukoviszidose! Und trotz allem und trotz der ständig unterschwellig anwesenden Angst haben wir ein fröhliches Kind und können das Leben und die Zeit mit ihm genießen, in der Hoffnung auf Heilung.

Wieviel begreift ein Kind davon?

Annegret Moosdorf, betroffene Mutter, Frankfurt (Oder)

Mit Mukoviszidose im Kindergarten und in der Schule

Mit dem Eintritt in den Kindergarten beginnt für die Eltern und ihr Kind ein neuer Lebensabschnitt. In diesem Umfeld muß sich das Kind erst einmal zurechtfinden. Wie ihm das gelingt, hängt nicht nur von der neuen Umgebung, sondern auch von dem Vertrauen in die Umwelt ab, das es von den Eltern mitbekommen hat. Wenn dies schon für ein gesundes Kind von großer Bedeutung ist, trifft es in stärkerem Maße auf ein Kind mit Mukoviszidose zu. Die Broschüre: »Das Kind mit Mukoviszidose in Kindergarten und Schule«, herausgegeben vom Mukoviszidose e. V. in Bonn, greift diese Situation auf und versucht Eltern, ErzieherInnen und LehrerInnen Informationen und Erfahrungen weiterzugeben. Im folgenden finden Sie Auszüge aus dieser Broschüre.

Ein neuer Lebensabschnitt

Situationsbeschreibung

Nicht nur für das Kind beginnt ein neuer Lebensabschnitt. Beim Eintritt in den Kindergarten oder in die Schule werden gerade die Eltern sich Sorgen machen, ob ihr Kind während der Zeit der Abwesenheit von zu Hause auch richtig betreut ist. Oft geben Sie zum ersten Mal die Verantwortung für ihr Kind an andere Personen ab. Und sie erleben, daß auch die ErzieherInnen als

Wird das Kind richtig betreut?

23

Laien sich gegenüber einem Kind mit einer so komplexen Erkrankung zunächst verunsichert fühlen können und Angst vor Verantwortung haben.

Hier hilft das Gespräch

Hier hilft das Gespräch, in dem den ErzieherInnen die Krankheit erläutert wird, in dem sie darüber informiert werden, wie offen oder wie behutsam sie mit der Diagnose Mukoviszidose gegenüber dem Kind, seinen Spielgefährten und den anderen Eltern umgehen können. Die Eltern erklären die Einnahme von Medikamenten, machen die ErzieherInnen auf die Vorsichtsmaßnahmen beim Toilettengang aufmerksam und erklären ihnen, daß zu trockene Luft und überhitzte Räume den Atemwegen (nicht nur) ihres Kindes schaden. Wichtig ist auch der Hinweis, daß körperliche Bewegung das Abhusten des Schleimes aus den Bronchien erleichtert, der Husten aber keineswegs für andere Kinder ansteckend ist.

Bei Schulbeginn weiß das Kind schon mehr

Die beschriebene Situation wird sich beim Schulbeginn wiederholen mit dem Unterschied, daß das Kind dann schon mehr über seine Krankheit und den Umgang damit weiß. Wie es damit umgehen kann, hängt ab von der Offenheit, mit der in der Familie mit dem Kind über die Krankheit geredet wird. Die Schulsituation wird davon abhängen, wie gut es dem erkrankten Kind geht. Vielleicht will es nicht, daß Lehrer und Schüler von der Mukoviszidose erfahren, weil es wenig beeinträchtigt und die Krankheit kaum bemerkbar ist. Auf der anderen Seite ist bei stärkerer Lungenerkrankung Aufklärung und Rücksichtnahme geboten.

Schulsport wird ein Problem

Ein besonderes Problem wird der Schulsport sein, wie bisherige Erfahrungen gezeigt haben. Die Eltern werden intensive Gespräche mit Sportlehrern und Schulleitern führen müssen, um ihnen klarzumachen, daß die Teilnahme am Sportunterricht und die Förderung der körperlichen Bewegung helfen, die Lungen zu reinigen und die Gesundheit ihres Kindes zu erhalten. Gleichwohl kann körperliche Versehrtheit nicht einem benoteten Leistungsvergleich unter Gesunden unterzogen werden.

Äußeres Erscheinungsbild

Gelegentlich beginnt schon beim Säugling die Zerstörung des Lungengewebes. Bei anderen Kindern sind die Verdauungsstörungen schlimmer, die Lungenerkrankung folgt erst später. Es gibt jedoch auch Patienten, die kaum Beschwerden haben und ein recht hohes Alter erreichen. Dazwischen liegen die Betroffenen mit den unterschiedlichsten Schäden an Lunge oder Bauchspeicheldrüse. Die Ausprägung der Krankheit ist von Kind zu Kind sehr unterschiedlich.

Bekleidet sieht ein Kind mit Mukoviszidose normal aus. Da die Atemwege fast immer betroffen sind, bemerken KindergärtnerInnen und LehrerInnen zunächst den Husten. Ist der Gasaustausch in der Lunge schon eingeschränkt, reicht die normale Atembewegung nicht mehr aus. Andere Muskelgruppen werden herangezogen. Beim Turnen oder im Sportunterricht fallen dann ein starrer Brustkorb, ein gekrümmter Rücken und hochgezogene Schultern auf. Auch verdickte, leicht bläulich verfärbte Fingerspitzen, sogenannte Trommelschlegelfinger, entstehen durch den Lungenschaden. Ein aufgetriebener Leib weist auf die Verdauungsstörungen hin, ebenso dünne Arme und Beine.

Zunächst fällt der Husten auf

Da die Nahrung nicht optimal verwertet wird und weil die Lungenentzündungen den Körper auszehren, sind die Kinder schneller erschöpft. Sie können körperlich nicht soviel leisten und mit ihren Kameraden nicht immer mithalten. Auch die Fähigkeit, sich zu konzentrieren, kann eingeschränkt sein. Die allgemeine körperliche Entwicklung ist oft beeinträchtigt; die Pubertät verzögert sich häufig.

Therapie

Die Therapie verlangt den kleinen Patienten viel Disziplin ab. Sie dauert recht lange, ist lästig und muß konsequent jeden Tag mehrmals durchgeführt werden. Das Programm beginnt damit, daß der kleine Patient Medikamente einnimmt und inhaliert, um den Schleim zu verflüssigen. Danach helfen ihm spezielle krankengymnastische Atemtechniken, den Schleim zu lösen und abzuhusten. Die Techniken erfordern gleichzeitig viel Konzentra-

Therapie verlangt viel Disziplin

tion und Entspannung. Zusätzliche Übungen halten den Brustkorb beweglich.

Therapie dreimal am Tag
Die Therapie dauert etwa eine dreiviertel Stunde. Sie wird jeden Tag dreimal wiederholt: morgens nach dem Aufstehen, mittags nach Kindergarten oder Schule und abends vor dem Schlafengehen. Tägliche Bewegung und Sport fördern die Lockerung des Schleims und unterstützen die Behandlung.

Weil die Verdauung gestört ist, müssen die Kinder zu jeder Mahlzeit Kapseln mit den Enzymen der Bauchspeicheldrüse einnehmen. Dazu kommen fettlösliche Vitamine in Tablettenform.

Zu jeder Mahlzeit Medikamente einnehmen
Zusätzliche Mahlzeiten helfen, täglich ein Drittel mehr Kalorien aufzunehmen als gesunde Altersgenossen. Das Körpergewicht hat einen großen Einfluß darauf, wie gut die Kinder die Lungenentzündungen überwinden. Eine kräftige Muskulatur unterstützt auch das anstrengende Atmen besser.

Der Mukoviszidose-Patient verliert beim Schwitzen mehr Salz als der Gesunde. Daher muß er vor allem bei warmem Wetter und bei körperlicher Betätigung zusätzlich Salz zu sich nehmen.

Ein typischer Schultag
Die erwachsenen Patienten im Mukoviszidose e.V. haben sich zum Arbeitskreis Leben mit Mukoviszidose (AKL) zusammengeschlossen. Aus ihrer Erfahrung mit der hohen zeitlichen Belastung durch die tägliche Therapie stellten sie einen typischen Schultag zusammen:

5.15 Uhr	Aufstehen, Inhalieren mit Kochsalz	15 Min.
5.30 Uhr	Inhalieren mit Pulmozyme	15 Min.
5.45 Uhr	Bronchialreinigung	30 Min.
6.15 Uhr	Inhalieren mit Antibiotika	15 Min.
6.30 Uhr	Bad	30 Min.
7.00 Uhr	Frühstück	30 Min.
7.30 Uhr	Schulweg	30 Min.
8.00 Uhr	Schule	5 Stunden
13.00 Uhr	Schulweg	30 Min.
13.30 Uhr	Mittagessen	30 Min.

14.00 Uhr	*Pause*	30 Min.
14.30 Uhr	Inhalieren, Bronchialreinigung, Krankengymnastik	60 Min.
15.30 Uhr	Zwischenmahlzeit	15 Min.
15.45 Uhr	Hausaufgaben	2 Stunden
17.45 Uhr	Sport (Radfahren, Joggen)	45 Min.
18.30 Uhr	*Freizeit*	45 Min.
19.15 Uhr	Abendessen	30 Min.
19.45 Uhr	Inhalieren (Kochsalz und Antibiotika), Bronchialreinigung	60 Min.
20.45 Uhr	Spätmahlzeit	15 Min.
21.00 Uhr	Bad	15 Min.
21.15 Uhr	Schlafen	8 Stunden

Lebenserwartung und -qualität

Auch heute noch sterben die Mukoviszidose-Patienten deutlich früher als gesunde Menschen. Doch ihre Lebenserwartung ist in den letzten Jahren enorm gestiegen. Noch vor fünfzehn Jahren waren die Patienten im Mittel acht Jahre alt. Nur einer von hundert war achtzehn oder älter. Heute liegt das mittlere Alter bei fast fünfzehn Jahren. Jeder dritte Patient ist bereits volljährig. Einige Patienten sind bereits über vierzig Jahre alt. Bei ihnen ist die Krankheit im allgemeinen nur schwach ausgeprägt. Die richtige Therapie verzögert die Zerstörung der Lunge wesentlich. Im Verlauf der Krankheit gibt es gelegentlich akute Verschlechterungen. Das ist kein Grund, gleich das Schlimmste zu fürchten. Oft verbessert sich der Zustand der Kinder wieder.

Lebenserwartung steigt enorm

Gelegentlich akute Verschlechterungen

Manche Kinder wissen nur wenig über ihre Krankheit: Ihre Eltern scheuen das offene Gespräch mit ihnen. Andere wissen schon sehr früh genau Bescheid, nur das Wissen über die begrenzte Lebenserwartung hat die Familie ihnen bisher erspart. Für jedes Kind mit Mukoviszidose ist jedoch die umfangreiche Therapie eine große Belastung: Wenn seine Freunde gedankenlos schlemmen, muß es an seine Enzymkapseln denken. Wenn die Sportkameraden abends müde ins Bett fallen, steht ihm noch ei-

Die Therapie – eine große Belastung fürs Leben

ne Stunde Inhalation bevor. Wenn das Kind um acht Uhr im Klassenraum sitzt, ist es bereits eine Stunde länger wach als die Mitschüler: Es hat schon sein erstes Therapieprogramm bewältigt.

Viele Eltern tun ihr Möglichstes, damit die Therapie nicht vollends das Leben des Kindes beherrscht. Ihr Motto ist: »Mein Kind ist ein normales Kind mit Mukoviszidose«.

Gespräch mit den ErzieherInnen und LehrerInnen
Viele Menschen, die zum ersten Mal mit einem kranken Menschen in Berührung kommen, haben Angst, etwas falsch zu machen. Die Unsicherheit kann so weit gehen, daß sie letztlich den Kontakt ganz meiden. Im Umgang mit dem mukoviszidosekranken Kind zeigt sich meist sehr rasch, daß es ein völlig normales Kind ist, das aber seine speziellen Therapievorschriften konsequent befolgen muß. Die Unsicherheit im Umgang mit diesem Kind schwindet naturgemäß mit dem zunehmenden Wissen über die Krankheit.

Eltern und Erzieher/Innen sollten sprechen über:
- *den individuellen Gesundheitszustand des Kindes*
  Beeinträchtigt die Krankheit das Kind überhaupt? Ist das Kind weniger belastbar als andere? Wenn ja, wie sehr und in welchem Bereich?
- *den Therapiezeitaufwand*
  Wie früh muß das Kind aufstehen? Wieviel Zeit steht täglich für die Therapie an? Muß das Kind regelmäßig zur Krankengymnastik? Wie lange dauert die Anfahrt?
- *die speziellen Ernährungsprinzipien*
  Wenn ErzieherInnen beispielsweise mit den Kindern zusammen frühstücken, können sie die Ernährungsprinzipien berücksichtigen. Sie wissen um die Enzymkapseln, die das Kind zu jeder Mahlzeit einnehmen muß. Sie sind informiert, daß das Kind Salztabletten benötigt, wenn es im Sommer draußen herumtobt.
- *den Wissensstand des Kindes über seine Erkrankung*
  Es zeigt sich immer wieder, daß ein offener Umgang mit der

Krankheit in der Familie, aber auch im Bekanntenkreis dem Kind hilft, seine besonderen Lebensumstände zu bewältigen. Trotzdem scheuen sich manche Eltern, offen über die Krankheit zu sprechen. Die eher außenstehenden beruflichen Helfer sollten die Einstellung der Eltern achten und ihrer Aufklärung nicht vorausgreifen.

- *das Raumklima*
  Die Gruppen- und Schulräume sollten immer gut belüftet sein, nicht nur während der Pausen. Zu trockene Luft schadet den Atemwegen eines Mukoviszidose-Kranken besonders. Immer wieder einmal gut durchzulüften ist wichtig.

  Trockene Luft schadet den Atemwegen

- *Ruhe- und Bewegungspausen*
  Wenn die Krankheit fortgeschritten, die Lunge stärker geschädigt und der Sauerstoffaustausch eingeschränkt ist, treten gelegentlich Konzentrationsschwächen auf. Das Kind wird schnell müde. Es kann daher sein, daß das Kind häufiger als andere in der Kuschelecke sitzt. Frische Luft und eine zusätzliche Ruhepause – nach Möglichkeit in einem Raum mit anderen Kindern – genügen meist, um diese Störung zu beheben. Während des Unterrichts helfen kurze Unterbrechungen mit gymnastischen Übungen den Kindern, wieder aufmerksam zu werden. Aus seinem reichen Erfahrungsschatz schöpfend, kann vielleicht das Kind mit Mukoviszidose einige Übungen selbst vorschlagen.

- *Hygiene*
  Alle Beteiligten fürchten sich vor einigen besonders aggressiven Lungenkeimen. Sie treiben die Zerstörung des Gewebes voran und sind sehr schwer wieder aus der Lunge zu entfernen. Finden sich eines Tages diese Keime in der Lunge der Kinder, bedeutet das für die Eltern, daß wieder ein Kampf verloren ist. Die Lungenkeime, die bei Mukoviszidose so verheerende Wirkung haben, sind für andere Menschen ungefährlich. Sie kommen praktisch überall vor. Allerdings sind sie häufiger, je mehr Menschen zusammen sind. Kinder mit Mukoviszidose sind also in Kindergarten und Schule mehr gefährdet als zu Hause.

  Angst vor aggressiven Lungenkeimen

Die Bakterien lauern aber nicht nur in anderen Menschen, sondern auch in Wasser, Erde und Tierstreu. Wissenschaftliche Untersuchungen haben gezeigt, daß kaum ein Waschbecken- oder Toilettenabfluß frei von ihnen ist. Daher lernen schon viele kleine Kinder mit Mukoviszidose, vor dem Händewaschen den Stöpsel im Waschbecken zu schließen. Wenn sie ihn nach dem Waschen öffnen, verlassen sie sofort das Bad. Ähnlich verhalten sie sich beim Toilettengang: Sie schließen nach der Benutzung sofort den Deckel, ziehen ab und verlassen die Toilette.

Aber auch andere, harmlosere Keime fordern einen zusätzlichen Therapieaufwand, mehr Medikamente und Arztbesuche. Wenn der Banknachbar stark erkältet ist, sollte er sich für eine Weile von dem Kind mit Mukoviszidose wegsetzen. Auch im Kindergarten sollte das Kind nicht zu engen Kontakt zu erkälteten Spielgefährten haben. Die Kinder wissen häufig um die Gefahr. Aus falscher Scham äußern sie vielleicht ihr Unwohlsein nicht. Zu Hause sind sie dann oft sehr ängstlich und unglücklich.

- *körperliche Beschwerden*

Andauerndes Husten ist ein charakteristisches Zeichen für Mukoviszidose. Der Patient hustet um so seltener, je besser es seinen Lungen geht und je gründlicher er die Therapie zur Schleimentfernung einhält. Manches Kind nimmt das häufige Husten nicht mehr wahr. Andere unterdrücken den Husten, um nicht aufzufallen. Der Schleim muß aber unbedingt heraus.

Aus diesem Grund und wegen der Verdauungsstörungen kann es sein, daß ein Schüler häufiger als andere die Toilette aufsucht. In anderen Fällen äußern sich die Verdauungsprobleme durch Blähungen. Sie helfen dem Kind, wenn Sie nicht abfällig oder genervt reagieren.

- *Leistungsfähigkeit – Leistungsschwäche – sportliche Betätigung*

Es wird Kindern mit einer chronischen Erkrankung bisweilen angeraten, eine Sonderschule zu besuchen. Schüler mit Mukoviszidose sind jedoch genauso intelligent wie gesunde

Kinder. Den Betroffenen stehen daher sämtliche Schularten offen. Erfahrungen haben gezeigt, daß sie das körperliche Handikap oft durch überdurchschnittliche Leistungen ausgleichen. Andererseits fehlt manchem Kind die körperliche Kraft, am normalen Schulalltag teilzunehmen. Dann muß nach individuellen Lösungen gesucht werden.

Körperliche Aktivität ist für das Kind mit Mukoviszidose grundsätzlich sehr wichtig. Bewegung, Spiel und Sport tragen dazu bei, den Schleim zu lösen und aus den Bronchien zu entfernen. Sie helfen also, die Atemwege frei zu halten. Kindergartenkind und Schüler sollten immer am Sport teilnehmen. Laufen, Schwimmen, Radfahren, Skilanglaufen, Reiten, Tanzen und Trampolinspringen sind therapeutisch wertvoll. Diese Ausdauersportarten erlauben es jedem, selbst zu bestimmen, wieviel er sich anstrengt und wann er seine Leistung steigert. Der Patient kann seine Grenzen selbst ausloten und feststellen, was ihm guttut. Diese Empfehlung gilt auch für die Teilnahme am Mannschafts- und Wettkampfsport.

Sport und Spiel helfen, die Atemwege frei zu halten

Trotzdem nehmen viele kleine Mukoviszidose-Patienten nur höchst ungern am Sportunterricht teil. Geht es darum, Gruppen für den Mannschaftssport zu wählen, bleiben sie häufig bis zuletzt übrig. Sie fürchten, daß ihnen meist die Schuld dafür gegeben wird, wenn ihre Mannschaft schlechter abschneidet.

Am Sportunterricht teilnehmen

Ein an Mukoviszidose erkrankter Schüler, der körperlich in der Lage ist, am Sportunterricht teilzunehmen, sollte keine Sportnote erhalten, wenn er seiner Krankheit wegen die geforderte Leistung nicht erbringen kann. Dies läßt sich leider nur sehr schwer durchsetzen. Erfahrungsgemäß verstehen die Mitschüler und ihre Eltern sehr wohl diese Ausnahmesituation.

Psychosoziale Situation – Notwendigkeit der Integration
Die Kindergarten- und Schulzeit kann für das chronisch kranke Kind die erste Zeit der Rebellion sein. Jetzt merkt es vielleicht

erstmals, daß es mit seinen Freunden nicht mithalten kann, die draußen Fußball spielen. Über seine Trauer helfen ihm Anerkennung und Toleranz hinweg. Wenn es für andere Leistungen gelobt wird, kann es sich hieraus ein Selbstbewußtsein schaffen.

Kinder mit einer lebensbedrohenden Erkrankung werden oft überbehütet. Das ist verständlich. Eltern von Mukoviszidose-Kranken fürchten, ihr Kind könne sich in fremder Umgebung mit Lungenkeimen anstecken, die die Krankheit verschlimmern. Bei der Aufnahme in den Kindergarten oder bei der Einschulung kann es daher sein, daß sich das kranke Kind nur schwer in die Gemeinschaft eingliedert. Solche Schwierigkeiten sind vorübergehender Art. Ein Gespräch mit den Eltern und gegebenenfalls dem betreuenden Mukoviszidose-Arzt hilft oft schon weiter.

Eine lebenslange Erkrankung bringt stets psychische Belastungen mit sich. Sie und die körperlichen Beschwerden des an Mukoviszidose Erkrankten sollten nicht dazu führen, ihn von Aktivitäten mit Spielkameraden oder Mitschülern auszuschließen. Umfragen und die Erfahrung im Umgang mit Patienten zeigen, daß es die größte Sorge von Kindern mit Mukoviszidose ist, durch ihre Behinderung abseits von ihren Klassenkameraden zu stehen. Sie möchten sein wie die anderen, das gleiche leisten können und gleich behandelt werden. Doch viele fühlen sich durch ihre Erkrankung als Außenseiter. Der Husten, das verzögerte Wachstum und die verspätete körperliche Entwicklung unterscheiden die Patienten von den anderen. Natürlich hängt vieles davon ab, wie schwer die Krankheit ausgeprägt ist. Doch vieles hängt auch von dem Verhalten der Umwelt ab.

Aufklärung der Spielkameraden und Mitschüler

Wer viel über Mukoviszidose weiß, hat im allgemeinen für die Probleme mehr Verständnis. Manche Kinder verheimlichen jedoch ihre Beschwerden: Sie möchten nicht anders sein als die anderen und fürchten, von gemeinsamen Aktivitäten ausgeschlossen zu werden. Die besondere Situation des Betroffenen ist das Ergebnis von Ängsten und Vorurteilen auf beiden Seiten. Erfahren die anderen Kinder in angemessener Weise, wie es dem Betroffenen geht, so entspannt und normalisiert sich meist das Verhältnis. Aus psychologischen Gründen sollte die Klassengemeinschaft jedoch nur informiert werden, wenn der Schüler und die Eltern damit einverstanden sind. Es hat sich gezeigt, daß es für das Kind mit Mukoviszidose besonders günstig ist, wenn es selbst die anderen aufklärt. Schützende Rahmenbedingungen helfen dem Kind bei dieser schweren Aufgabe.

Der Patient kann selbst die anderen informieren

Freunde finden – Freundschaften erhalten

Auch Freundschaften unter Gleichaltrigen werden von der Mukoviszidose berührt. Die Therapie muß in den Tagesablauf eingebracht werden, so daß weniger Freizeit zur Verfügung steht. Zigarettenrauch bereitet vielen Betroffenen Probleme; also fallen Treffpunkte wie Diskos oder Kneipen erst einmal aus. Manche Betroffene scheuen sich, öffentlich Tabletten zu nehmen und sich damit als chronisch krank zu »outen«. Andererseits: Für an Mukoviszidose Erkrankte ist es nicht selbstverständlich zu leben. Diese besondere Perspektive kann ganz neue Sichtweisen für Betroffene und ihre nichtbetroffenen Freunde eröffnen.

Birgit Dembski

Freunde finden ist nicht immer einfach

Freunde zu finden, denke ich, ist nicht so schwer, weil sie noch nicht wissen, was für eine Krankheit ich habe. Das Problem kommt dann später, wenn sie sehen, daß ich Medikamente nehme. Dann werde ich gefragt, weshalb ich sie nehme und welche Krankheit ich habe. Ich habe dann oftmals Probleme, die Wahrheit zu sagen, weil ich dadurch abseits gestellt werde. Anders ist es, wenn ich Freunde finde, die auch CF haben. Dort weiß ich, daß ich verstanden werde. Ich war jetzt zur Kur auf der Insel

Freunde mit CF

Amrum und habe dort Freunde mit CF gefunden. Das Verhältnis ist ganz anders. Man kann viel offener sein.

Meine Mitschüler haben für mich wenig Verständnis und diskriminieren mich mit Worten wie »Rambo«, weil ich weniger Kraft habe als sie. Deshalb stehe ich in der Rangfolge der Klasse ganz unten und bin auch nicht in der Clique. Bei der Klassenfahrt in der 7. Klasse waren die Mitschüler jedoch sehr daran interessiert, warum ich inhalieren muß. Ansonsten war ich noch nicht mit Freunden oder Mitschülern im Urlaub, sondern bin bisher nur mit meinen Eltern zum Zelten gefahren.

In Diskotheken gehe ich nicht, weil mir die Musik nicht zusagt und der starke Rauch mich stört. Ich habe noch keine Unternehmungen allein gemacht, weil ich die richtigen Freunde noch nicht gefunden habe. Meine Eltern lehnen Diskothekenbesuche nicht grundsätzlich ab, aber aus den o.g. Gründen gehe ich nicht dorthin.

Jürgen Grunzke,
Mukoviszidose-Betroffener, 16 Jahre

Inka hat viele Freunde

Offen mit der Krankheit umgehen

In der Grundschule suchte die Lehrerin für mich den Satz: »Inka hat viele Freunde« aus, und so ist es heute noch. Ich hatte trotz CF nie Probleme, Freundschaften zu schließen. Der Grund hierfür liegt wahrscheinlich in meinem offenen Umgang mit der CF. Jeder, der mit mir in Kontakt kommt, erfährt früher oder später von meiner Grunderkrankung. Ob derjenige sich dann näher mit dem Thema Mukoviszidose beschäftigt, liegt an ihm. Ich zwinge niemandem eine Auseinandersetzung mit meiner Krankheit auf, stehe aber jederzeit gerne zur Verfügung, wenn jemand mehr darüber wissen möchte.

Bei meiner engsten Freundin ist das natürlich etwas anders. Sie muß sich meine Probleme und Tiefpunkte anhören. Dafür fange ich sie dann in ihrer Depristimmung auf. Allerdings bin ich mir auch sicher, daß mein Freundeskreis mir helfen würde. Aber nur meine engste Freundin kennt die genauen Hintergründe meiner Probleme und kann darauf richtig eingehen. Zudem hat sie während unserer Freundschaft gelernt, mukoviszidosespezifische Probleme zu verstehen. Wir haben mit Sicherheit personenbezogener über den Tod geredet, als es gesunde Teenager tun. Die Gedankengänge eines gleichaltrigen CF-Patienten haben mir bei diesen Gesprächen nie gefehlt. Denn warum sollte ein CF-Patient kompetenter mit den Fragen über den Tod umgehen als ein gesunder Mensch? Ihm liegen die Fragen über den Tod höchstens näher, das ist eben so.

Da ich auf CF manchmal Rücksicht nehmen muß, ist meine Situation im Freundeskreis eine besondere. Wenn ich etwas gemeinsam mit meinen Freunden unternehmen möchte, wird dies auf meine gesundheitlichen Anforderungen abgestimmt. Auf einer Zugreise tragen andere mein Gepäck mit, da ich mit Inhalator drei statt zwei Taschen benötige. Allerdings wird manches, was sich mit meiner gesundheitlichen Situation nicht vereinbaren läßt, auch ohne mich unternommen. Ich laufe wegen der Verletzungsgefahr nicht Schlittschuh, aber die anderen verzichten deswegen nicht darauf. Das finde ich sehr wichtig. Denn obwohl ich mehr Rücksicht genieße als die anderen, bin ich nur ein Teil des Freundschaftskreises und nicht dessen Hauptperson. Meine Krankheit kommt den Freunden manchmal auch zugute. Nach einem Diskothekenbesuch muß ich des öfteren Auto fahren, weil ich mit meiner Leberzirrhose natürlich Antialkoholikerin bin. Dieser Fahrdienst wird allerdings nicht als Entgeltung der Rücksichtnahme auf meine CF gesehen. Wenn ich nicht fahren möchte, ist das in Ordnung. Gruppenzwang in Hinsicht auf die Mukoviszidose habe ich nie erlebt, würde ich aber auch nicht akzeptieren.

Erfahrungen mit Freunden

Von klein auf habe ich von meinen Eltern gelernt, daß ich die Mukoviszidose als einen Teil von mir akzeptieren muß. Und genau das erwarte ich von jedem, den ich als einen Freund betrachte. Aber so ist es bei jedem Menschen und seiner Individualität ja auch. Zudem habe ich zu Hause nie den Eindruck vermittelt bekommen, daß ich aufgrund meiner CF kein norma-

Erfahrungen mit Eltern

les Kind bin. Erste Unternehmungen mit meinem Freundeskreis, ohne Eltern, wurden erlaubt und unterstützt. Allerdings mußte ich immer etwas mehr Eigenverantwortung übernehmen als meine Kameraden. In vielen Situationen mußte ich erst an meine Gesundheit denken. Erst eine Jacke überziehen, selbst wenn man nur kurz nach draußen wollte. Neben den zur Sprache gebrachten Sorgen um meine Gesundheit blieben mir die allgemeinen elterlichen Sorgen natürlich nicht erspart. »Wie kommt ihr nachts von der Diskothek nach Hause?« Meine Eltern waren sicherlich des öfteren überbesorgt, aber die Entscheidung, ob »ja« oder »nein«, lag schon lange vor meiner Volljährigkeit bei mir. Vor dieser Zeit habe ich mich, wie wahrscheinlich jedes Kind, gegen die Überbesorgtheit der Eltern gewehrt: »Was Mutter nicht weiß, macht Mutter nicht heiß!«

Inka Rasch, Mukoviszidose-Betroffene, 18 Jahre

Ich spiele keine Sonderrolle

Ich finde es nicht schwierig, Freunde zu finden, da ich mir die Leute erst einmal daraufhin ansehe, wie sie sich geben und was sie für einen Eindruck auf mich machen. Ich versuche, mich am Anfang so zu geben, wie ich bin, ohne daß ich meine CF erwähne. Sollten sie mich dann irgendwann einmal auf mein Husten ansprechen, erzähle ich, was los ist, natürlich nur so viel, wie sie wissen müssen. Dann stellt sich ja heraus, ob es ein Freund ist oder nicht. Auf die Frage, ob man mit anderen CF-Betroffenen Freundschaft schließen sollte, kann ich von mir aus nur sagen: Auf alle Fälle! Sollte dann mal irgend etwas sein, zum Beispiel neue Erkenntnisse in der Medizin oder irgendwelche Alltagsprobleme, kann man mit ihnen am besten über so etwas reden. In meinem Freundeskreis sind drei Leute mit CF, und das finde ich auch gut so. Wobei ich mit dem einen Freund schon fast ein brüderliches Verhältnis habe. Also, wie schon gesagt, ich finde es sehr hilfreich, mit anderen CF-Betroffenen Freundschaft zu

Mit Freunden kann man über alles reden

schließen. Wenn man einige Regeln bezüglich der Hygiene einhält, geht es ganz gut.

Ich habe mit meinen Freunden bis jetzt immer Glück gehabt. Die, die ich kenne, haben meine Krankheit akzeptiert. Wir können auch ganz offen über alles reden. Bekomme ich einen Hustenanfall, ziehe ich mich zurück, bis der Husten vorbei ist. Und wenn ich mich einmal nicht zurückziehen kann, ist das für meine Freunde auch kein Problem. Und das Inhalieren und die Tabletteneinnahme bekommt ja sowieso keiner mit. Auch die Frage, ob man eine Sonderrolle hat, kann ich mit »Nein« beantworten. Darauf lege ich auch großen Wert. Für mich ist es sehr wichtig, mein Leben so normal wie möglich zu gestalten. Es kommt aber hin und wieder mal vor, daß sie zu mir sagen, ich soll dieses oder jenes nicht machen, wegen der Krankheit. Dann sehe ich sie nur an, und dann heißt es: »Ist schon gut, ich meine ja nur!«

Das mit dem Rauchen ist so eine Sache. Klar sollte man den Umgang mit Zigarettenrauch vermeiden, aber dann müßte man sich entweder nur in seiner Wohnung oder an der frischen Luft aufhalten. Und da ich gerne ausgehe, läßt es sich gar nicht vermeiden, daß ich mit Zigarettenrauch in Berührung komme. Wenn es mir zuviel wird, gehe ich entweder für einen Augenblick an die frische Luft, oder ich gehe gleich ganz nach Hause. Das Letztere kommt eher seltener vor. Bei mir im Freundeskreis wird auch geraucht, und da ist es so, daß ich den Leuten sage, sie möchten doch weniger rauchen oder zumindest für frische Luft sorgen. Und dafür hat auch jeder Verständnis.

Da bei mir die CF erst spät zum Tragen kam, hat es seitens meiner Mutter (ich bin bei Pflegeeltern groß geworden, und mein Vater lebt nicht mehr) eigentlich nie Probleme gegeben. Es kam und kommt heute noch mal vor, daß meine Mutter sagt, ich solle aufpassen. Ansonsten hat meine Mutter mich ganz normal aufgezogen. Früher hat sie darauf geachtet, wann ich nach Hause kam und wo ich hingefahren bin. Es gab dann auch schon mal Ärger, wenn ich zu spät nach Hause gekommen bin.

Mit Eltern nie Probleme

Andreas Stoelk, Mukoviszidose-Betroffener

Wo ich meine Freunde finde

In Diskos gehe ich nicht

Da ich schon immer sehr empfindlich auf Zigarettenqualm reagiert habe, ist es zum Teil recht schwer, neue Leute kennenzulernen. Viele Orte des üblichen Kennenlernens fallen aufgrund des Qualms weg, zum Beispiel Diskotheken oder Kneipen. Wenn man dann nicht mehr zur Schule oder Arbeit gehen kann, wird es noch komplizierter. Und in nicht so verrauchten Cafés, bei Volkshochschulkursen oder bei den ständigen Arztbesuchen trifft man mit zweiundzwanzig Jahren auch nicht gerade auf »seinesgleichen«. Mit »meinesgleichen« meine ich jetzt nicht CF-Patienten, sondern allgemein Leute, die ungefähr mein Alter haben und annähernd meine Interessen. Auf »meinesgleichen« treffe ich dann oft in der Klinik, und da ich schon von Anfang an mehrmals im Jahr ins Krankenhaus mußte, hatte ich immer schon viele CF-Freunde. Dabei möchte ich das nicht von der CF abhängig machen. Ich suche mir meine Freunde nicht danach aus, ob sie CF haben oder nicht. Wichtig ist schließlich die Persönlichkeit und ob man den berühmten Draht zueinander findet. Nur weil man dieselbe Erkrankung hat, muß man sich ja nicht automatisch um den Hals fallen. Wenn man sich dann aber sympathisch ist, auf einer Wellenlänge liegt und eine Freundschaft entsteht, sehe ich die CF auch nicht als negativ an.

Freunde mit CF können sterben

Ein Negativfaktor ist höchstens, daß CF-Freunde versterben und man oft den Verlust von wirklich guten Freunden verkraften muß. Gerade während ich mich mit meinem Bericht für dieses Buch befaßt habe, starb eine meiner CF-Freundinnen. Sollte man sich aber deswegen von anderen Menschen mit CF abkapseln und auf viele nette Leute verzichten? Nein, das käme für mich nicht in Frage. Schließlich lehne ich ja auch nicht den Kontakt zu meinen Großeltern ab, nur weil die wahrscheinlich vor mir sterben werden. Außerdem können auch gesunde Freunde plötzlich sterben, zum Beispiel durch einen Unfall. Von den vielen verstorbenen CF-Freunden möchte ich wirklich niemanden missen. Und ich glaube, ich habe viel von ihnen und auch von ihrem Sterben lernen können.

Manchmal kann es sogar von Vorteil sein, wenn beide Seiten CF haben. So wie andere ihre Erfahrungen über Liebeskummer austauschen, können wir CF-Betroffene uns darüber hinaus über CF-typische Probleme austauschen. Zwar spreche ich auch mit meinen gesunden Freunden über CF-Probleme, aber manchmal kann sich ein CF-Betroffener doch besser in die jeweilige Situation versetzen, weil er vielleicht selbst schon einmal eine Lungenblutung hatte oder eine PEG (Perkutane endoskopische Gastrostomie: Magensonde, über die sich der Betroffene bei schwerem Untergewicht nachts zusätzliche Kalorien zuführt) bekommen hat. Als Fazit kann ich für mich nur sagen, daß ich mich über meine gesunden und meine kranken Freunde freue, neue Freundschaften vom Menschen abhängig mache und nicht von der CF.

Miriam Strunzmann,
Mukoviszidose-Betroffene, 22 Jahre

Meine Freundin hat Mukoviszidose

Eigentlich bin ich mit CF aufgewachsen. Betroffen war eine Freundin, die ich schon aus dem Sandkasten kannte. Als ich noch klein war, konnte ich nicht ganz verstehen, warum sie dies und das nicht durfte oder konnte. Ich kann gar nicht mehr genau sagen, wie alt ich war, als ich sie zum erstenmal im Krankenhaus besuchte, weil bei ihr mal wieder die I.V.-Therapie fällig war. Ihr Medikamentenkonsum war für mich normal, die intravenöse Therapie dagegen eher erschreckend. Deswegen fragte ich wohl auch schon mal genauer nach, was es mit dieser Krankheit auf sich hatte.

Durch die Krankenhausbesuche lernte ich auch meine Freundin Mü kennen, mit der ich regelmäßigen Kontakt pflegte bzw. immer noch pflege. Zuerst schockte mich ihr Gesundheitszustand und ihre leicht makabre Art, aber man gewöhnt sich an alles. Irgendwann kam dann eine Zeit, als ich mit der Sandkastenfreundin gar keinen Kontakt mehr hatte. Monatelang hatten wir nichts mehr voneinander gehört, als sie mich anrief. Es war Silvester, und ich lag seit drei Wochen mit einer Grippe im Bett. Weil ich sie keinesfalls anstecken wollte, traf ich mich nicht mir ihr. Anderthalb Wochen später rief mich die Mü an und teilte mir mit, daß unsere gemeinsame Freundin im Koma lag. Drei Tage später starb sie.

Mit Sterben und Tod konfrontiert

Für mich brach eine Welt zusammen. Ich war völlig fertig. Wahrscheinlich um das Ganze irgendwie zu verarbeiten, kniete ich mich richtig in die Arbeit an einem Referat über CF. Ich ließ mir von der Mü alles über CF schicken, was sie auftreiben konnte, und kaute es durch. Ich wohnte damals im Internat und lud die Mü ein, sich das Referat anzuhören. Meine Klassenkameraden waren erst zutiefst schockiert, berappelten sich dann, und die Mü wurde adoptiert. Ja, so kann man das nennen. Sie wurde normal behandelt, auch wenn einige – unser Biolehrer eingeschlossen – mit Müs leicht makabrer Ader nicht so ganz umgehen konnten. Zugegeben: Auch mir klappten manchmal die Kinnladen runter! Wirklich alle wollten, daß sie uns nochmals besuchte; leider klappte das nicht mehr. Aber trotzdem – wieder ein paar Leute wußten etwas über Mukoviszidose (und über den Tablettenkonsum mancher Menschen).

CF ist auch Lebensfreude

Was bedeutet nun CF für mich? Zuerst einmal Lebensfreude, so widersinnig das auch klingen mag. Ich freue mich über jeden Tag, den die Mü erlebt. Auch wenn es ihr mal so richtig mies geht, hat sie immer ein Ziel vor Augen und geht da mit viel Power drauf zu. Dann folgt Dankbarkeit für meine eigene Gesundheit und für die vielen lustig-makabren Stunden, die wir miteinander verbracht haben und noch verbringen werden.

Ich finde es nicht immer leicht, eine CF-kranke Freundin zu haben. Nicht ihretwegen (der größte Quatsch!), sondern weil diese Krankheit so unberechenbar ist. Manchmal könnte ich einfach nur heulen, wenn ich am Telefon eine Hustenattacke zu hören kriege oder wenn ich merke, daß es ihr schlechtgeht. Wenn ich sie in der Klinik besuche, habe ich manchmal das Gefühl, im nächsten Moment in tiefe Depressionen zu fallen. Ich

Von CF-Freunden viel gelernt

habe von meinen CF-Freunden viel gelernt: das Leben genießen, mich an kleinen Dingen erfreuen, makaber sein und vieles, vieles mehr. Aber eines ganz besonders:

ICH HASSE KRANKENHÄUSER!

Corinna Voigt, 23 Jahre

Selbständig leben

Es ist ein schwieriger Schritt für Eltern und an Mukoviszidose erkrankte junge Erwachsene, sich voneinander zu lösen. Auch bei gesunden Jugendlichen ist es ein oft langwieriger Prozeß, selbständig zu werden und auf eigenen Füßen zu stehen. Bei jungen Erwachsenen mit CF müssen jedoch zusätzlich verschiedene Probleme gelöst werden: Eltern und Betroffene müssen ihre Angst vor Verschlechterung und Krisen bewältigen und damit leben lernen. Die Verantwortung für die Erhaltung eines guten Gesundheitszustandes muß spätestens beim Bezug einer eigenen Wohnung von den Betroffenen selbst wahrgenommen werden. Eventuell müssen Helfer für die alltäglichen Aufgaben, wie die Versorgung des Haushalts, organisiert und finanziert werden; bei Verschlechterungen kann körperliche Pflege anfallen. Einige Betroffene müssen, weil sie Erwerbsunfähigkeitsrente beziehen oder in Teilzeit arbeiten, mit einem kleinen Einkommen auskommen, obwohl Mukoviszidose einen recht hohen finanziellen Aufwand erfordert: Die aufwendige Ernährung, die durch die eingeschränkte Lungenfunktion erzwungenen höheren Mobilitätskosten, zum Beispiel häufigere Taxifahrten oder ein eigenes Auto, die Finanzierung von Hilfe, nicht zu vergessen die diversen Zuzahlungen bei Krankenhausaufenthalten, Rehabilitationsmaßnahmen und Medikamenten wollen bezahlt werden. So steht eine eigene Wohnung einerseits für wachsendes Selbstvertrauen und zunehmende gesundheitliche Stabilität der Erwachsenen, andererseits aber auch für ein nicht zu unterschätzendes Risiko. Es stimmt hoffnungsvoll, daß etwa ein Viertel der

Eigenständigkeit bedeutet auch Verantwortung

Betroffenen alleine wohnt, weitere 25 Prozent mit einem Partner in einer eigener Wohnung zusammenleben.

Birgit Dembski

In der eigenen Wohnung:
Wenn Hilfe nötig ist

Seit einiger Zeit arbeite ich in einer Klinik als Sozialarbeiterin mit erwachsenen Mukoviszidose-Patienten. Viele von ihnen leben allein, haben sich weitgehend von der Familie gelöst und stehen nun vor dem Problem, daß sich ihr Gesundheitszustand langsam verschlechtert. Es kostet sie eine große Überwindung, sich einzugestehen, daß sie fremde Hilfe brauchen. Haben sie dann aber für sich akzeptiert, daß sie allein nicht mehr zurechtkommen, sehe ich eine Diskrepanz zwischen den gesetzlich vorgesehenen Hilfen und der tatsächlichen Lebenssituation der Betroffenen. Zunächst reichen die eigenen Kräfte nicht mehr aus für die täglich anfallenden Aufgaben, das Einkaufen, Kochen, Putzen. Die Körperpflege versuchen die meisten so lange wie möglich selbst zu übernehmen, auch wenn es lange dauert und mühsam ist. Freunde und Verwandte möchten sie nur begrenzt um Hilfe bitten, und um Hilfskräfte selbst zu bezahlen, fehlen vielen die finanziellen Mittel.

Wenn die eigenen Kräfte nicht mehr ausreichen

Ambulante Hilfen

Vom Gesetzgeber sind folgende ambulante Hilfen vorgesehen:
1. Leistungen der Pflegeversicherung
2. Häusliche Krankenpflege
3. Haushaltshilfe
4. Leistungen des Sozialhilfeträgers.
Alle haben zum Ziel, eine möglichst weitgehende Selbständigkeit zu fördern oder zu erhalten.

1. Pflegeversicherung SGB XI
Die Leistungen der Pflegeversicherung können als Pflegegeld oder als Sachleistung (Einsatz eines ambulanten Pflegedienstes)

bewilligt werden. Man stellt bei der Pflegekasse einen Antrag, wenn man davon ausgeht, daß man auf Dauer in erheblichem Maße der Hilfe bedarf. Der medizinische Dienst der Krankenkassen überprüft in der häuslichen Umgebung, ob die Voraussetzungen erfüllt sind. Es ist sinnvoll, ein Protokoll vorlegen zu können, aus dem hervorgeht, in welchem Umfang Hilfe erforderlich ist oder schon geleistet wird.

Es gibt drei Pflegestufen, die erhebliche Pflegebedürftigkeit, *Pflegestufen* die Schwer- und die Schwerstpflegebedürftigkeit. Die Hilfe dieser Versicherung bezieht sich zum größten Teil auf den Bereich Körperpflege, weniger auf die hauswirtschaftliche Versorgung. Die Anträge werden oft abgelehnt, weil im Gesetz die spezielle Situation der CF-Patienten nicht berücksichtigt wird. Sie übernehmen ihre persönliche Pflege lange selbst und kommen damit nicht auf die vorgeschriebenen Zeiten des Hilfebedarfs. Bei Stufe I soll der Aufwand insgesamt mindestens $1^{1}/_{2}$ Stunden betragen, davon der pflegerische Aufwand 50 Minuten; bei Stufe II von insgesamt 3 Stunden 100 Minuten; bei Stufe III von 5 Stunden 160 Minuten. Außerdem dauert es einige Wochen, bis die Begutachtung stattgefunden hat und der Bescheid kommt. In dieser Zeit ist ungewiß, ob man als pflegebedürftig anerkannt wird. Wenn der Antrag abgelehnt wird, hat man womöglich Hilfen in Anspruch genommen, die selbst bezahlt werden müssen.

2. Häusliche Krankenpflege SGB V

Sie wird von der Krankenkasse gewährt, wenn dadurch der Krankenhausaufenthalt vermieden oder verkürzt werden kann. Sie umfaßt die Behandlungspflege als Bestandteil einer laufenden ärztlichen Behandlung (Injektionen, Verbandswechsel, Einläufe usw.). Weiter werden Grundpflege und hauswirtschaftliche Versorgung geleistet, aber beides nur kombiniert mit der Behandlungspflege. Es wird nach den Erfordernissen des Einzel- *Entscheidung* falles entschieden. Über die Dauer der Leistung entscheiden die *nach Einzelfall* Kassen zur Zeit sehr unterschiedlich. Häusliche Krankenpflege wird nach Entlassung für zehn Tage, für zwei Wochen, für vier Wochen oder auch für länger bewilligt. Kein Anspruch besteht, wenn man als pflegebedürftig im Sinne der Pflegeversicherung (SGB XI) anerkannt ist. Um die Leistung der häuslichen Krankenpflege zu bekommen, braucht man eine vom Kassenarzt unterschriebene »Verordnung Häuslicher Krankenpflege«

3. Haushaltshilfe SGB V

Laut Gesetz wird eine Haushaltshilfe von den Krankenkassen bezahlt, wenn einem Patienten die Weiterführung seines Haushalts nicht mehr möglich ist und wenn ein Kind unter zwölf Jahren im Haushalt lebt. Da es sich um eine Kann-Leistung handelt, ist es den Krankenkassen überlassen, hiervon in Einzelfällen abzuweichen und auch ohne Kind diese Leistung zu gewähren. Haushaltshilfe wird nur dann gewährt, wenn eine andere im Haushalt lebende Person den Haushalt nicht weiterführen kann. Verwandten oder Verschwägerten werden keine Kosten erstattet. Es empfiehlt sich, auf jeden Fall einen Antrag zu stellen und die gesundheitliche Situation durch ein ärztliches Attest zu belegen.

Kann-Leistung der Krankenkassen

4. Leistungen der Sozialhilfeträger BSHG

Die Leistungen der Sozialhilfe sind nachrangig, das heißt, sie treten erst ein, wenn private Mittel erschöpft sind oder nicht ausreichen oder wenn andere Träger nicht zuständig sind. Das kann sein, wenn jemand nicht krankenversichert ist, wenn der Pflegeantrag abgelehnt wurde oder wenn die Leistungen der Pflegeversicherung den tatsächlichen Bedarf nicht decken. Auch hier wird nach dem Bedarf des Einzelfalles entschieden. Nach entsprechendem Antrag an das zuständige Sozialamt wird überprüft, was und wieviel bewilligt wird. Bezieht man Sozialhilfe als laufende Hilfe zum Lebensunterhalt oder als ergänzende Leistung bei zu niedrigem Einkommen, erhält man auf Antrag den sogenannten Mehrbedarfszuschlag für die aufwendigere Ernährung bei chronischer Krankheit.

Sozialamt überprüft Antrag

Zusätzlich zu diesen gesetzlichen Leistungen können sich Kranke das Leben zu Hause erleichtern durch Mahlzeitendienste, hierzu bekommen Sozialhilfeempfänger einen Zuschuß,

Zusätzliche Leistungen möglich

und durch für Pflegehilfsmittel wie Krankenbett, Rollstuhl, Bade-wannenlifter oder ähnliches, die auf ärztliches Rezept von den Kranken- oder Pflegekassen zur Verfügung gestellt werden. Man kann sich unter bestimmten Umständen auch ein Notrufsystem von der Telekom installieren lassen. Wenn man als Pflegebe-dürftiger anerkannt ist, wird ein Teil der monatlichen Kosten übernommen.

Es ist sicherlich deutlich geworden, daß es nicht einfach ist, an die erforderlichen Hilfen zu kommen. Die Häusliche Kranken-pflege ist befristet. Alle anderen Leistungen bedürfen einer An-tragstellung, und es dauert lange, bis über einen Antrag ent-schieden wird. Man braucht Geduld und ein finanzielles Polster. Außerdem sind die Hilfen nicht auf die speziellen Bedürfnisse von CF-Patienten oder anderen jungen chronisch kranken Men-schen zugeschnitten, sie passen eher für Senioren. Weil diese Hilfen also oft nicht den tatsächlichen Bedarf decken, kann das bedeuten, daß erwachsene CF-Patienten gezwungen werden, ihre Selbständigkeit aufzugeben und sich von ihrer Familie ver-sorgen zu lassen. Erwachsene mit Mukoviszidose könnten daher im Vorfeld beschließen, die Selbständigkeit erst gar nicht zu versuchen und immer bei den Eltern zu leben. Das mag in eini-gen Fällen eine gute Lösung sein. Dagegen spricht aber die stei-gende Lebenserwartung – heute Vierzigjährige würden diese Entscheidung sicher bedauern. Dagegen spricht auch, daß es zum Erwachsenwerden dazugehört, sich auf eigenen Füßen aus-zuprobieren und daraus Selbstvertrauen zu gewinnen.

Hilfen nicht auf die Bedürfnisse chronisch Kranker zuge-schnitten

Weiterführende Information hierzu gibt es bei:
CF-Ambulanzen und -stationen, behandelnden Ärzten, Muko-viszidose e.V., Kranken- und Pflegeversicherungen, Beratungs-stellen für Behinderte bei den Stadtverwaltungen, bei Sozialäm-tern, Wohlfahrtsverbänden und privaten Pflegediensten.

Weiterführende Infos

Barbara Müller-Arens, Sozialarbeiterin, Essen

Mukoviszidose in der Adoleszenz

Wie der Psychologe Havighurst aufzeigt, muß jeder Jugendliche in der Phase der Pubertät bestimmte Entwicklungsaufgaben bewältigen, zum Beispiel

Entwicklungs-schritte in der Pubertät

- Akzeptieren der eigenen »Körperlichkeit«, der weiblichen/männlichen »Rolle«
- Knüpfen neuer Beziehungen mit Altersgenossen beiderlei Geschlechts
- Vorbereitung/Erfahrung in Partnerschaft
- Erlangen emotionaler Unabhängigkeit von Eltern und anderen Erwachsenen
- Entwicklung intellektueller Fähigkeiten bezüglich staatsbürgerlicher Kompetenz
- Ausbildung von bewußten Werthaltungen, die sich mit dem »Weltbild« auseinandersetzen
- Berufswahl und -vorbereitung

Diese Aufgaben stehen ihrem Charakter nach zwischen den individuellen Bedürfnissen und objektiven gesellschaftlichen Forderungen. Bei Vorliegen von multiplen, den eigenen Körper und das Alltagsleben betreffenden Beeinträchtigungen durch eine chronische Erkrankung wie der Mukoviszidose können diese Entwicklungsschritte erschwert, verändert oder gestört sein. Ist aufgrund der Mukoviszidose die körperliche Entwicklung in der Pubertät verzögert, fällt es den Betroffenen schwer, die eigene Körperlichkeit zu akzeptieren, Beziehungen zu Altersgenossen und zum anderen Geschlecht zu knüpfen und Partnerschaften einzugehen. Im Vergleich mit den Altersgenossen schneidet ein solcher Jugendlicher in seiner Akzeptanz in der Gruppe und vor dem anderen Geschlecht schlechter ab. Er empfindet sich als körperlich weniger attraktiv und ist damit weniger selbstsicher. Das kann dazu führen, daß er seine Neugier wenig auslebt und neue Beziehungen zum anderen Geschlecht nur zögernd ausprobiert. Die Erfahrungen von eigener und gegengeschlechtli-

Verzögerung körperlicher Entwicklung

cher Sexualität bzw. Partnerschaft werden aus Unsicherheit gemieden; negative Erlebnisse wie Desinteresse oder Zurückweisung frustrieren zusätzlich.

Ich bin Ärztin, selbst an CF erkrankt und arbeite seit vielen Jahren im Arbeitskreis der Erwachsenen mit Mukoviszidose sowie in regionalen Gruppen mit. Die oben angedeuteten Schwierigkeiten sind häufiges Thema auf Treffen von Eltern und Betroffenen. Es liegt mir fern, Rezepte zu geben. Allerdings habe ich aus meiner persönlichen Erfahrung heraus und aus Gesprächen mit Betroffenen, die ihre Biographie als insgesamt gelungen betrachten, bestimmte Prinzipien und Strategien, mit der Mukoviszidose umzugehen und zu leben, entwickelt. Diese Prinzipien haben mir im Umgang mit Partnerschaft und Sexualität sehr geholfen. Ich möchte sie hier zur Diskussion stellen:

Umgang mit Partnerschaft und Sexualität

- Die Therapie muß konsequent durchgeführt werden. Die einzelnen Elemente (Inhalation, Physiotherapie, Sport, Ernährung, Medikamentengabe) können jedoch im Hinblick auf Aktivitäten mit anderen zeitlich variabel gestaltet und den jeweiligen Gegebenheiten angepaßt werden.
- Ich informiere grundsätzlich meine Mitmenschen über die CF und gehe im Alltag selbstverständlich damit um. Indem ich diese Selbstverständlichkeit vorlebe, mache ich es den anderen leicht, die Krankheit nicht als Tabu, sondern als etwas Selbstverständliches zu empfinden. Damit ist meine Chance groß, von den anderen akzeptiert zu werden. Läßt sich dann doch einmal jemand davon abschrecken, trauere ich ihm nicht lange nach. Die CF ist ein wichtiger Teil von mir, die mein »Gegenüber« einfach akzeptieren muß, will er etwas mit mir gemeinsam machen. Besser, es stellt sich gleich heraus, daß er diesen Teil von mir nicht mittragen kann. Denn später sind gegenseitige Enttäuschung und Verletzung um so schlimmer.
- Eindeutig möchte ich hier dafür plädieren, sich mit anderen Betroffenen auszutauschen, zum Beispiel bei regionalen Tref-

Krankheit kein Tabu

fen, auf Seminaren des Mukoviszidose e.V., während der Rehabilitation, in durch die Ambulanzen organisierten Gesprächskreisen. Bei diesen Gelegenheiten können CF-Betroffene Gemeinsamkeiten finden, sich gegenseitig unterstützen und Strategien zur Lösung von Problemen entwickeln.

Je nach Schwere der Erkrankung kann das Erreichen einer emotionalen Unabhängigkeit von den Eltern und anderen Erwachsenen erschwert sein. Häufig tragen die Eltern selbst dazu bei. Immer wieder hören wir im Verband der aktiven Erwachsenen aus Gesprächen mit Eltern heraus, wie schwer es ihnen fällt, ihre Kinder »loszulassen«. Das ist verständlich; ist es doch das Verantwortungsbewußtsein der Eltern, ihr jahrelanger Einsatz, ihre Disziplin und ihr Engagement, die dazu führen, daß ihre Kinder das Erwachsenenalter erreichen. Jedoch: Aus dieser intensiven Betreuung, verbunden mit der großen Angst der Eltern vor Verschlechterung, kann eine besonders starke Bindung entstehen, die zu Überbehütung führt. Die Eltern reagieren auf die ersten Ansätze des Jugendlichen, sich aus dieser Bindung zu lösen, mit vermehrtem Kontrollieren und Ermahnen, gerade in einer Zeit, in der die Verantwortung für die Bewahrung eines guten Gesundheitszustandes auf den Heranwachsenden übergehen sollte.

Eltern können schwer »loslassen«

Mit der Entwicklung eigener Ziele, Wertvorstellungen und Anschauungen geht einher, daß der Jugendliche sich gegen Ratschläge von Eltern und anderen Erwachsenen auflehnt. Diese Opposition kann sich auf die Therapie ausdehnen und mit scheinbar sachlichen Argumenten untermauert werden. (»Die Statistik zeigt, daß die Lebenserwartung stark verkürzt ist und die ewige Therapie doch keinen Zweck hat.«) Um so wichtiger ist es, die Erziehung zur Eigenverantwortung in der Therapie so früh wie möglich zu beginnen. Je früher Eltern ihre Kinder Verantwortung und Selbständigkeit lehren, je offener auch innerhalb des Familienverbandes der Austausch über die Erkrankung ist, desto weniger wird in der Pubertät Therapie als ein von den Eltern erzwungenes und kontrolliertes Element erlebt. Jugendliche »müssen« dann nicht ihren Protest durch Therapiever-weigerung ausdrücken. (In einem Seminar berichtete beispiels-weise ein Betroffener über seinen Dauerkampf mit seinen Eltern in Sachen Therapie. Er erzählte, daß er heimlich inhaliert habe, um nur nicht nachgeben zu müssen.)

Andrea Harzer, Ärztin, Mukoviszidose-Betroffene; Mitglied im Arbeitskreis Leben mit Mukoviszidose (AKL), dem Arbeitskreis der Erwachsenen mit Mukoviszidose im Mukoviszidose e.V.; aktiv in der regionalen Arbeit

Loslassen: Wenn das Kind erwachsen wird

Wenn ich mir dieses Thema bewußtmache, wird mir klar, daß ich kein Vorbild im »Loslassen« bin. 1958 habe ich kurz nach der Geburt ein Mädchen und 1966 mein drittes Kind, ein sechs-jähriges Mädchen, durch Mukoviszidose verloren. Nur mein er-stes Kind war gesund. Als Monika starb, war Stephan gerade 1 1/2 Jahre alt, und auch er hatte Mukoviszidose. In dieser Zeit war ich eine sehr ängstliche Mutter. Ich ließ Stephan möglichst nicht aus den Augen. Er war entsprechend auf mich fixiert. Aber irgendwann merkte ich ganz deutlich, daß ich Stephan mit mei-ner Angst schadete. In dieser Situation stieß ich auf den Bibel-spruch: »Seid nicht ängstlich besorgt um euer Leben, was ihr es-sen werdet, womit ihr euch bekleiden werdet (in Gedanken er-gänzte ich, welche Medizin ihr nehmen sollt), ... suchet zuerst das Reich Gottes, das andere wird euch dazu gegeben werden.« Als Stephan zweieinhalb Jahre alt war, nahmen wir einen vier-jährigen Jungen in unsere Familie auf, der andere Probleme hat-te, vor allem durch Vernachlässigung. Das lenkte uns in wohl-tuender Weise etwas von Stephan ab.

Durch mehrere Wohnortwechsel wechselten auch die be-handelnden Ärzte. Im Lauf der Jahre, als die Kenntnisse über CF zunahmen, wurden wir auch immer sachkundiger betreut. Dazu kam, daß Stephan sehr gut bei der Behandlung mitmachte. Als er zehn Jahre alt war, fingen wir auf Rat eines Arztes mit Yoga-übungen an, und zwar nach einem Buch und ohne fachliche Anleitung. In diesem Jahr nahm er zehn Pfund zu! Freunde, die gute Erfahrungen mit ihren allergiekranken Kindern auf den ostfriesischen Inseln gemacht hatten, nahmen Stephan mehrmals mit auf die Inseln. Sie ließen sich die Klopfmassage zeigen und führten sie gewissenhaft durch. Das war also schon eine erste

Selbständig werden Leistung von Stephan, selbständig zu werden. Es ging dann weiter, indem er sich an bestimmten Punkten sehr entschlossen zeigte. Ich erinnere mich an eine Klassenfahrt nach Wien, später nach Frankreich. Wir waren sehr im Zweifel, ob Stephan mitfahren sollte, aber er war dazu fest entschlossen. Es gab die Möglichkeit einer telefonischen Nachricht im Notfall; ein Freund von Stephan ließ sich die Klopfmassage zeigen (damals noch unverzichtbar, weil die Autogene Drainage noch nicht bekannt war) und führte sie auch tatsächlich durch.

Mit all diesen positiven Schritten und auch, weil Stephan später sehr regelmäßig seine Therapie machte, wurde ich allmählich weniger ängstlich. Stephan machte auch im Sportunterricht mit, auch wenn er mal beim 1000-Meter-Lauf als einer der letzten durchs Ziel ging. Ich hatte lediglich dem Sportlehrer klargemacht, daß es nicht Drückebergerei, sondern Atemnot war, wenn Stephan nicht mitturnte.

Es machte uns sehr glücklich, daß Stephan relativ lange bei uns wohnte. Dazu trug auch bei, daß sein Studium, seine Arbeit mit den Pfadfindern, einige Freunde und Interessen ihn mit unserem Wohnort verbanden. Wir Eltern dachten, er hätte es nicht »nötig«, auszuziehen, denn er war ja sehr selbständig. Als er

In der eigenen Wohnung und ... dann nach abgeschlossenem Studium und der ersten Zeit der Berufstätigkeit doch den Wunsch äußerte, eine eigene Wohnung zu haben, tat es uns zwar leid, daß er ging; aber gleichzeitig dachten wir, wenn er allein zurechtkommt, wird es zu seiner Stabilität und seinem Selbstbewußtsein beitragen. Auf unsere Bitten versprach er auch, in einem akuten Krankheitsfall zu uns zu kommen. Am Wochenende kam er dann oft zum Essen und brachte mir seine Wäsche, die ich weiterhin waschen und bügeln wollte.

Inzwischen ist Stephan glücklich verheiratet, kommt mit seiner reizenden jungen Frau – wie ich hoffe, gerne – regelmäßig zu uns, oder wir besuchen sie. Gelegentlich werden wir um Rat in Sachen Garten oder bei technischen Fragen, für die Stephans Vater sehr kompetent ist, gebeten. Aber Angebote, ihnen Arbeit abzunehmen, werden freundlich abgelehnt. Sie kommen gut zurecht, obwohl sie beide berufstätig sind. So sind auch wir voller Zuversicht.

... glücklich verheiratet

Wenn ich nochmals auf das Thema zurückschaue, muß ich sagen, daß das Ablösen und Loslassen schon im Kindesalter beginnt. Ein Kind, das echte Geborgenheit erfährt, entwickelt ein Urvertrauen, auf dem das Selbständigwerden um so besser gelingen kann.

Hildegard Kruip,
Mutter eines erwachsenen Sohnes
mit Mukoviszidose

Mit Vertrauen auf Gott und zu sich selbst

Inzwischen entdecke ich viele Vorteile des Alleinlebens (zum Beispiel kein morgendlicher Therapiestreß, weil niemand hungrig am Frühstückstisch wartet), dennoch gebe ich dem Alleinleben sicher nicht den Vorrang. Für mich steckt ein großes Stück Lebensqualität im Leben miteinander – im Austausch und in der Nähe, in wechselseitiger Verantwortung (die aber bitte nicht so weit geht, daß der andere immer besser weiß, was gut oder schlecht für einen ist) und im gegenseitigen Halt.

Allein: Es gibt auch Vorteile

Daß meine achtjährige Beziehung für mich nicht mehr lebendig war, hat sicher auch mit meiner CF zu tun. Als CF-Erkrankter spürt man früher, daß man seine Kraft einteilen muß, und so ist es auch mit der nicht so »selbstverständlich langen« Lebenszeit. Sie ist kostbar, und man will sie nicht jeden Abend vor dem Fernseher verbringen.

Fragend nach dem Sinn des Lebens, suchend nach Kraftquellen und hoffend auf Erfülltsein und Teilen trotz eingeschränkter Möglichkeiten, kommt man gedanklich auf Wege abseits der ausgeschilderten Straßen. Ein lebendiges Miteinander geschieht nur durch Resonanz, ob es nun freudige oder schwierige Lebensphasen zu teilen gibt. In die Lebenssituationen und Zukunftsperspektiven der CF hineinzuwachsen setzt auch beim Partner eine große Portion Mut, Glauben und Reife voraus. So akzeptiere ich es, wenn mein Partner sagt, daß er sich so einer Belastung (auch die Auseinandersetzung mit dem Sterben gehört dazu) nicht gewachsen fühlt. Ich bin ihm dankbar für seine Offenheit. Zu wissen, ein so schwerer Rucksack für den anderen zu sein, macht auch dem optimistischsten und lebensbejahendsten Patienten zu schaffen.

Ich hatte großes Glück, in meiner CF-Ambulanz auf einen prima Psychologen (und Menschen!) zu treffen, der zudem sehr gut über CF Bescheid wußte. Er hatte immer zwei offene Ohren und brachte mich auf meinem inneren Weg ein großes Stück weiter. Unter anderem förderte er mein Bewußtsein, daß auf der Suche nach Antworten und Möglichkeiten nicht nur der Kopf (der Verstand, das Denken), sondern auch oder gerade der Bauch (die Seele, das Fühlen) Mitspracherecht haben sollte. Die Gespräche mit ihm waren wie ein inneres Puzzle – man sucht, erkennt und fügt »Lebensteil« für »Lebensteil« zusammen und hat die Chance, sein langsam entstehendes Bild anzunehmen. Ich möchte kein Puzzleteil mehr missen. Mit Gott Hand in Hand gehend, habe ich nie das Gefühl, ganz allein zu sein. Mit ihm wird vieles hinterfragt und diskutiert und, so hoffe ich, in seinem Sinne entschieden. Durch ihn habe ich die Kraft und den Mut gefunden, einen neuen Anfang zu wagen. Mir ist bewußt, daß diese Entscheidung (allein in der Fremde zu wohnen und zu leben) mit CF etwas risikoreicher ist, und ein paar Ängste und Sorgen bezüglich der Zukunft gestehe ich mir ein: Einsamkeit, das Leben mit anderen nicht mehr teilen zu können oder die Angst vor sozialem Abstieg in diesem Land. Die alltäglichen Belastungen, zum Beispiel das Einkaufen ohne Auto, die Haus-

Kraft und Mut für einen neuen Anfang

haltsführung, das Therapieprogramm, weitere Gehstrecken zu Haltestellen von Bus und Bahn, sind mehr und mehr mit großen körperlichen Anstrengungen verbunden. Die Vorstellung, früher oder später auf fremde Hilfe angewiesen zu sein, beunruhigt mich. Doch auch Hoffnungen trage ich in mir: Menschen zu begegnen, die mich auch mit CF annehmen, mit denen Austausch und Nähe zuzulassen möglich ist, um zusammen zu wachsen. Trotz kräftezehrender Vergangenheit und trotz ungewisser Zukunft – mein Neubeginn hat sich gelohnt: Ich entdecke mich und das Leben jeden Tag neu und kann wieder tief durchatmen!

Erwachsene mit Mukoviszidose, 31 Jahre

Selbständig leben: jede Menge Mut

Wenn es Krisen gibt, psychischer oder physischer Art, aber das eine schließt in der Regel das andere nicht aus, ist es natürlich von großem Vorteil, wenn ein gutes Verhältnis zur Familie besteht. Nun, dieser familiäre »Background« besteht in meinem Fall leider nicht. Deshalb ist es um so besser, wenn es einige gute Bekannte gibt, die berühmten wahren Freunde eben. Davon gibt es oftmals nicht viele, aber schließlich zählt ja die Qualität und nicht die Quantität dieser Freunde und Bekannten. Denn wenn es sich um ein gutes Verhältnis handelt, ist die Verläßlichkeit und Hilfsbereitschaft auch gewährleistet. So sollte man sich als Hilfebedürftiger nicht scheuen, um etwas zu bitten. Dann wird auch schon mal eingekauft, oder es werden diverse andere Besorgungen getätigt. So kann es vorkommen, daß wegen eines stationären Aufenthaltes in der Klinik ein Haustier versorgt oder eine Fahrt zum Arzt bzw. ins Krankenhaus übernommen werden muß. Mein Partner zum Beispiel hat einmal vier Wochen lang täglich etwa sechzig Kilometer zurückgelegt, um meinen Kater in seiner gewohnten Umgebung zu pflegen.

Richtige Freunde helfen immer

Damit sind wir dann beim Thema Partnerschaft! Es ist sicher nicht leicht, mit einem CF-Kranken eine Beziehung zu führen, ganz unabhängig davon, ob man getrennte Haushalte hat oder zusammenlebt. Man braucht schließlich jemanden, um sich anlehnen oder mal ausheulen zu können. Dennoch, so meine ich, sollte man den Partner nicht zu sehr belasten und sich nicht hängenlassen, auch wenn's manchmal schwerfällt. Leider kann es trotz allem dazu kommen, daß man in einem kritischen Moment wirklich alleine ist, das bringt eben selbständiges Leben so mit sich. Da kann ich wirklich nur empfehlen, niemals eine Träne zu scheuen, im Zweifelsfalle einfach loszuheulen und alles rauszulassen. Vielleicht auch ins Kissen brüllen (ohne geht auch), das befreit enorm!!

Ich denke, ganz allein kann einfach niemand sein. Selbst wenn einen die Familie im Stich läßt, es findet sich immer jemand, dem man etwas bedeutet und der auch mal nachts angerufen werden kann. Manch einer besteht sogar darauf. Zitat: »Wenn es dir schlecht geht, ruf bloß an, wehe, wenn nicht! Schließlich sollst du ja nicht allein vor dich hinfrusten, solange du mich hast!« Ja, selbständiges Leben fordert schon Mut und eine gesunde Portion Optimismus, so merkwürdig das für so manchen auch klingen mag.

Bela M. Fuchs,
Mukoviszidose-Betroffene, 29 Jahre

Einkommen:
knapp über der Sozialhilfegrenze

Das heißt ganz klipp und klar: Alles, was nicht gerade ein Schnäppchen ist, ist Luxus. Das gilt auch für ordinäre Lebensmittel. Da aber nun »Mukos« sich reichhaltig ernähren müssen und auch nicht ständig von Billigprodukten leben wollen und können, sollte man sich, was Preise betrifft, »trainieren«. So besteht der Alltag unter anderem darin, sich ausführlich mit Angebotsprospekten und entsprechenden Reklameblättchen auseinanderzusetzen. Das liegt mit Sicherheit nicht jedem. Ich persönlich bin sehr geübt darin und mache mir mittlerweile einen kleinen Sport daraus, Angeboten hinterherzujagen. Letztendlich ist es mit den Lebensmitteln allein ja nicht getan. Es plagen mich täglich Fragen wie: »Kann ich mir frisches Obst oder Gemüse leisten? Ist der Paprika im Moment nicht etwas zu teuer für meine Verhältnisse? Wann gönne ich es mir, Fleisch zu essen oder Süßigkeiten?« Dies betrifft auch Bereiche wie Kleidung, Hygiene- und Kosmetikartikel und natürlich Freizeit- und Kulturbedürfnisse. Ich für meinen Teil leiste mir sogar einen PKW, kaum zu glauben! Ich brauche ihn aber auch, um einkaufen, zum Arzt oder in die Apotheke fahren zu können, wenn ich Luftmangel aufgrund eines schweren Infekts habe. So tigert man durch Discountläden oder grast Flohmärkte und Secondhandshops ab. Da kann man sich sogar schon mal nach einem Ledermantel umsehen. Wie gesagt, die Übung macht den Meister, auch was Sparen anbelangt.

Schnäppchen im Second-handshop

Dieses spezielle »Lebenstraining« in puncto Auskommen mit wenig Geld habe ich mir mit der Zeit angeeignet. Besonders in den vergangenen drei Jahren, in denen ich mich mit Sozialämtern oder letztendlich meiner kleinen Rente herumschlagen mußte, wurde diese Fähigkeit immer wichtiger.

Ganz nebenbei erwähnt: Im Prinzip wäre man gezwungen, sich wenigstens einen kleinen Job zu suchen, um wenigstens einigermaßen zurechtzukommen oder sich mal was »außer der Reihe« zu gönnen. Aber wie sieht das mit der Vitalkapazität der Lunge, also der körperlichen Belastbarkeit aus? Da ist dann wohl nicht mehr viel hinzuzufügen ...!

Bela M. Fuchs,
Mukoviszidose-Betroffene, 29 Jahre

Eine eigene Familie gründen

Zweiundvierzig Prozent der Erwachsenen mit CF leben in einer festen Partnerschaft oder sind verheiratet. Der Bericht von Patricia und Thomas zeigt mit großer Offenheit und Ehrlichkeit, welche Probleme die Mukoviszidose in einer Partnerschaft aufwerfen kann, und diskutiert Wege, mit diesen Schwierigkeiten, auch in einer extremen Situation, umzugehen. Ein Schwerpunkt dieses Kapitels ist die Frage der Familiengründung. Dieses Thema wird unter verschiedenen Gesichtspunkten beleuchtet: medizinische Grundlagen, moralisch-ethische Aspekte, Erfahrungen Betroffener werden dargestellt.

Partnerschaft, Familie, Kinder

1996 bestand bei zehn Frauen mit CF eine Schwangerschaft. Das ist erfreulich, zeigen sich doch auch dadurch die verbesserten Lebensmöglichkeiten. Ich möchte aber auch nicht verschweigen, daß es Gegenbeispiele gibt. Allein aus meinem Bekanntenkreis sind seit 1995 drei Betroffene verstorben, die einen Partner mit einem oder zwei Kindern zurückließen. So beschließt der Bericht von Monika Stamm dieses Kapitel, die sich, gegen gesellschaftliche Rollenvorbilder, aufgrund ihrer CF für ein Leben als Frau ohne Kinder entscheidet.

Birgit Dembski

Mit einem Partner zusammenleben

Thomas und ich sind im April 1998 vier Jahre lang zusammen. Davon ging es mir eineinhalb bis zwei Jahre sehr schlecht. Ich mußte mein Studium in München abbrechen und wieder zu Hause einziehen. Ich bekam zuerst nachts Sauerstoff, aber schon bald 24 Stunden am Tag. Mein Bewegungsradius und meine Möglichkeiten wurden immer geringer, und damit fingen unsere Probleme eigentlich an. Ich kann mich noch gut daran erinnern, als ich sechs Stunden Therapie am Tag brauchte, um überhaupt Luft zu bekommen. Thomas war so zornig darüber, daß er aus lauter Wut einen Stuhl auf der Veranda zu Boden donnerte. Ich war fassungslos: Anstatt mich zu trösten, mußte ich ihn trösten – obwohl mir selbst zum Heulen war. Schließlich mußte ich diese sechs Stunden absolvieren und nicht er! Er hatte die Möglichkeit, sich von unserer Situation zu erholen und Abstand zu bekommen, indem er andere Sachen unternehmen

Therapiestreß belastet Partnerschaft

konnte – ich jedoch nicht. Ich war diejenige, die 24 Stunden in dem Körper steckte, der kaum Möglichkeiten zuließ. Ich konnte keinen »Urlaub« von meiner Krankheit machen, denn sie war viel zu gegenwärtig. Das lag einfach an meinem Krankheitsstadium. Aber damit Thomas mich weiterhin lieben und bei mir bleiben konnte, mußte ich ihm eine gewisse »Freiheit« geben. Und das war mehr als schmerzlich für mich. Da Thomas nur am Wochenende da war (er hatte in Karlsruhe angefangen zu studieren), wartete ich mehr oder weniger die ganze Woche darauf, ihn wiederzusehen. Und oft saß ich trotzdem Freitag oder Samstag abend zu Hause am Sauerstoff im Dunkeln, ohne ihn. Ich wußte, ich konnte nicht mehr in rauchige, überfüllte Lokale, die keine Luft zum Atmen gewähren; ich konnte nicht mehr tanzen und all die wundervollen Dinge tun – ich konnte von nun an nur noch zusehen. Aber nur, weil ich es nicht mehr konnte, durfte ich es ihm nicht verwehren. Denn er lebt ja auch nur einmal und ist nur einmal jung. In dieser Zeit war ich sehr depressiv und auch oft zornig über seine »Ausflüge«, die eben notwendig waren. Ich haßte sie! Oft fühlte ich mich einsam und verlassen. Ich war neidisch auf all seine Möglichkeiten, auf seine Gesundheit! Manchmal, wenn die Enttäuschung und die Verzweiflung überhandnahmen in dieser schweren Zeit, spielte ich mit dem Gedanken, unsere Beziehung zu beenden, nur um endlich diesen seelischen Schmerz des Verzichts loszuwerden. Allerdings war Thomas fast immer für mich da, zum Beispiel *Thomas war da* wenn ich ins Krankenhaus mußte – das waren unzählige Male –, und dafür war ich ihm sehr dankbar. Und die Liebe und die Hoffnung auf eine Transplantation ließen mich den Schmerz darüber, daß ich krank war und ihn ab und an loslassen mußte, ertragen. Besonders bewußt wurde mir dies, als er nach Holland in Urlaub fuhr. Diese Woche war die schlimmste in meinem ganzen Leben. Ich hatte das Gefühl, ihn nie wiederzusehen. Es ging mir sehr schlecht, und ich hatte plötzlich Angst, nachts allein zu sein. Ich bat meine Mutter, bei mir zu schlafen. Das war wohl auch berechtigt, denn ich hatte das Gefühl zu sterben. Und so kam eine Nacht, in der ich einfach spürte, daß es meine letzte werden sollte. Ich lag neben meiner Mutter und dachte über mein Leben nach. Ich hatte das Gefühl, mich immer weiter von meinem Körper zu entfernen, nur die Hand meiner Mutter machte mir bewußt, daß ich noch im Bett lag. Es war ein angenehmes Gefühl, aber ich ängstigte mich auch ungemein. Doch der Gedanke daran, endlich erlöst zu werden, war verlockend, mir war, als wäre ich taub. Plötzlich dachte ich an Thomas, ich hatte das Gefühl, daß ich gar nicht selber denken konnte, doch so war es wohl. Ich dachte an unsere Pläne, meine und unsere Wünsche, daran, wie sehr ich ihn doch liebte – mein Leben, unsere Zukunft konnte, durfte doch noch nicht vorbei sein! Rums – ich lag im Bett, die Möglichkeit zu sterben war vorbei – aber die Angst blieb! Daraus resultierte, daß ich mich immer beherrschen mußte, ihn nach Karlsruhe fahren zu lassen und kein Theater zu machen, da ich jedesmal riesige Angst hatte, ihn vielleicht nicht mehr wiederzusehen. Besonders schlimm wurde es, als ich einen Euro-Piepser für die Transplantation bekam. Eine wirklich nervenaufreibende Zeit. Für ihn, der sich ebenfalls ein Scall zulegte, um auch Bescheid zu wissen, und für mich natürlich. Ganze Bücher gäbe es damit zu füllen. Nur soviel, Thomas war da, als es soweit war (nach drei Fehlversuchen), und das war eines der wichtigsten Dinge meines Lebens. Er begleitete mich nach Homburg im Krankenwagen, er wartete mit mir auf die Transplantation, er ging mit mir bis zum OP. Er sah elend aus, wie ein Häufchen Unglück ließ ich ihn zurück. Erst da merkte ich, daß ich ihn wohl genausoviel Kraft kostete wie er mich. Ich wußte auch nicht, ob Thomas es je verstand, daß die Dinge, die er für mich tat und organisierte, mir nicht alles, was ich vermißte, ersetzen konnten, vor allem nicht meine Gesundheit. Ich denke, manchmal erwarteten wir beide voneinander zuviel – und wurden folglich beide enttäuscht. Thomas hatte zwar immer mehr Möglichkeiten als ich und war gesund, aber, ehrlich gesagt, ich wollte auch nicht mit ihm tauschen. Und in diesem Moment war ich auch sehr stolz darauf, daß wir noch immer, trotz unserer zahlreichen Schwierigkeiten, zusammen waren und uns liebhatten. Und Thomas hatte es vor allem doch

Er ging mit mir bis zum Operationsraum

58

immer wieder geschafft, mich zum Lachen zu bringen, und dafür liebte ich ihn – meinen Clown. Und seine romantische Geburtstagsüberraschung – das Badezimmer, bestreut mit Rosenblättern und voller aufgestellter Kerzen, mit einem großen Strauß roter Rosen und einem Schaumbad, bedeckt mit Rosenblättern, inklusive einem Frühstück in der Badewanne – gehört zu einem meiner schönsten Erlebnisse.

Inzwischen sind acht Monate nach meiner Lungentransplantation vergangen, und wir leben zusammen in Karlsruhe in unserer gemeinsamen Wohnung. Es geht mir sehr gut, und ich habe jetzt auch 1001 Möglichkeiten, so wie Thomas. Ich gehe ins Fitneßstudio, ich gehe Tanzen, möchte mich für einen Flamenco-Tanzkurz anmelden und und und ... Wir können spontan etwas unternehmen, und wir haben jetzt ganz stinknormale, für mich wunderbare »Probleme« – wer ist mit dem Abwasch dran, wer war das letzte Mal einkaufen ... Vor allen Dingen kann ich auch für ihn jetzt einige Besorgungen machen, so wie er früher für mich – endlich auf der anderen Seite zu stehen und ein DANKE zu bekommen und nicht immer die Bittende sein zu müssen ist für mich eine große Erlösung!

Wunderbare, stinknormale Probleme

Patricia Trompeter
Mukoviszidose-Betroffene, lungentransplantiert

Ich heiße Thomas und bin 23 Jahre alt. Das Leben mit Patricia ist für mich eine große Bereicherung. Es ist nie einfach für uns gewesen und wird es auch nie sein. Aber gerade diese Schwierigkeiten sorgen für ein intensiveres Lebensgefühl. Kleine Momente nahm ich plötzlich anders wahr und schenkte ihnen mehr Aufmerksamkeit. Das größte Problem für mich war am Anfang, die Krankheit an sich zu akzeptieren. All ihre Einschränkungen, Verpflichtungen und Schwankungen des physischen und psychischen Wohlbefindens engten mich in meiner »Sturm-und-Drang-Phase« ein. Ich wollte mit aller Macht eine konventionelle Beziehung führen. Die Schwierigkeit hierbei war her-

Größtes Problem war: Krankheit meiner Freundin akzeptieren

auszufinden, wer war dafür verantwortlich? Natürlich niemand, aber wohin mit meiner Frustration? Ich mußte raus, abgelenkt werden oder mich selber ablenken. Die Menschen aus meinem Umfeld wußten alle von Patricias CF. Ich habe kein Geheimnis daraus gemacht. Sie reagierten zum größten Teil mit Mitleid, das ich bis heute nicht annehmen kann und sehr verabscheue. Durch Mitleid fühle ich mich hilflos. Andere wiederum reagierten mit Gleichgültigkeit oder sogar zeitweise mit Geringschätzung. Meine engsten Freundinnen bestätigten und bewunderten mich, was mir immer wieder Kraft gab, nicht aufzugeben. Auch bescheinigten sie mir eine Opferrolle. Ich empfand, daß ich mich für Patricia aufopferte. Sie empfand das allerdings nicht so und wehrte sich vehement dagegen. Das führte manchmal zu großen Spannungen. Wenn ich jetzt die Situation reflektiere, hätte ich nicht anders gehandelt als Patricia, um meinen Stolz zu bewahren. Ferner ärgerte mich, daß Patricia die Krankheit gerne als Schutzschild gebrauchte. Es war für Patricia einfach, viele Dinge unter dem Deckmantel »Muko« abzuwehren. Für mich war es nicht einfach, zu erkennen, was sie wirklich wollte.

Warten auf die Transplantation Die psychische Belastung für uns während der Wartezeit auf die Transplantation war immens. Patricias Leben hing an einem seidenen Faden, und wir waren uns beide dessen bewußt. Meine Strategie, den Tod zu überlisten, war, Angst und Sorge beiseite zu schieben. Ich fühlte mich verpflichtet, das Leben, die Hoffnung und die Zukunft zu verkörpern, niemals aufzugeben, immer Souveränität auszustrahlen. Jedoch merkte ich, daß ich mich dabei veränderte. Ich war sehr oft betrübt, wenn ich alleine war, und lief mit gesenktem Kopf durch meinen Studienort oder war manchmal himmelhoch jauchzend. Meine Ausgeglichenheit fehlte. Die Lungentransplantation ist ein Erlebnis, das ich auf keinen Fall missen möchte. Sie hat mich reifen und wachsen lassen und kann mit dem Wunder der Geburt verglichen werden. Außerdem liebe ich meine Patricia.

Thomas Nestele, 23 Jahre

Sexualität und Mukoviszidose

1. Beeinflussung der geschlechtlichen Reifung

In der Pubertät setzen hormonelle Veränderungen, also erhöhte Östrogenproduktion beim Mädchen und Testosteronausschüttung beim Jungen, die äußerlich erkennbaren Veränderungen in Gang: Entwicklung der Brust, Rundung der Hüften und Oberschenkel, Wachstum von Gebärmutter, Eileiter, Scheidengewölbe und Schamlippen beim Mädchen; Verbreiterung des Schultergürtels, vermehrte Bemuskelung, Stimmbruch, Wachstum der Hoden, des Penis beim Jungen; Pigmentierung der Genitalzonen, Wachstum der Scham- und Körperbehaarung, Veränderung der Gesichtszüge bei beiden Geschlechtern. *Veränderungen während der Pubertät*

Beim normal entwickelten Kind beginnt der Eintritt in die Pubertät beim Mädchen zwischen dem zehnten und zwölften, beim Jungen zwischen dem zwölften und vierzehnten Lebensjahr. Der Entwicklungszeitraum bis zum Abschluß der körperlichen Reife beträgt bei Mädchen und Jungen zwischen minimal drei und maximal sechs Jahren. Der psychische Veränderungsprozeß dauert über diese Reifung hinaus an.

Von einer verzögerten bzw. gestörten Entwicklung kann man sprechen, wenn der Eintritt in die Pubertät auf sich warten läßt, das heißt, beim Mädchen bleiben typische körperliche Veränderungen bis zum vierzehnten, beim Jungen bis zum fünfzehnten Lebensjahr aus. Oder es kommt zum Stillstand einer schon begonnenen Entwicklung über mehr als ein bis zwei Jahre, oder die Gesamtzeit erstreckt sich bei beiden Geschlechtern über mehr als fünf bis sechs Jahre.

Vor allem bei einem schweren Verlauf der Mukoviszidose und/oder bei unzureichender Therapie können der Pubertätsbeginn und -verlauf verzögert sein. Die Ursachen dafür sind: *Verzögerung der Pubertät*

- Durch exokrine (Enzymmangel) und endokrine (Insulinmangel) Pankreasinsuffizienz sowie durch Leberfunktionsstörungen und eine abnorme Verschleimung des Darms kann die Aufspaltung und Aufbereitung sämtlicher Nährstoffe und deren Aufnahme ins Blut nur mangelhaft erfolgen. Damit stehen sie für das körperliche Wachstum nicht ausreichend zur Verfügung.

- Durch chronische Bakterienbesiedelung der Atemwege und der Lunge und durch die dadurch hervorgerufenen Abwehrmechanismen wird Energie verbraucht. Zusätzlich kosten durch kontinuierliche Schleimbildung verursachte Hustenattacken und Atemarbeit vermehrt Energie.
- Bei hoher entzündlicher Aktivität in Lungen und Bronchialsystem ist der Appetit häufig vermindert.

Diese drei Faktoren summieren sich häufig. Dem Organismus steht die zum altersentsprechenden Wachstum und Pubertätseintritt nötige Energie dann nicht mehr ausreichend zur Verfügung. Weder die hormonellen Voraussetzungen für die Reifung noch die Reifung selbst können ausreichend und rechtzeitig in Gang gesetzt werden, wenn der Organismus einer generellen Mangelversorgung mit Nährstoffen und chronischen energiefordernden Prozessen ausgesetzt ist. So kann der CF-Betroffene im jungen Erwachsenenalter zu klein und untergewichtig sein und eine mangelhafte Ausprägung der Geschlechtsmerkmale aufweisen.

2. Auswirkungen auf die Geschlechtsorgane
Mukoviszidose kann also die geschlechtliche Entwicklung beeinflussen. Darüber hinaus wirkt sie sich jedoch auch auf die Fortpflanzungsorgane aus.

Bei über neunzig Prozent der Jungen ist schon während der Entwicklung im Mutterleib die Durchgängigkeit des Samenstranges gemindert bzw. verschlossen; das heißt, der vom Hoden aus in die Harnröhre einmündende »Ductus deferens« ist verklebt oder gänzlich unterbrochen, ein Transport der Spermien ist kaum oder gar nicht möglich. Die Ejakulationsflüssigkeit enthält wenig oder keine Spermien, und der Mann ist somit nicht zeugungsfähig. Seit einigen Jahren besteht bei Kinderwunsch die Möglichkeit der Spermienentnahme aus dem Hoden oder Nebenhoden via Punktion, verbunden mit einer künstlichen Befruchtung der Frau. Zu betonen ist aber, daß die sexuelle Potenz, also Erektionsfähigkeit und die Fähigkeit zum Geschlechtsverkehr, voll erhalten sind.

Ursachen erschwerter Befruchtung

Bei der Frau wird eine mögliche abnorme Zähigkeit des Schleimes im Gebärmutterhals beschrieben (Cervixschleim), die den Spermien ein Durchdringen erschwert und so die Wahrscheinlichkeit einer Vereinigung von Ei- und Samenzelle herabsetzt. Bei schlechtem körperlichem Allgemeinzustand, wie Untergewicht, Aufflammen der chronischen Atemwegsinfektion und auch schlecht eingestelltem Diabetes mellitus ist der Eisprung seltener, wenn er nicht sogar ganz fehlt (unregelmäßiger Monatszyklus; ausbleibende Menstruation). Dies entspricht einer natürlichen Regulation der Fruchtbarkeit bei »schlechten« Voraussetzungen.

3. Mögliche Auswirkungen auf die Empfängnisverhütung

Aufgrund des zunehmenden Lebensalters und des im allgemeinen verbesserten Gesundheitszustandes der Betroffenen ist die Frage nach einer angemessenen Schwangerschaftsverhütung für junge Frauen mit CF heute eine Selbstverständlichkeit. Dabei ist zu berücksichtigen, daß die für Mukoviszidose spezifischen Verdauungsstörungen, zum Beispiel massive Durchfälle, die Resorption und damit die Wirksamkeit von hormonellen Kontrazeptionsmitteln (Pille, Minipille) mindern können. Ebenso können bestimmte Antibiotika die Wirkung der Pille verringern. Bei einem schlecht eingestellten Diabetes oder einer schweren Leberfunktionsstörung kann die Gabe der Pille kontraindiziert sein. Die chronische Infektion sowie massives Untergewicht können den Zyklus der Frau so irritieren, daß eine »natürliche« Verhütung (Temperatur- und Cervixschleimmethode, Knaus-Ogino-Verfahren) unmöglich ist. Am sichersten ist die Sterilisation, also die Durchtrennung der Eileiter. Dabei sollte man aber die möglichen Folgen für das Selbstverständnis der Frau bedenken. Es wird deutlich, daß junge Frauen, die sexuell aktiv und nicht schwanger werden wollen, sich in der Frage der Empfäng-

Schwangerschaftsverhütung und Pille

nisverhütung sowohl an ihren CF-Arzt als auch an ihren Gynäkologen wenden sollten.

4. Mukoviszidose und Schwangerschaft
Grundsätzlich können Frauen mit CF schwanger werden und Kinder gebären.

Gesundheitliche Voraussetzungen

Allerdings sollten bestimmte körperliche Voraussetzungen erfüllt sein, wenn eine Schwangerschaft erwogen wird:

- Ein (annähernd) normales, über längeren Zeitraum mühelos zu haltendes Körpergewicht ist unabdingbar, gerade im Hinblick auf das während der Frühschwangerschaft häufige Erbrechen und den bei Mukoviszidose bekannten erhöhten Energiebedarf.
- Eine ausreichende, bei der Lungenfunktionsprüfung etwa siebzig Prozent nicht unterschreitende Vitalkapazität sowie die unproblematische Fähigkeit, körperlich aktiv zu sein, sind aufgrund der in der Spätschwangerschaft eintretenden Einschränkung der Atmung nötig. (Das Wachstum des Kindes drängt die mütterlichen Bauchorgane nach oben; das Zwerchfell hebt sich; das zum Atmen zur Verfügung stehende Volumen verringert sich.)
- Eine normale Herzleistung ist ein wichtiges Kriterium, da im Laufe der Schwangerschaft das mütterliche Blutvolumen um die Hälfte zunimmt und dessen Umverteilung im mütterlichen wie im kindlichen Kreislauf gewährleistet sein muß.
- Weiterhin sollte ein normaler Gasaustausch in Ruhe und bei Belastung (O_2-Aufnahme ins und CO_2-Abgabe aus dem Blut) meßbar sein, um eine dauerhafte Versorgung des Kindes und dessen Stoffwechselvorgänge sicherzustellen.
- Ein Diabetes mellitus sollte von Tabletten- auf Insulingabe umgestellt werden, die Blutzuckerwerte weder nach oben noch nach unten entgleisen, um Versorgungsengpässe oder gar Mißbildungen des Kindes zu vermeiden.
- Bei der Entbindung ist auf den durch die »Preßwehen« entstehenden hohen intraabdominellen Druck zu achten, der

bei vorgeschädigtem Lungengewebe die Entstehung des Pneumothorax (Gewebsriß) begünstigt; evtl. ist ein Kaiserschnitt vorzuziehen.

- Medikamente sind während der Schwangerschaft nötig, jedoch hinsichtlich ihrer möglichen Schädlichkeit für das Kind zu prüfen. Verboten sind blutzuckersenkende Tabletten, fast alle Antimykotika (zur Pilzbekämpfung) und verschiedene Antibiotika.

Auf jeden Fall sollten der behandelnde Mukoviszidose-Spezialist und der Gynäkologe bzw. die Geburtsklinik die Schwangere in enger Zusammenarbeit gemeinsam betreuen.

Andrea Harzer, Ärztin, Mukoviszidose-Betroffene

Kinderwunsch und Fruchtbarkeit

Es ist eine erfreuliche Tatsache, daß die Lebenserwartung der CF-Betroffenen steigt. Das Bündnis zwischen moderner Medizin und häuslicher Therapieanstrengung der Menschen mit Mukoviszidose zahlt sich langsam, aber sicher aus. Mit der steigenden Zahl der CF-Erwachsenen werden auch die Fragen immer lauter, ob man sich trotz Mukoviszidose den Wunsch nach einem Kinde erfüllen kann.

In der Medizinischen Hochschule Hannover gibt es seit 1992 eine Trennung der CF-Betreuung von Minderjährigen und Erwachsenen. Ich teile den Eindruck, daß es den Patienten leichter fällt, in der Erwachsenenmedizin die Fragen nach den Möglichkeiten des »Kinderkriegens« zu stellen als früher in der Kinderklinik. Der Kinderwunsch wird, so scheint mir, heute häufiger thematisiert als damals. Wenn dieser Eindruck stimmt, wäre ein psychologischer Grund naheliegend: Erwachsene Patienten fühlen sich beim Internisten erwachsener als beim Kinderarzt. Aus Gesprächen und Diskussionen mit CF-Erwachsenen sind mir noch andere psychologische Aspekte des Kinderwunsches be-

Psychologische Aspekte des Kinderwunsches

kannt. Neben dem allgemein menschlichen Wunsch nach einem eigenen Kind und einem intakten Familienleben bedeutet er für einen Menschen mit einer chronischen Krankheit auch einen »Normalitätsbeweis«. Wäre es nicht der eindrucksvollste Beleg dafür, daß man trotz der Mukoviszidose eine sehr gute Lebensqualität erreicht hat, wenn man nicht nur im Berufsleben, wie andere Leute auch, sondern auch im privaten ein »ganz normales« Leben gestaltet, wo sogar ein Kind seinen Platz findet? Ist es nicht ein hervorragender Beleg für die eigene körperliche Verfassung, wenn man es sich leisten kann, die Mutter- oder Vaterrolle zu übernehmen?

Spätestens an dieser Stelle muß ich auf die unterschiedliche Situation hinweisen, in der sich Frauen mit CF und Männer mit CF befinden. Für Frauen ist eine Schwangerschaft überwiegend vom körperlichen Allgemeinzustand abhängig. Die Fruchtbarkeit ist durch die CF nicht eingeschränkt. Die Frauen wissen meistens, daß eine Schwangerschaft mit erheblichen körperlichen Belastungen verbunden ist und sich dauerhaft nachteilig auf den Allgemeinzustand auswirken kann. Für heute erwachsene Männer steht fast ausnahmslos das Problem der Infertilität. Sie sind zwar sexuell potent, wie andere auch, im Regelfall jedoch ohne die Anwendung besonderer medizinischer Maßnahmen nicht *Zeugungsfähig-* zeugungsfähig. Weil in der Tradition aller Völker und Kulturen *keit und sexuelle* Sexualität und Fruchtbarkeit in engem Zusammenhang gesehen *Potenz nicht* werden, steckt auch in vielen Köpfen des 20. Jahrhunderts der *identisch* Verdacht, Zeugungsfähigkeit und sexuelle Potenz seien fast das gleiche. Für das männliche Selbstbewußtsein hat die sexuelle Potenz zweifellos ihre Bedeutung. Wird sie mit der Zeugungsfähigkeit verwechselt, kann das mit tiefer Verunsicherung einhergehen. Ein junger Mann mit CF, der die Erfahrung einer verzögerten körperlichen und psychosexuellen Entwicklung gemacht hat, kann den Gedanken bestechend klar finden, durch eine Vaterschaft auch seine »Manneskraft« und Vitalität beweisen zu können.

Ein weiteres wichtiges Motiv für einen Kinderwunsch kann in der Bedeutung für die Partnerbeziehung liegen. Wenn sich Verliebte kennenlernen, ist es gewiß nicht die erste Frage, ob sich der andere eine Zukunft mit oder ohne Kinder wünscht. Eine Beziehung hat sich in der Regel bereits entwickelt, bevor man konkret über die gemeinsame Lebensplanung nachdenkt und spricht. Ein starker Gegensatz im Wunsch nach einem Kind kann schnell zum Konflikt führen, an dem die Beziehung scheitert. Eine Frau, die ihren Partner liebt und Sorge hat, ihn zu verlieren, wenn sie seinen Kinderwunsch nicht erfüllen kann, ist in einer unglücklichen Lage. Das gilt genauso für den zeugungsunfähigen Mann, der den großen Kinderwunsch seiner Partnerin kennt.

In den letzten 7 Jahren wurde die Technik der Entnahme von Sperma mittels Punktion der Hoden oder Nebenhoden, verbunden mit künstlicher Befruchtung bei der Frau, entwickelt. Damit eröffnete sich auch für Männer mit Mukoviszidose die Möglichkeit der biologischen Vaterschaft. Diese Technik der Spermienaspiration ist noch sehr neu und spricht sich unter CF-Patienten gerade erst herum. In Deutschland wurde sie erst einige Male mit Erfolg angewendet.

Spermien-aspiration

Der naheliegende Ausweg einer Adoption läßt sich kaum beschreiten, weil einer großen Nachfrage viel weniger Angebot gegenübersteht und die Jugendämter strenge Kriterien zur Elternauswahl stellen. Die gesundheitliche Verfassung der Adoptiveltern ist ein Kriterium. Man hat dabei zuerst das Kindeswohl im Auge. Einem Erwachsenen mit Mukoviszidose wird seine vermutlich verkürzte Lebenserwartung einmal mehr zum Nachteil.

Spricht ein Erwachsener, dessen Krankheit genetisch verursacht ist, seinen Kinderwunsch aus, dann bedeutet dies für manchen Mitmenschen eine ethische Provokation. Ist es denn moralisch zu rechtfertigen, Kinder in die Welt zu setzen, von denen man von vornherein genau weiß, daß sie einen Gendefekt weitertragen? Sollte man die Mukoviszidose nicht bekämpfen, statt sie in die Zukunft weiterzuverbreiten? Es sind keineswegs nur CF-Ahnungslose und Außenstehende, die dagegen sind, daß CF-Genträger bewußt Kinder bekommen. In einer Diskussion sagte ein CF-Betroffener mit einer schweren Leidensgeschichte zu den CF-lern, die vom Kinderwunsch sprachen: Ihr seid doch schizophren! Einerseits kämpft ihr jeden Tag gegen die Mukoviszidose – andererseits wollt ihr dafür sorgen, daß eure Kinder und Kindeskinder vielleicht ebenso darunter leiden! Die so Kritisierten fühlen sich jedoch in gleicher Weise ethisch provoziert: Hat man denn kein Recht auf Kinder, weil man Mukoviszidose hat? Haben denn Kinder mit CF keinen Anspruch auf Leben? Ist das Leben mit CF denn nicht ebenso lebenswert wie das anderer Leute? Wer will bestimmen, was Lebensqualität ist? Haben nicht gerade Krankheit und Krankheitsbewältigung eine wichtige Bedeutung im Leben jedes einzelnen und der Gesellschaft?

Recht auf Kinder trotz Krankheit?

Das Für und Wider dieser Argumente kann hier nicht vertieft oder diskutiert werden. Wer es versucht, dem wird sehr schnell deutlich, daß es Menschenbilder und Weltbilder sind, die aufeinandertreffen. Es werden also die ersten und letzten Fragen unseres Menschseins berührt. Meine persönliche Schlußfolgerung aus diesem Dilemma ist die Aufforderung zur persönlichen, ganz individuellen Auseinandersetzung mit dem Thema: pro und kontra Kinderwunsch bei CF. Das Ergebnis mag ganz verschieden aussehen und dennoch jedesmal richtig sein. Richtig für den einzelnen und sein Leben. Mein Rat lautet deshalb: Machen Sie es sich mit der Entscheidung schwer – damit Sie später mit dieser Entscheidung leben können.

Medizinische Risiken

Diskutieren Sie mit Ihrer Ärztin/Ihrem Arzt die medizinischen Risiken und Chancen. Diskutieren Sie mit Ihrem Partner/Ihrer Partnerin die psychologischen Gründe des gemeinsamen Kinderwunsches. Scheuen Sie sich nicht, dabei eventuell professionelle Beratung durch eine Psychologin/einen Psychologen in Anspruch zu nehmen. Machen Sie sich zusammen mit Ihrer Partnerin/Ihrem Partner bewußt, welches religiöse bzw. weltanschauliche Bild Sie vom Menschen eigentlich haben und welche moralischen Vorstellungen damit für Sie verknüpft sind.

»Vater werden ist nicht schwer, Vater sein dagegen sehr«,

reimte vor hundert Jahren der weise Wilhelm Busch. Er konnte nicht ahnen, daß in unserer Zeit durchaus auch das Umgekehrte gilt: Eltern sein ist halb so schwer, Eltern werden aber sehr!

Hans-Jürgen Bartig,
Diplompsychologe, Hannover

Mutter von gesunden Zwillingen

Ich bin zweiunddreißig Jahre alt, seit März 1994 Mutter von gesunden Zwillingen (Lena und Niklas). Im zweiten Lebensjahr wurde bei mir CF festgestellt. Mein Gesundheitszustand ist gut. Mehr als drei Jahre lang habe ich versucht, schwanger zu werden. Diese Zeit des Wartens war eine große psychische Belastung. Einerseits war der Kinderwunsch schon seit meiner Kindheit sehr groß, andererseits hatte ich auch Ängste und Bedenken vor einer Schwangerschaft: Bekomme ich in der Schwangerschaft noch genug Luft? Wird das Kind genügend mit Sauerstoff versorgt? Schaden Medikamente dem Kind? Wird das Kind auch CF haben? Wird sich mein Gesundheitszustand nach einer Schwangerschaft verändern?

Da ich mich aufgrund der Tatsache, nach zwei Jahren immer noch nicht schwanger zu sein, psychisch so stark belastet fühlte, nahm ich auf Anraten meines damaligen Gynäkologen ein Jahr lang Hormontabletten. Dann endlich, im August '93, die freudige Nachricht: Ich bin schwanger. Die Freude wurde dann allerdings sehr schnell wieder getrübt: Denn nach zwei Wochen, bei der ersten Ultraschalluntersuchung, wurde festgestellt, daß es Zwillinge würden. Das war für mich der totale Schock und eigentlich das vollkommene »Aus«. Es brach alles über mir zusammen. Niemals konnte ich mir vorstellen, eine Zwillingsschwangerschaft zu überstehen. Ich hatte tausend Fragen und Bedenken.

Die Zeit verging, und alle Probleme lösten sich von selbst. Die Schwangerschaft verlief gut. Meine Medikamente nahm ich

Endlich schwanger!

alle weiter. Während der Schwangerschaft wurde alle vier Wochen eine Ultraschalluntersuchung durchgeführt und eine Blutprobe entnommen, um zu überprüfen, ob die beiden ausreichend mit Sauerstoff versorgt wurden. Zusätzlich wurde in der Uni-Kinderklinik in Gießen auch alle vier Wochen eine Lungenfunktionsprüfung durchgeführt. Die Ergebnisse wurden vom dritten bis achten Schwangerschaftsmonat jedesmal besser, trotz des immer dicker werdenden Bauches. Dies erstaunte nicht nur mich, sondern auch alle Ärzte. Diese Verbesserung der Lungenfunktion sei wohl auf eine bessere hormonelle Einstellung zurückzuführen, meinten die Ärzte. Das gab mir auch jeden Monat mehr Mut und Hoffnung, diese Schwangerschaft gut zu überstehen.

Lungenfunktion verbesserte sich

Im dritten Schwangerschaftsmonat suchten mein Mann und ich eine genetische Beratungsstelle auf, denn jetzt war das Risiko zu groß für mich, daß die beiden CF haben könnten. Es wurde meinem Mann und mir Blut entnommen. Das Ergebnis war: Da mein Mann kein CF-Genträger ist, besteht für uns kein erkennbares höheres Risiko für angeborene Krankheiten als bei anderen, selbst bei gesunden Eltern. Das »generelle Basisrisiko« liegt bei zwei bis vier Prozent.

Genetische Beratung

Entbunden habe ich dann vier Wochen früher als errechnet – dies ist für eine Zwillingsschwangerschaft ganz normal – in der Uni-Frauenklinik Gießen durch Kaiserschnitt. Zwei Wochen vor der Entbindung mußte ich wegen frühzeitiger Wehen in die Klinik. Dort lernte ich auch »gesunde« Frauen kennen, die bereits seit zwei, drei oder vier Monaten vor der Entbindung fest liegen mußten. Ich sollte, so sagten die Ärzte, dort auch erst durch eine »normale« Geburt versuchen, die Kinder zu bekommen. Ich war von Anfang an dagegen, da bei fast allen Zwillingsgeburten so oder so später doch ein Kaiserschnitt durchgeführt wird. Und warum erst meine Lunge aufs Spiel setzen? Dieses Hin und Her mit den Ärzten hat sich dann zum Glück von allein geklärt. Als die Geburt losging, waren plötzlich die Herztöne von dem Mädchen nicht mehr zu hören. Es wurde dann gleich ein Kaiserschnitt gemacht. Lena wurde mit 1500 g und Niklas mit 2500 g geboren. Natürlich waren die fünf Tage nach dem Kaiserschnitt sehr schlimm. Durch die Vollnarkose und den Tubus in der Lunge mußte ich ständig husten, und dabei tat der Bauch unendlich weh. Aber trotz der Schmerzen war es doch das Größte, was ich bis jetzt erlebt habe. Die Schmerzen vergißt man schnell. Es ist viel Arbeit und Streß mit den beiden. Zum Glück habe ich Hilfe durch meine Mutter und meinen Mann. Ich bekomme immer wieder die Kraft von den beiden zurück, wenn ich nur sehe, wie sie sich entwickeln und jeden Tag Neues entdecken. Es ist schön zu sehen, wie sie sich drücken und küssen und natürlich auch zanken. Ich würde mich jederzeit wieder für meinen Kinderwunsch entscheiden. Ohne Kinder wäre ich nicht glücklich.

Ohne Kinder wäre ich nicht glücklich

Die Zeit vergeht viel zu schnell. Heute sind die beiden schon fast vier Jahre alt und gehen in den Kindergarten, so bleibt jetzt auch etwas mehr Zeit für mich.

Christine Martin,
Mukoviszidose-Betroffene, 32 Jahre

Vater werden ist nicht schwer ...

Welch weiser Spruch. Doch er trifft für die meisten an Mukoviszidose erkrankten Männer kaum zu. So war auch ich 1992 – im Jahr unserer Eheschließung – davon ausgegangen, nie eigene Kinder zu haben. Dennoch machten meine Frau und ich uns Gedanken darüber, wie wir eine »richtige« Familie werden könnten. So kamen Gedanken an Adoption, Pflegekinder, Samenspenden auf. Wir ließen uns bei alldem sehr viel Zeit – genau diese Zeit arbeitete für uns. Durch Zufall erfuhren wir Ende 1994 von Möglichkeiten, doch noch eigene Kinder zeugen zu können. Beim nächsten Ambulanztermin sprach ich das Thema ICSI (Intracytoplasmic Sperm Injektion: Einspritzen des Spermiums in die Eizelle, künstliche Befruchtung) und MESA (Spermiengewinnung durch mikrochirurgische Aspiration aus Nebenhoden oder Hoden) bei meinem behandelnden Arzt an. Dieser

Vater werden ist doch schwer ...

71

hatte auch schon von diesen aus den USA stammenden Methoden gehört und vermittelte uns Anfang 1995 an Spezialisten für künstliche Befruchtung an der Uni-Klinik in Münster/Westfalen. Nach einem ersten Gespräch mit den dortigen Urologen wurde für Anfang Mai ein OP-Termin vereinbart, um mit Hilfe einer Hodenbiopsie festzustellen, ob für eine künstliche Befruchtung ausreichendes Samenmaterial vorhanden sei. Zu diesem Zeitpunkt wurden auch bei meiner Frau erste Untersuchungen durchgeführt. Dazu gehörten gynäkologische Untersuchungen, Blutzucker-Bestimmung (Ausschluß eines Diabetes), Schilddrüsenhormontest, Aidstest, Hepatitis und diverse andere Blutuntersuchungen. Dies alles wurde nach einer humangenetischen Beratung durchgeführt. Bei dieser Beratung wurde noch einmal ganz deutlich gemacht, daß das Krankheitsbild der Mukoviszidose nach wie vor nicht heilbar ist und dementsprechend der mögliche frühe Tod des Partners nicht auszuschließen ist. Um eine genetische Belastung meiner Frau auszuschließen, wurde sie auf die bis dahin bekannten CF-Mutationen untersucht. Nun folgte ein langes Warten auf das Ergebnis der Hodenbiopsie.

Ende Juli erreichte uns dann das positive Ergebnis. Das untersuchte Hodengewebe ließ die Hoffnung auf ausreichend vorhandene und auch entwickelte Samen zu. Die Freude war natürlich bei uns beiden sehr groß. Nach einer Phase der Entspannung und Erholung (Kur mit anschließendem Urlaub) hatten wir Ende September endlich die Nachricht im Briefkasten, daß nun der erste Versuch für eine ICSI unternommen werden sollte. Vorerst wurde in Münster nur meine Frau benötigt, die durch eine Injektion in die künstlichen Wechseljahre versetzt wurde – mit den entsprechenden Begleiterscheinungen. Am 6. November ging es dann erst richtig los. Der Zyklus und die Eireifung wurden überwacht, die Eiproduktion durch die Gabe von hochdosierten Hormonen gesteigert. Diese wurden täglich mittels Injektionen verabreicht und die Spiegel äußerst sorgfältig überwacht. Die Kunst besteht darin, den Spiegel so hoch wie möglich, aber nicht überhöht zu halten. Des weiteren wurden auch

Wie wir
»schwanger«
wurden

die anderen Blutwerte sowie das Wachstum der Eizellen mittels Ultraschall gründlich überwacht. Da es aufgrund der großen Entfernung zu unserem Zuhause auf Amrum keine Möglichkeit gab, hin und her zu pendeln, war meine Frau bei guten Freunden untergebracht. Dies war für mich natürlich ein sehr beruhigender Gedanke, da ich wußte, daß sie dort viel Ablenkung erfahren würde und sich nicht nur alles um das Thema Kinderkriegen drehen würde. Währenddessen ging ich wie gewohnt meiner Arbeit nach, da wir uns Sonderurlaub nicht leisten konnten und mein Jahresurlaub so gut wie aufgebraucht war. Am 18. November kam dann der Anruf meiner Frau, daß auch ich gefälligst nun meinen Teil zu der Sache beisteuern müsse. So machte ich mich denn – auch mit einem etwas mulmigen Gefühl wegen der bevorstehenden OP – auf den Weg nach Münster. In der Nacht zum 20. November erhielt meine Frau dann eine sogenannte Auslösungsspritze, die den Eisprung genau berechenbar macht. Während meiner Frau am 20. November mittags die gereiften Eizellen entnommen wurden, lag ich auf dem OP-Tisch, mit einer Rückenmarksnarkose ab Bauchnabel abwärts betäubt, und die Urologen bemühten sich nach Kräften, aus dem Nebenhoden verwertbare Spermien zu gewinnen. Dies stellte sich dann doch als sehr schwierig heraus, da die ersten Proben nicht verwertbar waren und die danach gewonnenen Spermien nicht zahlreich genug erschienen. Dennoch gaben die Urologen sich damit zufrieden. Der Eingriff verlief insgesamt problemlos für mich.

Während meine Frau und ich uns von den Eingriffen erholten, begann auch schon die Warterei – erst nach achtundvierzig Stunden konnte überhaupt gesagt werden, ob die Befruchtung erfolgreich war. Meiner Frau waren elf Eizellen entnommen worden – wir hofften, daß es wenigstens bei einer zu einer Zellteilung kommen würde. Bis zu diesem Zeitpunkt konnten wir mit der ganzen Situation psychisch noch sehr gut umgehen; wir betrachteten das Ganze immer noch als einen Versuch und sahen uns in keiner Weise zum Erfolg verdammt. Natürlich hofften wir, daß es klappen würde, aber von Euphorie waren wir noch ziemlich weit entfernt, auch wenn die Operationen gut verlaufen waren.

Am 22. November dann die erfreuliche Nachricht: Drei der elf Eizellen hatten sich geteilt. Diese drei Eizellen wurden meiner Frau nun wieder in den Uterus eingesetzt und sollten sich nun »einnisten«. Die Ärzte schätzten die Wahrscheinlichkeit, daß alle Eizellen sich weiter entwickeln würden, als sehr gering ein. Aber die Hoffnung, daß eine davon sich weiterentwickle, sei da. Nun kam die Zeit des Wartens, Bangens und Hoffens. Erst in vierzehn Tagen sollten wir uns wieder vorstellen, um dann zu erfahren, ob sich der Aufwand gelohnt hatte. Das hieß für uns: vierzehn Tage schwanger und doch nicht schwanger. Obwohl wir uns abzulenken versuchten, um gegenseitig die Hoffnung nicht zu sehr wachsen zu lassen, war die Belastung in diesen Tagen aufgrund der Unwissenheit über den Erfolg die größte, der wir uns bis zu diesem Zeitpunkt ausgesetzt sahen. Über die Phase des Versuchs waren wir in diesem Zeitraum hinweg – nun war die psychologische Belastung nahezu greifbar. Wir unternahmen sehr viel, sahen uns aber doch hin und wieder auch schon Babykleidung und -ausstattung an. Immer wieder stand die Frage im Raum: »Klappt es, oder klappt es nicht?« Obwohl wir immer versuchten, auf dem Boden der Tatsachen zu bleiben, war es dennoch sehr aufreibend. Endlich, nach vierzehn Tagen, hieß es dann: »Herzlichen Glückwunsch!«. Wir waren sehr erleichtert und auch glücklich – ein erster Erfolg war da. Wir waren schwanger. Wir blieben nun noch einige Tage in Münster, um die weitere Entwicklung der Schwangerschaftshormone abzuwarten und eventuell schon ein Ultraschallbild des Fötus machen zu lassen. Der Ultraschall war jedoch ohne eindeutiges Ergebnis. Die Werte versprachen aber immer noch Erfolg. Am 10. Dezember machten wir uns dann auf den Weg nach Hause. Meine Frau war nun fast sechs Wochen nicht zu Hause gewesen und freute sich auch sehr auf unsere Lieblingsinsel Amrum.

Nun sollte meine Frau an der Uni-Klinik Kiel überwacht werden. Das hieß, einmal die Woche aufs Schiff und ab nach Kiel –

jedesmal dreieinhalb Stunden hin und dreieinhalb Stunden zurück. Noch vor Weihnachten erfuhren wir dann anhand des Ultraschalls, daß wir mit Zwillingen zu rechnen hatten – allerdings erst, als ich den Arzt fragte, was denn der zweite schlagende Punkt auf dem Bildschirm sei. Damit bestätigten sich die Gefühle meiner Frau, die immer meinte, es müßten zwei Kinder sein, die da heranwuchsen. Wir waren keineswegs schockiert, sondern freuten uns sehr. Der Weg nach Münster hatte sich doppelt gelohnt. Die Schwangerschaft verlief weitgehend problemlos. Dennoch war insbesondere meine Frau von der ständigen Angst begleitet, ein Kind oder vielleicht sogar beide noch zu verlieren – vor allem im ersten Drittel der Schwangerschaft. Jenseits der 20. Woche begann sich aber auch diese Angst zu legen. Dazu trug natürlich bei, daß wir unseren gewohnten Arbeitsalltag hatten, der uns voll in Anspruch nahm.

Zwillinge unterwegs

Vier Wochen zu vorwitzig kamen Anna-Lina und Tabea dann am 15. Juli 1996 durch Kaiserschnitt zur Welt. Sie waren beide topfit, atmeten von vornherein selbständig und hatten akzeptable Gewichte von 2580 g und 2660 g sowie eine Größe von jeweils 50 cm. Überglücklich und erleichtert nahm ich die beiden in Empfang und auf den Arm und durfte bei der Erstversorgung durch die Hebammen dabeisein. Dadurch hatte ich meiner Frau – die ja noch erschöpft im OP lag – schon einiges voraus, als sie die beiden das erste Mal sah.

Die eigene Familie – es ist kein Traum geblieben. Wir haben es geschafft! Mittlerweile sind Anna-Lina und Tabea eineinhalb Jahre alt und halten uns tüchtig auf Trab. Meine Frau ist noch im Erziehungsurlaub, und ich arbeite 30 Stunden pro Woche im Büro. Die ersten Wochen waren sehr anstrengend – Schlafmangel! Doch man(n) merkt schnell – man bekommt immer mehr zurück, als man gibt. Wir genießen die Zeit mit unseren Kindern, auch wenn's im Hause Hausmann mitunter drunter und drüber geht.

Eine eigene Familie: Wir haben es geschafft!

Wie hieß doch noch der zweite Teil dieses weisen Spruches? Vater sein dagegen sehr! Schön, daß der zweite Teil nun so sehr (nicht so schlimm, wie es sich anhört) zutrifft.

Was will uns das alles sagen? Träume sind eben nicht nur Schäume, und man soll sich immer die Hoffnung bewahren – es lohnt sich!!

Gudrun und Marcus Hausmann

Verzichten auf ein Kind?

Ich bin achtundzwanzig Jahre alt und habe CF und Diabetes. Mit CF aufgewachsen bin ich wie andere gleichaltrige Mädchen auch. Ich fühlte mich nie »krank«, empfand es jedoch als lästiges Übel, wenn andere nach den Schularbeiten rausgehen konnten, ich jedoch erst meine Therapie durchführen mußte. Mit sechzehn hatte ich meinen ersten Freund. Ich weiß heute, daß meine Eltern selbst nicht wußten, wie das Erwachsenwerden mit CF sein würde. Ich ging zum Gynäkologen und ließ mir die Pille verschreiben. Als ich Anfang zwanzig war, fing ich an, mir ernsthafte Gedanken zu machen, ob ich überhaupt Kinder bekommen könne. Ich sprach meinen Arzt in der CF-Ambulanz darauf an. Er riet mir indirekt zur Sterilisation. Der Schock saß tief. Ich wußte lange Zeit nicht, was ich tun sollte, denn der Wunsch nach einem Kind war da. Nach gründlicher Überlegung kam ich zu dem Entschluß, daß Sterilisation das beste für mich sei, und machte einen Termin in einem Krankenhaus, die »es« durchführen sollten. Als der Arzt mich sah, lehnte er, ohne mich zu untersuchen, eine Sterilisation ab, weil ich noch so jung war. Darüber bin ich heute sehr froh. Im Laufe der Jahre lernte ich immer mehr junge CF-Frauen kennen, die bereits Mutter waren. *Der Kinder-* Mein Kinderwunsch wurde immer größer. Mein Mann hat diesen *wunsch ist groß* Wunsch nie direkt mit mir geteilt, weil er Angst davor hat, in ein paar Jahren allein mit einem Kind dazustehen. Er hätte wohl auch gerne ein Kind, seine Angst um mich ist jedoch größer. Ich setzte alles daran, schwanger zu werden. Da ich jedoch einem so starken innerlichen Druck ausgesetzt war, klappte es nicht. Ich versuchte, mich damit abzufinden, daß ich vielleicht gar nicht schwanger werden kann. So geriet ich immer mehr in einen inneren Konflikt, weil ich auch mit meinem Mann über dieses Problem nicht reden konnte. So ist es zur Zeit immer noch. Diese Gedanken beschäftigen mich fast täglich. Irgendwie verspüre ich den Wunsch, richtig Frau sein zu können, für jemanden zu sorgen, zu zeigen, daß ich die Kraft dazu habe, und zu erleben, daß mir ein Kind Kraft geben kann.

Mukoviszidose-Patientin, 27 Jahre

Ein Leben ohne Kinder

Als Frau behindert zu sein, empfand ich lange Zeit als doppelte Benachteiligung. Um einen Zugang zu mir selbst zu finden, beschäftige ich mich viel mit Lebensläufen, mit weiblichen Lebenswegen und Lebensentwürfen. Dabei stieß ich recht bald auf Frida Kahlo, die Malerin der Schmerzen – eine mexikanische Malerin, die mit achtzehn Jahren einen traumatischen Unfall erlitt. Dieser Unfall »schenkte« ihr ein zweites Leben, nämlich das einer Malerin. In ihrem Werk thematisiert sie auch frauenspezifische Probleme wie Unfruchtbarkeit, Kinderwunsch, Fehlgeburt, Muttergefühle, Liebesgefühle gegenüber Frauen. Ihre zum Teil sehr stark das Thema »Blut« ansprechenden Bilder gingen mir unter die Haut. Andere Gemälde von ihr kratzten an meinen eigenen ungestillten und unstillbaren Mutterwünschen. Zunehmend fielen mir Lebensläufe von Frauen in die Hand, die – unabhängig von einer Mutterfunktion – ihre Aufgabe im Leben gefunden haben. Ich wollte sie noch finden. Dabei fiel mir auf, daß es sehr viele Frauen gab (und gibt), die künstlerisch und gesellschaftlich hervortraten – als malende, komponierende, schreibende und sozial wirkende Frauen, die kinderlos waren und die vielleicht nur kreativ werden konnten, weil sie kinderlos waren. Kinder nehmen ja viel Zeit und Energie in Anspruch. Wo lag die Ursache? Kreativ, weil kinderlos, oder kinderlos, weil kreativ sein wollend? Die Antwort auf diese Frage brauchte ich nicht, da mir nur das Faktum wichtig war und ich einen Sinn für

Der Sinn des Lebens

mich als Frau suchte, nicht als Mutter, denn dieser Status wurde mir aufgrund meiner körperlichen Situation verwehrt. Ich stieß auf Marianne Werefkin, für die die Malerei ihr Kind war (sie wird als Hebamme des Blauen Reiters bezeichnet); auf Edith Stein, die ganz in der Philosophie und der Suche nach der Wahrheit aufging; auf Camille Claudel, die ihre Gefühle und Gedanken in Stein und Marmor gestaltete; auf Georgia O'Keeffe, die ihre Sinnlichkeit vor allem in ihren Blumenbildern ausdrückte; auf Mary Cassett, die als erste das Mutter-Kind-Thema in die Malerei einbrachte; auf Gertrud Kolmar, die ihre Nöte in lyrische Sprache formte; auf Hildegard von Bingen, die als Äbtissin, Visionärin, Komponistin, Predigerin, Mahnerin und Naturkennerin im 12. Jahrhundert wirkte; auf Ingeborg Bachmann, die wie keine andere Dichterin Intellektualität und Sinnlichkeit zu verbinden verstand – und viele andere Frauen wühlte ich aus dem Staub der Geschichte und der Bücher. Außerdem begegneten mir lebende Frauen auf meinem Weg, eine Lehrerin, eine Professorin, eine Therapeutin, die sich zugunsten ihres Berufes gegen eine Familie entschieden haben oder entscheiden mußten. Alle diese Frauen haben mir gezeigt, daß ein Leben als Frau ohne Kinder genauso wertvoll, vielleicht noch intensiver als ein Leben als Mutter sein kann, denn die eigene Energie darf für die eigene Individualität verbraucht werden und muß nicht – wie es dem weiblichen Gesellschaftsbild entspricht – für andere aufgebraucht werden. Meine Behinderung gibt mir die Möglichkeit, ohne Umwege und Umschweife und Ausreden leben zu können, so wie ich es will, nicht wie jemand anders es will (natürlich immer mit der Therapie als »Richtschnur« und Energieräuber im Hinterkopf).

Monika Stamm,
Mukoviszidose-Betroffene, 32 Jahre

Freizeitgestaltung – mein Hobby
gibt mir Anerkennung

Sport ist gesund. Das gilt besonders für Mukoviszidose-Patienten. Von klein auf raten ihnen Arzt und Physiotherapeut, über
die täglichen krankengymnastischen Übungen hinaus etwas für
die Reinigung der Lunge zu tun. Viele Ausdauer-Sportarten sind
dafür geeignet. Viele Patienten merken schnell, daß ihr Hobby   *Anerkennung*
ihnen mehr gibt als körperliche Gesundheit: Sie können sich   *finden in einem*
selbst immer neue Ziele setzen, die es zu erreichen oder zu   *Hobby*
übertreffen gilt. Sie finden auch nach Aufgabe des Berufs Anerkennung, vorübergehend gelingt es ihnen sogar, die chronische
Krankheit zu vergessen. Andere jedoch verweigern sportliche
Aktivitäten. Sie haben es satt, die eigene körperliche Unzulänglichkeit immer von neuem bestätigt zu bekommen. Doch auch
für sie ist es wichtig, eine erfüllende und sinnvolle Freizeitgestaltung zu finden. Dies um so mehr, als die Krankheit die körperlichen Möglichkeiten immer mehr einschränkt und viele Patienten bereits nach kurzer Berufszeit berentet werden.

Heike Diekmann

Leistungssport und Mukoviszidose

Ich bin verheiratet, habe zwei Kinder und Mukoviszidose. Bei
mir wurde die Krankheit erst im Alter von vierundzwanzig Jahren richtig diagnostiziert. Die behandelnden Ärzte hatten vorher
immer auf Asthma »getippt«. Erst als die Lungenentzündungen
immer häufiger auftraten, entschloß man sich zu einem
Schweißtest. Nun stand es fest: Ich habe Mukoviszidose.
Bis 1990 arbeitete ich als Programmierer bei einer Stadtverwaltung. Im Jahr 1991 verschlechterte sich mein Zustand, und
ich wurde in den Ruhestand versetzt. Schon vorher hatte ich
mit dem Schießsport angefangen, um meine Fitneß und vor al-

lem meine physische Leistungsfähigkeit zu steigern. Schnell erkannte ich, daß die spezielle Atmung beim Hochleistungssport Sportschießen ein gutes Training für Mukoviszidose-Patienten sein kann. Aus dem anfänglichen gelegentlichen Training wurde »tägliche Arbeit«. Bald konnte ich die ersten Erfolge verbuchen und Vereins-, Kreis- und Bezirksmeistertitel sammeln. Auch qualifizierte ich mich in den letzten fünf Jahren immer zu den Landesmeisterschaften in den drei Waffenarten Luftgewehr – 10 Meter, Zimmerstutzen – 15 Meter und Kleinkaliber – 100 Meter. Hier war mir immer ein Platz unter den ersten zehn sicher, und ich konnte mich sogar 1993 zum erstenmal für die deutschen Meisterschaften im Kleinkaliberschießen – 100 Meter in München qualifizieren.

Es ist für einen Mukoviszidose-Patienten nicht immer leicht, auf den Tag genau fit zu sein, um die Qualifikation für die nächsthöhere Meisterschaft zu schaffen. So kam es auch schon vor, daß ich mit 39 Grad Fieber und einem hinter mir bereitstehenden Sauerstoffgerät einen Wettkampf absolvierte, um zur Landesmeisterschaft zugelassen zu werden. Im Juni 1995 war es dann wieder einmal soweit. Die Landesmeisterschaften in Bad Kreuznach standen auf dem Programm. Nur hier haben die Sportschützen die Gelegenheit, sich für die jeweiligen deutschen Meisterschaften im August zu qualifizieren. Zu meiner eigenen Freude schaffte ich es in diesem Jahr sogar in zwei Disziplinen. Mit zwei Waffen, der kompletten Sportausrüstung, einem Sauerstoffgerät, einer Tasche voller Spritzen und Medikamente im Gepäck und meinem Trainer Adolf Benstein als Begleitperson reiste ich am 12. August zur deutschen Meisterschaft nach München.

*Bei den
Qualifikations-
wettkämpfen
stand ein
Sauerstoffgerät
bereit*

Es ist schon für einen »normalen« und gesunden Sportschützen eine tolle Sache, wenn er alle Hürden nimmt und an der deutschen Meisterschaft teilnehmen darf. Für mich war die Freude um so größer, erneut dabei zu sein. Immerhin wurden hierzu nur die besten 31 und in der anderen Waffenart die besten 61 Sportschützen Deutschlands eingeladen. Leider wurde ich am ersten Wettkampftag in der Disziplin Zimmerstutzen in meine »gesundheitlichen Schranken« verwiesen. In der Olympiahalle war es bei meinem Durchgang über 30 Grad warm. Hundert Sportschützen und rund tausend Zuschauer in einer nichtklimatisierten Halle nahmen mir leider den Sauerstoff, den ich für ein gutes Ergebnis gebraucht hätte. Heraus kam ein 27. Platz. Am zweiten Tag lief beim 100-Meter-Kleinkaliberschießen alles viel besser. Hier erreichte ich den 34. Platz und ließ somit noch 26 Sportschützen hinter mir. Diese deutschen Meisterschaften haben mir wieder bewiesen, daß auch Mukoviszidose-Patienten sportlich noch große Leistungen bringen können. Ich werde auf jeden Fall auch im nächsten Jahr alles daransetzen, bei den deutschen Meisterschaften dabeizusein.

Auch Mukoviszidose-Patienten können sportlich große Leistungen bringen

Für alle, die nun ein wenig neugierig geworden sind, hier noch ein paar Einzelheiten: Sportschießen kann man in fast jeder Stadt. Die meisten Vereine haben eigene Vereinswaffen, so daß man sich nicht sofort eine teure Ausrüstung kaufen muß. Die Mitgliedsbeiträge liegen bei etwa 100 Mark im Jahr. Behinderte Sportschützen können auf Antrag beim Landesschützenverein in der Versehrtenklasse schießen. Hier sind Hilfsmittel zugelassen. Ich als Mukoviszidose-Patient darf meine Waffen in eine sogenannte Pendelschnur einhängen. Dadurch kann auch der Schwächste mit den rund 7,5 Kilogramm schweren Waffen umgehen.

Die Adressen von örtlichen Vereinen könnt Ihr beim jeweiligen Landesverband des Deutschen Schützenbundes erfragen. Es wäre schön, wenn ich auf einer Meisterschaft einmal einen anderen Mukoviszidose-Patienten in der Ergebnisliste fände.

Udo Grün, Mukoviszidose-Betroffener, 44 Jahre.
Er bestritt im August 1997 seine letzten
deutschen Meisterschaften.

Suche dir deine Sportart

Mit 14 wußte ich von Mukoviszidose noch nicht viel

Meine erste Kur in der Kinder-Rehaklinik Satteldüne auf Amrum 1985: Ich bin vierzehn Jahre alt und habe von Mukoviszidose noch keine große Ahnung. Ich weiß, irgendwann werde ich zusätzlich zur Bauchspeicheldrüse auch noch Probleme mit meiner Lunge bekommen. Na ja, und ich bin hier zur Kur, um die autogene Drainage zu erlernen. Mit vielen Patienten habe ich schon Bekanntschaft gemacht. Mensch, gibt es viele verschiedene Krankheitsbilder. Ein Patient hat mir einen großen Schreck eingejagt: Er ist vier Jahre älter, und es geht ihm leider sehr schlecht. Vom Sport wurde er befreit, weil »nicht genug Luft da ist«. Nach einigen Brettspielen und Gesprächen mit ihm schwor

So sollte es mir nicht gehen!

ich mir: So wird es mir nicht gehen! Ich werde alles dafür tun, mir meine Gesundheit so lange und so gut wie nur möglich zu erhalten. Die beste Möglichkeit, dieses zu erreichen, ist für mich der Sport. Also stellte ich den Wecker eine Stunde früher als die anderen und lief jeden Morgen allein etwa fünf Kilometer. Zuerst mit vielen Pausen, dann immer weniger, bis ich die Strecke ganz durchlaufen konnte.

Heute bin ich 26 Jahre und habe schon viele Sportarten ausprobiert: Joggen bis sechzehn Kilometer, Radfahren, Inline-Skaten bis dreizehn Kilometer, Mountainbiking, Schwimmen, Wasserski laufen, Surfen, Langlaufski laufen, Basketball spielen, Fitneßtraining im Center – und es werden sicherlich noch einige folgen. Und ich mache alles in erster Linie für mich. Es ist mir egal, ob ich anderen »zu langsam oder zu schlecht« bin. Das wichtigste ist, daß ich mich wohl fühle! Das heißt beispielsweise

Ich treibe viel Sport, aber ich setze mich nicht unter Druck

beim Joggen: Ich setze mich nicht unter Druck. So nehme ich mir ein Ziel vor: Entweder möchte ich zehn Kilometer laufen, unabhängig von der Zeit, oder ich möchte mich eine halbe Stunde bewegen, egal wie weit ich komme. Vor allem rechne ich immer auch mit Rückschlägen. Wenn ich merke, ich schaffe etwas einfach nicht, dann verringere ich eben die Distanz oder mache viele Gehpausen, oder ich wechsle die Sportart, beispielsweise von Joggen auf Inline-Skaten oder Radfahren. Beim

Radfahren nehme ich gerne mein Mountainbike. Es hat sehr kleine Gänge. So kann ich mit wenig Anstrengungen fahren. Oder ich gehe mit meiner Freundin spazieren.

Es gibt viele Möglichkeiten, laß dich nicht entmutigen! Denk positiv! Kämpfe, du hast jede Menge Kraft in dir, nutze sie!! Jeder hat schlechte Zeiten, der eine mehr, der andere weniger. Bei einem dauert ein Infekt lange, bei einem anderen klingt er bald ab. Dadurch, daß du anderen zeigst: Ich lasse mich nicht unterkriegen, ich denke positiv und habe Power, erhältst du jede Menge Anerkennung, Lob und Freude. Es spielt keine Rolle, ob du einen Kasten Selters tragen kannst oder nicht. Wenn du es kannst, ist es super, aber wenn nicht, auch gut! Dann trägst du eben die Flaschen einzeln, so lange, bis alle dort sind, wo sie hingehören. Du hast dann doch auch dein Ziel erreicht. Wenn es auch lange dauert: Du läßt dich nicht unterkriegen!

Suche dir deine Sportart, mit der du mit deinem Tempo dich fit machst. Die Suche ist nicht einfach und von vielen unangenehmen Erfahrungen begleitet, aber es geht immer weiter! Beim Joggen zum Beispiel habe ich viele Rückschläge hinnehmen müssen: Die Distanz war zu groß, meine Lunge schaffte es nicht, ich bekam Atemnot, die Kniegelenke fingen an zu schmerzen, ich hatte nicht genug Muskelkraft in den Beinen, bekam nach einer gewissen Strecke Bauchweh, Hustenreiz, weil die Luft draußen zu kalt war. Dann bin ich im Fitneßcenter gelaufen. Dort war ab einer gewissen Uhrzeit die Luft zu schlecht, weil dort zu viele Menschen trainierten. An den Geräten werde ich »blöd« angeguckt, weil ich nur wenige Gewichte nehme, die Übungen sehr langsam mache und auch noch in Absprache mit meiner Krankengymnastin ein Atemröhrchen benutze. So bleiben meine Atemwege weit, ich kann besser ausatmen und überblähe so die Lunge nicht. Aber das macht alles nichts, ich trainiere doch für mich. Mir geht es gut! Dabei ist es gleichgültig, wie andere mich angucken. Ich trainiere immer noch im gleichen Fitneßcenter.

Noch einige Tips zu einem Trainingsplan. Ich nehme mir vor: Montag, Mittwoch und Freitag sind meine Sporttage. Wenn ich

Suche dir deine Sportart

83

einmal schlecht drauf bin, quäle ich mich nicht herum, sondern lasse auch mal einen Tag oder mehrere ausfallen. Wenn du merkst, irgend etwas klappt nicht, versuche den Grund zu finden. Mach dich nicht kaputt, es soll Spaß machen. Trink und iß genug, irgendwo muß die Kraft für deinen Körper herkommen. Sprich mit deinem Arzt und einer Diätassistentin über Ernährungsberatung. Geh nicht auf »Voll Power«, das Mittelmaß ist viel besser. Trainiere auf Ausdauerleistung. Laß dir Zeit! Wenn du keine Lust hast, alleine zu »sporten«, dann frag in der Familie nach, frag Freunde, geh in einen Verein oder gründe selbst einen Club. Halt dich nicht lange mit Rückschlägen auf, ärgere dich nicht, nimm das nächste Ziel in Angriff! Take it easy, be cool!

Wenn du keine Lust hast, alleine zu »sporten«, frag deine Freunde, ob sie mitmachen

Thomas Koch, Mukoviszidose-Betroffener, 26 Jahre

Mein Hobby wurde mein Beruf

Ich lebe und arbeite in Hamburg und schloß die erste Ausbildung als Verwaltungsfachangestellte beim Hamburger Senat ab. Dort arbeitete ich insgesamt elf Jahre. Leider langweilte mich dieser Beruf so sehr, daß ich mir über Alternativen Gedanken machte. Um einen Ausgleich zum tristen Behördenalltag zu haben, suchte ich ein Ballettstudio auf. Ich war zu diesem Zeitpunkt zwanzig Jahre alt und hatte gerade mit meinem Freund die erste Wohnung bezogen. Sportlich war ich aber schon seit meinem dritten Lebensjahr. Der Turnverein auf dem Dorf, in dem ich aufwuchs, bot da so einiges. Vom Turnen über Volleyball oder Tischtennis bis zum Jazz-Dance probierte ich einiges aus. In diesem Ballettstudio nun belegte ich einmal wöchentlich für anderthalb Stunden den Musical-Dance-Kurs. Mit dieser Gruppe hatten wir auch öfter öffentliche Auftritte. Nach kurzer Zeit war mir das dann aber zuwenig, und ich belegte zusätzlich je eine Stunde Jazz-Dance, Ballett und Step-Dance. Ich war also viermal in der Woche im Studio und hatte dort meinen Ausgleich und vor allem riesigen Spaß. Das Tanzen erfüllte mich to-

Tanzen zum Ausgleich

tal, gab mir die Anerkennung, die ich brauchte, und hatte vor allem einen sehr positiven Einfluß auf meine CF. Natürlich fiel auf, daß ich mehr hustete und durch meinen insulinpflichtigen Diabetes (ich habe ihn seit meinem 18. Lebensjahr) hin und wieder Unterzuckerungen hatte, aber keiner störte sich daran. Meiner Ballettlehrerin erzählte ich dann nach einiger Zeit von meiner CF. Die reagierte darauf sehr gelassen und sagte sinngemäß zu mir: »Du hast aber trotzdem Talent für eine Profilaufbahn.« Mit dieser Bemerkung hatte sie unbewußt einen schon längst vergrabenen Wunsch von mir wiedererweckt. Schon ganz lange hatte ich den heimlichen Wunsch, beruflich etwas mit Tanz zu machen, hatte aber diesen Gedanken dann aufgrund meiner CF ganz schnell wieder verworfen und als verrückt abgetan.

An meiner Erkrankung störte sich keiner

Als ich vierundzwanzig Jahre alt war, empfahl mir meine Ballettlehrerin: »Mach doch mal den Ballettsommer in Bozen mit, dort sind fast nur Laientänzer wie du.« Ich war inzwischen verheiratet, überlegte aber bereits, mich von meinem Mann zu trennen. Ich dachte, daß ein Abstand von ihm nicht schaden konnte. In Bozen angekommen, mußte ich allerdings feststellen, daß fast alle Tänzer Profis oder werdende Profis waren, denn ständig wurde ich gefragt, wo ich denn tanzen würde. Offensichtlich fiel ich unter ihnen nicht besonders auf, was natürlich eine höchst befriedigende Erkenntnis war. Meine Ballettlehrerin wußte das und hatte es mir absichtlich verschwiegen. Eine zusätzliche Erfahrung war, daß ich zum erstenmal allein für längere Zeit weggefahren war. Daß ich dort nicht lange allein blieb, lag nicht nur an den »italienischen Jungs«, die ständig an mir klebten, sondern man knüpfte schnell Kontakte mit den Mittänzern. Als mir dann auch noch mein Step-Lehrer die Telefonnummer der Schule für Theatertanz und Tanzpädagogik mit den Worten in die Hand drückte, »Du holst dir dort jetzt einen Termin zum Vortanzen«, dachte ich: »Alles klar, aber sonst geht es euch gut!« Zwei Tage später hatte ich den Vortanztermin, und ich dachte nur, verlieren kannst du sowieso nichts. Das Vortanzen dauerte einen Vormittag lang und umfaßte Ballett, Jazz-Dance, Folklore, Modern-Dance und Improvisation. Die letzten drei Tanzarten hatte ich vorher noch nie ausprobiert. Was soll ich sagen, ich bestand das Vortanzen, die Schule wollte tatsächlich mich haben, mich!!! Tja, von diesem Tag änderte sich mein Leben schlagartig. Mir war plötzlich klar, was für eine Chance sich damit für mich auftat, auf einmal wußte ich, was ich wollte. Mein Arzt bestärkte mich in diesem Vorhaben, indem er mir meine körperliche Eignung attestierte, dieses Attest brauchte die Schule.

Eine große Chance für mich

Im Oktober 1993 begann ich nun diese Ausbildung als Tanzpädagogin und Theatertänzerin. Von der Behörde konnte ich mich dafür drei Jahre beurlauben lassen, außerdem reichte ich die Scheidung ein und zog allein in eine kleinere Wohnung. Endlich fühlte ich mich glücklich und befreit. Die nächsten drei Jahre waren die schönsten, aufregendsten, aber auch anstrengendsten Jahre, die ich jemals erlebt habe. Nie habe ich soviel über mich selbst und die Menschen allgemein erfahren und gelernt wie in dieser Ausbildung. Es ist eine geradezu intime und intensive Zusammenarbeit mit Menschen. Das ist für mich das interessante dabei gewesen. Ich bin dadurch soviel offener und mutiger für Neues geworden. Wenn mir jemand diese Entwicklung vor fünf Jahren vorausgesagt hätte, ich hätte ihn für verrückt erklärt. Natürlich bin ich dabei an meine Grenzen gegangen, habe sie vielleicht auch mal überschritten, aber nie, ohne die möglichen Risiken vorher klar abzuwägen. Außerdem erkennt man die eigenen Möglichkeiten nur dann und weiß, wie groß sie sind, wenn man an die eigenen Grenzen gestoßen ist. Gesundheitlich ging es mir jedenfalls besser als je zuvor.

Viel offener und mutiger geworden

Heute habe ich beide Berufe verbunden, ich arbeite halbtags in der Behörde und unterrichte nachmittags Tanz. Ich bin zufrieden und ausgelastet, und es verschafft mir die schönste Anerkennung, wenn meine Schüler sich wohl fühlen und Spaß an meinem Unterricht haben. Die Krankheit empfinde ich als Herausforderung im positiven Sinne, ich lebe mit, aber nicht für CF. Ich bin durch und durch optimistisch, vor allem aber eine Kämpfernatur und naturgemäß unglaublich neugierig auf neue Dinge. Ich werde wohl immer auf der Suche nach Neuem sein

Ich lebe mit, aber nicht für CF

und dadurch mein Leben bereichern. Und wenn ich einmal scheitere? Na und, dann probiere ich weiter oder etwas anderes aus ...

Liebe Grüße und: Bewahrt euch ein Stück kindlicher Neugierde auf!

Simona Hölting,
Mukoviszidose-Betroffene, 32 Jahre

Das »späte« Studium bereichert mein Leben

Im Jahr 1993 stellte ich einen Antrag auf Erwerbsunfähigkeitsrente, und damit stellte sich auch die Frage, wie ich nach meinem halbtägigen Arbeitsleben meine Zeit – außerhalb der Therapie – gestalten sollte. Ins »Grab« steigen wollte ich noch nicht, ich wagte den Schritt der Veränderung – in eine andere Stadt, in eine andere »Welt«, in eine andere Generation, die der Studis: Zehn Jahre zurück, in ein anderes »Milieu«; weg vom geregelten Arbeitsleben in das scheinbar unstrukturierte Unileben. Am Anfang tat ich mich sehr schwer, doch mit der Zeit entwirrte ich für mich das Knäuel der Unistruktur, freundete mich mit den neuen Wänden im Wohnheim, den Seminarräumen der Uni und den unsichtbaren Stadtmauern an.

Schritte in eine andere Welt

Ich begriff und begreife mein Studium als großes Geschenk, weil ich mir Zeit lassen darf – im Gegensatz zu den »Gesunden«, die sich beeilen müssen, um auf dem Arbeitsmarkt wettbewerbsfähig zu sein –, weil ich mir die Seminare aussuchen kann, die mich am meisten interessieren (natürlich auch neben manchen Pflichtveranstaltungen), weil mir mit dem Studium ein großer Traum in Erfüllung ging, weil mir das Studium und das dortige Umfeld eine Entwicklung meiner Persönlichkeit ermöglichen und weil es mir ein Weiterleben auf einer anderen Ebene ermöglicht, weg von meiner Familie, von der ich mich oft aufgrund ihrer Überbehütung eingezwängt fühl(t)e.

Ein großer Traum ging in Erfüllung

Ich habe Neuland betreten, weil ich jetzt mein eigenes Leben lebe, unabhängig von meinen Eltern. Das Studium hat mir ermöglicht, »erwachsen« zu werden, denn ich konnte diese Kette der Bevormundung und der Familienstruktur sprengen und dadurch überleben.

Da ich mich im Nebenfach mit Kunstgeschichte beschäftige und im Hauptfach mit Germanistik, kann ich auch im fachlichen Bereich zwei Fliegen mit einer Klappe schlagen. Die Auseinandersetzung mit der Kunst stillt mein Bedürfnis nach Ästhetik und Schönheit, die Germanistik gestattet mir, mit Sprache »spielen« zu dürfen. Nach meinem Studium werde ich höchstens wenige Stunden als freie Mitarbeiterin arbeiten können. Eine bessere Qualifizierung war anfänglich nur eine geringe Motivation für mein Studium. Vielmehr betrachte ich das Studium in jeder Form als gewinnbringend für mein Leben, sowohl »karriere«-mäßig, psychologisch als auch sozial gesehen.

Das Studium ist für mich gewinnbringend

Monika Stamm, Mukoviszidose-Betroffene, 32 Jahre

Reisen heißt
Grenzen überwinden

Für einen Mukoviszidose-Patienten bedeutet eine Reise mehr als einen bloßen Tapetenwechsel: Sie erfordert, den sehr stark gegliederten und kontrollierten Tagesablauf zu durchbrechen. Gleichzeitig weiß der Betroffene jedoch, daß er auch an anderem Ort unter möglicherweise ungünstigen Bedingungen seine täglichen, stundenlangen Therapien absolvieren muß.

Vor der Reise viele Fragen klären

Schon wenn der Patient die Fahrt plant, schieben sich die Ansprüche der Mukoviszidose in den Vordergrund: Bekommt mir das Klima, die Verpflegung? Bekomme ich meine vielen Medikamente vor Ort, oder muß ich einen Vorrat mitnehmen? Gibt es für Notfälle einen Arzt, eine Klinik, die die Mukoviszidose zu behandeln wissen? Die Fragen zeigen, daß ihm auch im Urlaub keine absolute Freiheit winkt. Den Einschränkungen durch die Krankheit kann er auch hier nicht entfliehen. Im Gegenteil: Die Reise fordert den Heranwachsenden heraus, selbst die Verantwortung für seine Therapie und seine Gesundheit zu übernehmen. Hier überwachen weder Eltern noch das vertraute Behandler-Team Tabletteneinnahme und Physiotherapie. Nicht um ihnen zu gefallen, schluckt er hier Enzyme und Vitamine, schwitzt und dehnt sich, sondern ganz allein für sich. Doch diese Herausforderung bestanden zu haben, gibt vielen Patienten Mut und Zuversicht, sich auch im Alltag nicht wieder vollständig den engen Fesseln der chronischen Behinderung zu unterwerfen. Immerhin bewies der Körper, daß er doch zu dem einen oder anderen taugt. Anstatt also ewig nur über Lungenfunktion und Körpergewicht zu grübeln, stellen sich die Betroffenen vermehrt den Angeboten des Lebens und nehmen sie als Herausforderung an.

Die Reise als Herausforderung

Heike Diekmann

Mexiko – wieso eigentlich nicht?

Zwölf Stunden Flug, Hitze, Samba ... Das waren damals, im Herbst 1994, meine ersten Gedanken. Und: Das wird schon irgendwie gehen. Zum Glück gibt's ja nette Fluggesellschaften. In deren Reiseinformationen stand: »Kranke oder behinderte Fluggäste möchten wir gerne nach ihren individuellen Bedürfnissen betreuen ... Ein Attest des behandelnden Arztes wird in der Regel nur verlangt, wenn ... eine Atemwegserkrankung oder wenn medizinische Hilfsmittel (Inhaliergerät/Sauerstoffversorgung) ... benötigt werden.« Ich dachte: Vorsicht ist die Mutter der Porzellankiste. Wer weiß schon vorher, was bei einer Flugzeit von zwölf Stunden in 10000 Meter Höhe passiert? Mein Ambulanzarzt stellte das gewünschte Attest aus. Nach vierzehn Tagen erreichte mich ein Fragebogen der Fluggesellschaft. Auch diesen ließ ich in der CF-Ambulanz ausfüllen. Vier Tage vor Abflug erhielten wir dann die Nachricht: Das mit dem

Wer weiß schon, was bei einem Flug von zwölf Stunden passiert?

Sauerstoff geht in Ordnung – und kostet etwa 3400 Mark. Nach kurzem Finanzcheck stand fest: Es muß auch ohne Sauerstoff gehen. Also lehnten wir das zugesagte Sauerstoffgerät ab. Doch da teilte uns die Fluggesellschaft mit: »Leider müssen wir Ihnen mitteilen, daß Herr ... ohne kontinuierliche Sauerstoffzufuhr nicht flugtauglich ist, ... er wird daher auf den gebuchten Strecken nicht befördert.« Was tun? Urlaub streichen, obwohl alles organisiert war? Nein. Also versuchten wir, mit der Gesellschaft zu verhandeln: Könnte ich nicht mein Sauerstoffgerät mitnehmen, damit ich mir wenigstens die Mietkosten für das gesellschafteneigene Gerät spare? Die Antwort: »Nein, nur unser Gerät ist zulässig.« Sch...

Verhandeln mit der Fluggesellschaft

Wir bissen also in den sauren Apfel und akzeptierten folgende Rechnung: Preis für einen weiteren Flugschein (das Sauerstoffgerät belegte einen kompletten Sitzplatz): 1548 Mark. Nutzungsgebühr für zweiundzwanzig Stunden (zwölf Stunden hin, zehn zurück) · 100 Mark: 2200 Mark. Zusammen: 3748 Mark.

Mexiko hat eine Netzspannung von 110 Volt. Kein Problem dank Pari Universal – das Gerät ist umschaltbar. Doch da war doch noch was: Ja, richtig. Das Desinfektionsgerät – und das ist leider nicht umschaltbar. Also nichts wie hin zum Elektroladen: »Ich hätte gern so einen Transformator...« – »Tja, das kommt darauf an. Da gibt es nämlich verschiedene Stärken. Wieviel Watt hat denn Ihr Desinfektionsgerät?« – Keine Ahnung. »Ich glaube, der Kleinste reicht.« Zu Hause angekommen, wurde das Desinfektionsgerät gleich unter die Lupe genommen: 350 Watt. Das gekaufte Gerät ist zu schwach. Also wieder hin. Seit jener Zeit bin ich stolzer Besitzer eines Engel VTG 35 Transformators, 190,90 Mark teuer und etwa vier Kilogramm schwer. Doch was soll's: Muko kommt doch von Muckis – oder?

An alles denken: Transformator, Inhaliergerät ...

Ich gebe den Koffer mit dem Transformator beim Einchecken ab. Kurz danach: Pieps – Alarm. »Hallo, Sie da: Öffnen Sie doch einmal Ihren Koffer!« – »Ja, das ist mein Transformator...« – »Ach so.« Geschafft. Das Handgepäck wird durchleuchtet. Medikamente, Inhaliergerät und Desinfektionsgerät hatte ich vorsorglich ins Handgepäck gepackt, denn was nützen einem die Medis

Am Flughafen

im Koffer, wenn der irrtümlich in Las Vegas landet. »Bitte mal auspacken!« – »Also, das sind meine Medikamente, und das ist mein Inhaliergerät, bla...bla...« Das sind so die Lieblingsmomente eines Mukoviszidose-Patienten. »Bitte schalten Sie das Gerät ein!« Nach kurzer Vorführung ist klar, daß in keinem der Geräte eine Bombe steckt.

»Zum Glück« kannten sich weder Steward noch Stewardeß mit dem Sauerstoff-Konzentrator an Bord aus. Dank »hervorragender« Organisation saßen wir außerdem in der linken Reihe 4 (Reihe 4 ist für Behinderte), doch leider war das Gerät auf der rechten Seite montiert! Nach kurzem Hin und Her saßen wir dann endlich auf dem richtigen Platz. Daß das Verfallsdatum des destillierten Wassers abgelaufen war, betrachtete ich nur als Schönheitsfehler. *Im Flugzeug*

Nach zwanzig Stunden kamen wir endlich in unserer Ferienanlage an. Wir fielen todmüde ins Bett. Am nächsten Morgen inhalierte ich sofort. Und jetzt: Desinfektionsgerät an den Transformator anschließen, den an den Adapter-Stecker (Mexiko hat andere Steckdosen) – was ist das? Der Netzstecker des Transformators paßt nicht in den Adapter! Nach einem »Small-Talk« war der netten Dame an der Rezeption klar, was zu tun war. Kurze Zeit später: Alles funktionierte und desinfizierte. Happy-End! *In der Ferienanlage*

Dann waren alle Strapazen vergessen. Weißer Strand, türkisblaues Meer, Palmen, Fische: ein Traum. Das Essen war prima – und dank unseres All-inclusive-Service war sogar das Bier umsonst. Na, du altes Schwabenherz, was willst du mehr: Relaxen am Whirl-Pool, Blick aufs Meer, Bob Marley als Backgroundmusik, in der rechten Hand das Bierchen und links die Traumfrau... Mexiko – du bist einfach Spitze. *Am Strand*

Trotz aller Bedenken sind mir die zwei Wochen Mexiko gut bekommen. Die Hitze war für mich kein Problem. Das Gewicht blieb konstant. Nur das Hin und Her mit der Fluggesellschaft hat mir nachhaltig kräftig den Magen verdorben! *Mexiko ist mir gut bekommen*

Bernhard Schnetzer,
Mukoviszidose-Betroffener, 33 Jahre

Eine abenteuerliche Reise –
Mukoviszidose
spielte nur die zweite Geige

Im Gefängnis

Am 29. Dezember 1983 wurde ich mit einem Freund an der türkisch-bulgarischen Grenze festgenommen und in ein Gefängnis einige Kilometer landeinwärts verschleppt. Mein persischer Freund Hassan, ein Japaner, zwei politische Gefangene und ich teilten uns für zweiunddreißig Stunden ein etwa vierzehn Quadratmeter großes Kellerloch. Es war ein Dreckloch mit nur einer Pritsche zum Schlafen. Kein Fenster kündigte den Morgen oder den Abend an. Vierundzwanzig Stunden grelles Neonlicht! Niemand wußte, wo wir waren. Die deutsche Botschaft durften wir nicht verständigen.

Hassan hatte ich im Studentenwohnheim kennengelernt. Er kam aus Persien, studierte in Kiel Agrarwissenschaft und arbeitete an seiner Doktorarbeit über Kaninchen. Wir waren Zimmernachbarn und wurden gute Freunde. Als sich die ersten Herbststürme in der Kieler Förde ankündigten, wurde ich mit einer Idee ganz besonderer Art konfrontiert. Ich sollte einen Mercedes 280 SE nach Damaskus fahren. Der Grund war einfach: Hassan verkaufte Kebab neben dem Studium für einen Stundenlohn von 6,50 Mark. Von dem ersparten Geld wollte Hassan einen Mercedes kaufen und in Syrien, Jordanien oder Libanon für gutes Geld verkaufen. Jedoch war er ein denkbar schlechter

Finanzierung der Reise

Fahrer. Ohne zu zögern, war ich dabei. Wir kauften also im November 1983 einen alten Mercedes. Es folgte eine umfassende Checkliste: Vollkasko-Versicherung abschließen, Kaution über 70 000 Mark für alle Fälle auf den Weg bringen, ADAC-Reiseroute festlegen, und das wichtigste: bei den Botschaften von Österreich, Jugoslawien, Bulgarien, der Türkei und Syrien Visa beantragen. Jochen, mein Schwager, gab mir einen guten Rat: »Nicht den Verkauf des Wagens in den Vordergrund stellen, sondern das Abenteuer – und wohlbehalten heimkehren.«

Am 13. Dezember 1983 starteten wir in Kiel. Nach 500 Kilometern blieb der Wagen stehen. Es war nicht zu fassen. Keine

Zündung möglich. Obwohl ich nicht viel von Technik verstehe, hatte ich den Geistesblitz: Es waren die nassen Zündkerzen. Nach der ersten Aufregung lief der Wagen ununterbrochen. Insgesamt waren es etwa 12 000 Kilometer. In den nachfolgenden Tagen durchquerten wir Jugoslawien, Bulgarien, die Türkei und erreichten am Sonntag vormittag die türkisch-syrische Grenze. Die Weiterreise nach Damaskus wurde uns verweigert. Nachdem wir nach langen Verhandlungen den Kommissar zu Gesicht bekamen, stand unweigerlich fest: Wir sollten entweder in einem bewachten Konvoi nach Beirut weiterfahren oder aber 1000 Mark Bestechungsgeld bezahlen. Eine andere Welt. Wir gaben nicht auf, überlegten und warteten. Plötzlich stand Faisal vor uns, ein Jordanier – Weltenbummler zwischen Hamburg und Niemandsland. Wir hatten uns bereits in Bulgarien kennengelernt. »Andreas, Probleme?« fragte er routiniert. Ich erzählte ihm vom »Bußgeld«. Faisal wollte für uns die Verhandlungen führen und dafür die Kfz-Papiere an sich nehmen. Mein Gefühl sagte: »Hier hört das Vertrauen auf.« Nach zwei Stunden lenkte Faisal ein. Für 170 Mark ermöglichte er uns die Weiterfahrt nach Damaskus. Dort blieben wir zehn Tage. Zuerst wohnten wir bei einer Familie am Stadtrand, später in einem Hotel im Zentrum. Heiligabend stand vor der Tür. Wir kauften Obst und Gemüse und zogen uns mit den Kostbarkeiten ins Hotel zurück. In den späten Abendstunden klappte ein Ferngespräch mit den Eltern; die Rechnung war mit arabischer Prise gesalzen. Die Stimme der Eltern tat gut.

Weiterreise gestoppt

Und was wurde aus dem Wagen? Die deutsche Wertkarosse konnten wir nicht loswerden. Kein Araber, kein Scheich suchte einen Mercedes 280 SE für die Weihnachtsbescherung. Es gab zwei Probleme: Einmal tickte die Uhr der zehntägigen Aufenthaltsgenehmigung in Damaskus, und das wußten die arabischen Händler. Hinzu kam die Bedingung, daß der Kaufvertrag nur außer Landes abgeschlossen werden durfte. In den Weihnachtstagen versuchten wir schließlich mit Hilfe eines Palästinensers, den Wagen im Libanon zu verkaufen. Siebzig Kilometer vor Beirut entschieden wir uns allerdings – emotional sehr ange-

Keiner wollte unser Auto

schlagen – für die Heimfahrt. Am Dienstag, dem 27. Dezember 1983, tankten wir den Wagen voll und verließen Damaskus, wenn auch nicht, wie vorgesehen, mit einer Lufthansa-Maschine.

Auf dem Rückweg kauften wir noch einen Zentner Mandarinen – für fünf Mark! Zwei Tage später, an einem Donnerstag, erreichten wir die Grenze zwischen der Türkei und Bulgarien. Ein Stempel der türkischen Polizei sollte uns »grünes Licht« für die Weiterfahrt geben. Es kam anders! Ein Offizier nahm unsere Reisepässe an sich und verschwand ohne Kommentar. Wir folgten in ein benachbartes Dienstgebäude. Im Flur des Hauses saß ein Mann, der in der kommenden Stunde ununterbrochen wiederholte: »Sie haben Probleme, Probleme.« Warum? fragte ich. Die Antwort: »Probleme.« Sie hatten alle viel Zeit, sehr viel Zeit. Nach drei Stunden konnten wir in Erfahrung bringen: Es ist Mittagspause. Unterdessen hatte ich Durst bekommen und dachte an die Mandarinen. Als ich die Rückseite des Autos erreichte und im Begriff war, den Kofferraumdeckel zu öffnen, stürmte ein Soldat aus dem Gebäude und entsicherte die Maschinenpistole. Im gleichen Augenblick brüllte Hassan: »Nicht den Wagen aufmachen!«, und ich erwiderte: »Aber ich habe Durst!« Ich blickte dem Soldat in die Augen und öffnete den Kofferraum. Mit einer Handvoll Mandarinen kehrte ich zurück. Erst Stunden später, als wir den Wagen auseinanderbauen und in umfangreichen Verhören und Protokollen den Grund unserer Reise glaubhaft machen mußten, spürte ich den kalten Schweiß auf der Stirn. Gegen 17 Uhr wurden wir ins Landesinnere gefahren und in einen Keller verschleppt. Gründe haben wir bis heute nicht erfahren. In den Tagen war angeblich ein Anschlag auf eine türkische Schule verübt worden. Demnach wurden wir Opfer einer Routinekontrolle. Ein Japaner teilte unser Schicksal.

Von der Haft möchte ich nur wenig erzählen. Nur soviel: Wir saßen in einer Zelle mit zwei Hochschullehrern, die politische Gefangene waren. Man muß wissen, 1983 war das Militär an der Macht! Eine Toilette gab es in den Nachtstunden nicht, also wurde in die Ecke gemacht. Die türkischen Häftlinge hatten ihre

Erneuter Ärger auf der Rückfahrt

Ein Soldat bedrohte mich

Verschleppt ins Landesinnere

Unterwäsche seit vierzig Tagen nicht mehr gewechselt. Ihre Augen waren verbunden, damit die Wärter unerkannt blieben. Die Spuren ihrer Folter waren unübersehbar. Wir bekamen nur eine Mahlzeit: Brot, Wasser, Käse und Oliven. Es waren die ersten Oliven in meinem Leben. Niemand wußte, wo wir waren. Die deutsche Botschaft durften wir nicht verständigen. Aber wir hatten Glück, sehr viel Glück. In den späten Abendstunden, am 30. Dezember 1983, wurden wir freigelassen. Wir bekamen unsere Sachen zurück und eilten mit einem Gedanken hinaus: Der Finsternis eines Militärstaates den Rücken zu kehren. Selten habe ich in meinem Leben so tief durchgeatmet. In der Silvesternacht erreichte ich österreichischen Boden, und Neujahr war ich zu Hause.

Eingesperrt bei Wasser und Brot

Den Wagen verkauften wir übrigens wenige Wochen später an einen Araber im Frankfurter Raum.

Andreas Kersting-Wilmsmeyer, Mukoviszidose-Betroffener. Er verstarb im Dezember 1997 im Alter von 35 Jahren.

Die Hilfe kam zu spät

Wir Mitarbeiter in der Geschäftsstelle des Mukoviszidose e. V. haben Markus Emmenlauer leider nicht kennengelernt. Wir hörten zum erstenmal am 20. November 1996 von ihm. An diesem Mittwoch rief ganz früh seine Mutter an. Sie berichtete, daß ihr Sohn schwer krank in einer Klinik auf Mauritius liege. Wir sollten ihr doch bitte helfen, Markus wieder zurückzuholen. Acht Tage lang hatte er sich auf der Insel ausgesprochen wohl gefühlt, dann ging es ihm plötzlich schlecht. Sofort setzte sich Michael Hartje, Geschäftsführer des Mukoviszidose e. V., mit Dr. Joachim Bargon, dem behandelnden Arzt in Frankfurt, in Verbindung. Der hatte seit drei Tagen nichts mehr aus der mauritischen Klinik gehört und rief nun wieder dort an, um Neues zu erfahren. In der Zwischenzeit telefonierte Heike Diekmann mit der Condor-Fluggesellschaft. Schnell war klar: Vor dem Rücktransport mußte der Condor-Vertragsarzt auf Mauritius Markus als transportfähig erklären. Außerdem würde der Transport rund 20 000 Mark kosten. Woher soviel Geld nehmen?

Leider hörte Dr. Bargon von der Insel nichts Gutes. Michael Hartje und er beschlossen daher, daß Markus' Vater noch am selben Tag nach Mauritius fliegen solle, um seinem Sohn beizustehen. Sie bereiteten alles vor, damit Rolf Emmenlauer Antibiotika mitnehmen konnte, die es am Zielort nicht gibt. Derweil wurde zwischen Bonn und Frankfurt die Frage erörtert, ob Markus eher transportfähig wäre, wenn ihn während des Fluges ein Arzt begleitete. In Frankfurt meldete sich bald jemand, der die beiden elfstündigen Flüge auf sich nehmen wollte. Der nächste Flug ging jedoch erst drei Tage später. Während der Fragebogen der Condor über die Flugtauglichkeit per Fax nach Mauritius ging, traf der Vorstand eine Entscheidung: Der Sozialfonds des Mukoviszidose e. V. werde die Hälfte der Transportkosten tragen. Die Geschäftsstelle der Mukoviszidose e.V. wurde zur Vermittlungsstelle zwischen Markus' Eltern, der Reisegesellschaft TUI und Condor und hielt Kontakt zu Dr. Bargon, der mit den Ärzten auf Mauritius in Verbindung blieb.

Die Geschäftsstelle der Mukoviszidose e.V. wurde zur Vermittlungsstelle

Natürlich fragten wir uns: »Warum ist Markus ausgerechnet nach Mauritius geflogen? Wußte er nicht, daß Mukoviszidose in der afrikanisch-asiatischen Kultur der Insel überhaupt nicht vorkommt? Woher sollen die Ärzte sie kennen?« Heute wissen wir, Markus war kein leichtsinniger Mensch. Seine Mutter konnte sich immer hundertprozentig auf ihn verlassen. Aber Markus hatte auch keine Angst vor dem Tod. »Wenn es zu Ende geht, ist es nicht schlimm. Ich habe alles gehabt«, sagte er mehrmals zu ihr. »Gleichzeitig war er immer so lebensfroh und optimistisch«, erzählt sie. Vor zwei Jahren hatte er bereits einen Urlaub in der Dominikanischen Republik verbracht. »Das war sein Lebensziel, seine Sehnsucht: die Welt zu sehen«, weiß seine Mutter. Damals wie heute hatte er sich auf die Fahrt gut vorbereitet, hatte sich erkundigt und viel gelesen.

Schon das ganze letzte Jahr über ging es Markus nicht besonders gut. Die Abstände zwischen den Antibiotika-Behandlungen wurden immer kürzer. Noch vierzehn Tage vor der Reise hing er am Tropf. »Fahr doch besser nicht, überleg dir das!« versuchten ihn die Eltern von der Fahrt abzubringen. Doch Markus blieb entschlossen. Obwohl er selbst zwei Tage vor dem Flug noch meinte, er könne schon wieder eine Antibiose brauchen. »Ich muß dahin«, sagte er sogar. Seiner Mutter kommt es heute so vor, »als hätt' er dort sterben wollen«. Dieser Gedanke festigte sich, als ihr der Taschenkalender ihres Sohnes in die Hand fiel. Sie selbst notiert sich auf Reisen immer einige Eindrücke. In dem Versuch, etwas über die letzte Zeit ihres Sohnes zu erfahren, blätterte sie in dem Büchlein. Am 17. November, er hatte noch fünf Tage zu leben, hatte er notiert: »Tod auf Mauritius«.

»Ich muß dahin«

Als wir hörten, daß Markus am 22. November gestorben ist, waren wir alle sehr erschrocken und traurig. Obwohl wir ihn nie kennengelernt haben, fühlen wir eine tiefe Verbundenheit mit ihm und seiner Familie. Wir hätten ihnen gerne geholfen.

Markus hatte keine Angst vor dem Tod

Heike Diekmann

Über den Wolken ... Freiheit?

Wer eine Reise plant, muß an vieles denken: Was gilt es nicht alles in den Koffer zu packen. Wer an Mukoviszidose leidet und einen Flug buchen will, sollte möglichst schon lange vor dem Kofferpacken die ersten Erkundigungen einziehen. Es lohnt sich, beispielsweise die Preise der Fluggesellschaften zu vergleichen: Für den Transport eines Sauerstoff-Konzentrators oder für die Sauerstoffversorgung des Passagiers nehmen sie ganz unterschiedliche Preise. Außerdem lohnt es sich, schon beim Kauf des Konzentrators oder des Inhaliergerätes an mögliche Reisen zu denken. Es gibt nämlich Geräte, die wahlweise mit 220 und 110 Volt laufen oder mit Akkus arbeiten.

Während des Fluges herrscht an Bord eines Flugzeuges ein

Luftverhältnisse wie auf einem 2000 Meter hohen Berg

Sauerstoffdruck, der ungefähr dem auf einem 2000 Meter hohen Berg entspricht. Andererseits sitzt der Fluggast über lange Zeit ruhig auf seinem Sitz und beansprucht seinen Kreislauf wenig. Benötigt ein CF-Patient also zusätzlichen Sauerstoff oder nicht?

Für fast alle Fluggesellschaften ist die Sauerstoffversorgung ihrer Fluggäste reine Routine. Sie montieren kleine Sauerstoffflaschen unter dem Sitz. Die reichen bei dauerndem Ausstrom maximal für zweieinhalb Stunden. Das reicht im allgemeinen für einen Flug innerhalb von Europa aus. Der Fluggast kann die Sauerstoffflaschen selbst öffnen und schließen, der Ausstrom liegt allerdings fest bei zwei oder vier Litern pro Minute. Wer nur gelegentlich ein paar Atemzüge Sauerstoff nehmen will, übersteht mit diesen Flaschen auch einen Langstreckenflug über den Atlantik. Die Fluggesellschaften nennen diese Art der Sauerstoffversorgung »Sauerstoff für den gelegentlichen Gebrauch« oder kurz – auf englisch – »occasional oxygen«. Die Preise solcher Flaschen reichen je nach Fluggesellschaft von 100 Mark pro Flug bis zu knapp 500 Mark. Gelegentlich sind sie sogar kostenfrei.

Sauerstoff-Konzentrator für Langstrecken nur bei wenigen Gesellschaften

Wer bei einem Flug von mehr als zweieinhalb Stunden dauernd Sauerstoff benötigt, kann bei wenigen Gesellschaften einen Sauerstoff-Konzentrator buchen. Allerdings belastet dieser Konzentrator die Reisekasse erheblich: Erstens muß der Patient zusätzlich zu seinem eigenen Sitzplatz noch einen weiteren in der Business-Class bezahlen. Das Gerät benötigt nämlich eine Stromversorgung von 220 Volt, die es nur an bestimmten Plätzen im Flugzeug gibt. Von dort aus wird dann eine Sauerstoffleitung zum eigenen Platz verlegt. Zweitens fällt noch eine Gebühr von um die 100 Mark pro »Blockstunde« Flug an. Die Zeit dieser »Blockstunden« ist etwas länger als die genaue Flugzeit.

Teurer Konzentrator, preiswerte Flasche für den gelegentlichen Gebrauch oder gar kein Sauerstoff?

Die Wahl liegt häufig nicht beim Passagier. Da meistens ein Vertragsarzt der Fluggesellschaft die Verantwortung für den Transport des Patienten und für die Fluggesellschaft übernimmt, fällt er die Entscheidung. Stellt er fest, daß ein Passagier während des Fluges die teure, dauernde Sauerstoffversorgung benötigt, muß der diese akzeptieren und bezahlen – oder zu Hause bleiben. Der Flugarzt überprüft die Flugtauglichkeit aber nur, wenn der Passagier angibt, an einer Erkrankung wie Mukoviszidose zu leiden. Dann erhält der Reisewillige im Reisebüro ein medizinisches Formblatt, den MEDA-Fragebogen. Den füllt der behandelnde Arzt aus, wobei er natürlich die Flugdauer berücksichtigen sollte. Bleiben dem Vertragsarzt Zweifel, nimmt er Kontakt zu dem behandelnden Arzt auf und erörtert mit ihm den Fall noch einmal genau. Einige Fluggesellschaften überlassen dem Fluggast die Verantwortung für seine Flugtauglichkeit. Bei ihnen bleibt dem Passagier die Möglichkeit, je nach Situation an Ort und Stelle selbst zu entscheiden, ob er zusätzlichen Sauerstoff benötigt oder nicht. Ein Vertreter des Bodendienstes rät, mit dem behandelnden Arzt zu sprechen. Wenn der meine, daß der Passagier den Flug so überstehe, brauche er keine Flasche zu buchen. Er könne sicherheitshalber beim Einsteigen einer Stewardeß sagen, daß er vielleicht doch Sauerstoff braucht. Sollte der dann tatsächlich notwendig sein, erhält er den Sauerstoff, der für medizinische Notfälle immer an Bord ist. Weil es sich dann um einen Notfall handelt, ist die Versorgung kostenlos.

Natürlich reicht der Notfall-Sauerstoff nicht für die dauernde Versorgung während eines Langstreckenfluges aus. Außerdem sollte niemand das Angebot leichtfertig überstrapazieren. Geht nämlich der medizinische Sauerstoff zur Neige, muß das Flugzeug zwischenlanden. Diesen Aufwand trägt dann der Passagier.

Das nächste Problem eines CF-Patienten auf der Reise ist der Transport seines Konzentrators. Auch hier lohnt der Preisvergleich verschiedener Fluggesellschaften. Einige Fluggesellschaften zählen den Konzentrator zu den medizinischen Hilfsmitteln. Daher ist dort der Transport kostenlos. Andernfalls kann es passieren, daß das schwere Gerät als Fracht mitfliegt. Das bedeutet Kosten von mehreren hundert Mark.

Bei Stephan Dohmen von der Firma Linde (Adresse im Anhang) kann jeder Interessierte Kontaktadressen eines europa-

Konzentrator – schwere Fracht

Sauerstoff am Urlaubsort

weiten Netzes und einen Antrag für die Sauerstoffversorgung anfordern. Die Kosten übernimmt im allgemeinen die Krankenkasse. Man sollte jedoch zuvor mit dem zuständigen Sachbearbeiter sprechen. Gelegentlich verweigert die Kasse nämlich die Zahlung unter dem Hinweis, man hätte seinen eigenen Konzentrator mitnehmen können.

Auslandsreise-versicherung

Generell gilt: Der Schutz durch die gesetzlichen Krankenkassen ist nicht vollständig. Die meisten privaten Kassen versuchen, möglichst wenig Leistungen zu erbringen. Trotzdem machen manche der »Privaten« außergewöhnliche Angebote. Genaue Information lohnt sich.

Laut der Deutschen Verbindungsstelle Krankenversicherung Ausland bestehen zwischen Deutschland und den meisten westeuropäischen Staaten sowie der Türkei und Tunesien »Regelungen über eine Leistungshilfe im Krankheitsfall«. Für diese Länder stellen die gesetzlichen Krankenkassen eine Anspruchsbescheinigung aus: »Sie berechtigt zur Inanspruchnahme sofort notwendiger Leistungen nach den Regeln des ausländischen Versicherungsträgers.« Bei den Geschäftsstellen der Krankenkassen liegen Broschüren aus, die die Besonderheiten einzelner Länder schildern.

Die gesetzlichen Kassen raten trotzdem stets zum Abschluß einer privaten Reiseversicherung. Damit kann neben zum Teil hohen Zuzahlungen auch das finanzielle Risiko eines Rücktransports abgedeckt werden. Gesetzliche Kassen übernehmen nämlich grundsätzlich nicht den Rücktransport aus dem Urlaubsland. Die Privaten schließen Rücktransporte nicht von vornherein aus. Der Verband der privaten Krankenversicherer in Köln läßt jedoch durchblicken, daß es unter Umständen schwierig sein könne, die Notwendigkeit des Transports zu begründen. Aber Achtung: Die meisten privaten Auslandsreiseversicherungen decken nicht die Behandlungskosten, die mit der Mukoviszidose zusammenhängen. Ausdrücklich ausgeschlossen sind nämlich – so ihr Verband – Behandlungen, deren »Notwendigkeit vorher absehbar« war. Was das im einzelnen sei, »müsse im Einzelfall entschieden« werden. Wer aber sowieso Mitglied einer privaten

Krankenversicherung sei, könne sich auf die immer verlassen, solange er in Europa unterwegs ist. Weltweite Reisen seien jedoch nur bis zu einer Dauer von einem Monat abgesichert. Tip: Beim Abschluß einer privaten Versicherung stets gründlich die Verträge lesen und auf jedes Wort achten!

Achtung:
Verträge gründ-
lich lesen!

Wenn wegen einer Vorerkrankung eine private Krankenversicherung nicht abgeschlossen werden konnte, tritt die gesetzliche Kasse ein, allerdings nur für längstens sechs Wochen im Kalenderjahr. Der Reisende sollte auf jeden Fall vor Reiseantritt mit der gesetzlichen Krankenkasse sprechen und erklären, daß private Kassen aufgrund der bestehenden Erkrankung bestimmte Leistungen nicht übernehmen werden. Sonst kann es passieren, daß die gesetzliche Kasse im nachhinein nicht zahlt.

Heike Diekmann

Aktiv die Lebensbedingungen beeinflussen – Hilfe in Selbsthilfegruppen

Es ist zweifellos so, daß ein Betroffener nirgends soviel Verständnis für seine Probleme findet wie bei jemandem in derselben Situation. Das gilt um so mehr für Mukoviszidose-Patienten und ihre Angehörigen. Im Kreis Gleichgesinnter finden sie statt Sprachlosigkeit Anteilnahme. Hier tauschen sie Tips und Tricks zur Bewältigung der belastenden chronischen Erkrankung aus. Umfassend informiert zu sein, gibt ihnen die Beruhigung, genug zu tun und es richtig zu machen. Damit bannen sie die andauernde Angst, trotz stundenlanger Bemühungen immer noch nicht genug getan zu haben, um ihr Leben oder das ihrer Kinder zu erhalten. Die Solidarität hilft, das schwere Schicksal zu tragen und scheinbar unlösbare Probleme anzugehen. Statt Hilflosigkeit erleben sie Mitsprache und Gestaltung. Von der Nabelschau, dem Horchen auf mögliche neue Krankheitszeichen und der Konzentration auf die medizinischen Laborwerte können sie sich übergeordneten Problemen zuwenden, um sie gemeinsam mit anderen zu lösen.

Heike Diekmann

Die Arbeit im Verein –
Kraft für das Auf und Ab des Alltags

An diesen kalten Frühlingstag im Mai 1987 kann ich mich noch so gut erinnern, als wäre alles erst gestern geschehen. Ich wußte ja, dieser ewige Husten und das immer wiederkehrende Fieber gehörten irgendwie zu mir, das war einfach nicht loszuwerden über all die Jahre der Kindheit und Jugend. Ich hatte mich mit Flüchen und Ergebenheit an meinen körperlichen Zustand gewöhnt, beseelt von dem Willen, mich in meinem Leben von diesem blöden Husten nicht aufhalten zu lassen. Doch heute saß ich meinem Lungenfacharzt gegenüber, der mich äußerst behutsam und vorsichtig durch die schwierigen Monate meiner Schwangerschaft begleitet hatte, bis die Klinik ihn ablöste. Heute wollte er mich mit dem Verdacht einer Diagnose in die Universitätskinderklinik zur Abklärung schicken. Das wunderte mich sehr, denn was sollte ich als Frau und Mutter in einer Kinderklinik. Ich entlockte ihm seinen Verdacht: Mukoviszidose. Er mußte dieses Wort mehrmals buchstabieren, mein Kopf wollte es nicht aufnehmen. Schließlich schrieb ich es auf. Mukoviszidose.

Ich hatte mich an meinen Zustand gewöhnt

Mukoviszidose: Mein Kopf wollte es nicht aufnehmen

Zu Hause schlug ich in einem medizinischen Lexikon nach: Atelektasen, rezidivierende und chronische Bronchitiden, Peribronchitiden, Bronchopneumonien, Bronchiektasen, Pankreasinsuffizienz, Maldigestion, Rektumprolaps, Mekonium-Ileus-Äquivalent, Leberzirrhose, portale Hypertension. Prognose: Circa achtzig Prozent der Patienten erreichen das 19. Lebensjahr. Das war viel, zuviel, um es verstehen zu können. Und was bedeutet die Prognose – etwa, daß das Sterben mit neunzehn beginnt?

Mit all diesem Durcheinander in meinem Kopf kam ich zu dem Schluß, daß ich diese Mukoviszidose auf keinen Fall haben konnte. Ich radierte das fremde Wort aus, und es verschwand für beinahe ein ganzes Jahr. Im zeitigen Frühjahr 1988 bekam ich dann eine solch schlimme Lungenentzündung, daß kein Weg mehr an der Kinderklinik vorbeiführte. Jetzt begann mein Leben mit Mukoviszidose. Es begann ein Leben mit vielen neuen Verpflichtungen: regelmäßige Besuche in der Mukoviszidose-Ambulanz und wöchentliche Termine zur Krankengymnastik, tägliche Einnahme einer Vielzahl von Medikamenten, tägliche Inhalations- und Physiotherapie, fast täglich gut und viel essen, schließlich die ersten IV-Therapien. Es begann die Zeit der Fragen: Was bedeutet diese Krankheit überhaupt? Was ist sie für mich, meinen Sohn, meinen Mann, meine Eltern? Was heißt jetzt Zukunft? Sind meine Zukunftspläne noch gültig? Was kann ich überhaupt aus meinem Leben mit den endgültigen Grenzen der Mukoviszidose machen? Eine ganz eigene Angst fand den Weg in unsere Familie, doch mehr und mehr wurde sie umhüllt von dem Gefühl, ein zweites Mal geboren zu werden: Schlafen ohne Husten, die Atemnot wurde seltener, ich bekam mehr Kraft und konnte besser den Alltag meistern, ich nahm an Gewicht zu, schließlich konnte ich sogar wieder mein Studium aufnehmen.

Unser Glauben an eine gemeinsame Zukunft begann zu wachsen, und mit ihm der Wunsch, auch andere Menschen kennenzulernen, die ihr Leben mit der Mukoviszidose meistern mußten. Ich wurde Mitglied im Mukoviszidose e.V. und fand über die Verbandzeitung schnell Kontakt zu dem damals noch recht jungen Arbeitskreis Leben mit Mukoviszidose (AKL), in dem sich betroffene Erwachsene organisiert hatten. Kurz darauf lernte ich ihren damaligen Sprecher Andreas Kersting kennen. Das war ein bedeutsamer Abend: so viele Fragen und Antworten. Ich genoß den Austausch mit jemandem, der das gleiche Problem hatte wie ich – und ich machte die Erfahrung, daß gemeinsam manches leichter wird und die Hoffnung wachsen kann. Das nächste Mal trafen wir uns auf einer Sitzung des AKL wieder. Dort lernte ich Uli, Rahel, Birgit, Johannes, Marcus, Stefan, Ralf und viele andere kennen und mit ihnen den nicht leichten Weg in die »Erwachsenen-Selbsthilfe«. Aber auch, wie

Das fremde Wort radierte ich aus

Mein Leben mit Mukoviszidose begann

Ein zweites Mal geboren

Gemeinsam wird manches leichter

ein jeder von ihnen die Mukoviszidose als Herausforderung annahm und dem Leben mit CF Humor (manchmal schwarz wie die Nacht), Freude und Hoffnung entgegensetzte. Es gab ja soviel zu tun! Von Mal zu Mal wurden mir diese Treffen wichtiger, sie wurden Kraftquelle für das Auf und Ab des Alltags. Und dann ging alles sehr schnell. Im Rahmen meines Studiums machte ich ein sozialpädagogisches Praktikum in der Geschäftsstelle des Mukoviszidose e.V. Hier wurde mir klar, welch vielfältige Aufgaben die Selbsthilfearbeit umfaßt – von Forschungsförderung bis hin zur Verarbeitung von Abschied und Trauer. Vor allem traf ich viele Menschen, deren Leben auf die eine oder andere Weise mit der Mukoviszidose verwoben war und ist.

Engmaschiges Netz von Angeboten

Heute besteht ein engmaschiges Netz. So zum Beispiel auf regionaler Ebene, wo ich seit vielen Jahren Gruppensprecherin der Regionalgruppe Siegen bin. Hier gibt es regelmäßige Treffen mit Erfahrungs- und Informationsaustausch, Kontakte für Familien mit neudiagnostizierten mukoviszidosekranken Kindern, Seminare zur Krankheitsverarbeitung und mit medizinischen, therapeutischen oder sozialrechtlichen Themen, gemeinsame Aktionen zur Öffentlichkeitsarbeit und Spendenwerbung.

All diese Arbeit dient letztlich zur Verbesserung in der regionalen medizinischen und therapeutischen Versorgung mukoviszidosekranker junger Menschen. Vor zwei Jahren konnten wir mit unserem Projekt der mobilen Krankengymnastik beginnen: Mukoviszidosekranke mit akuten Infektschüben oder in einem fortgeschrittenen Krankheitsstadium können vom medizinischen Behandler zu Hause betreut werden. Ebenso ist der mobile Krankengymnast eine große Hilfe für Familien, für die der weite Weg zur Klinik oder Praxis aus organisatorischen, familiären oder sozialen Gründen zum Problem wird.

Immer wieder: Engagement

Doch diese regionalen Verbesserungen sind keine Selbstläufer. Es ist immer wieder neu Engagement in der Selbsthilfearbeit gefragt, und sei es beispielsweise »nur«, um die Finanzierung der mobilen Krankengymnastik sicherzustellen. Die Auseinandersetzung mit der Mukoviszidose, mit der Frage nach Leben und Tod und der Wunsch wie auch die Anstrengungen, die Bedingungen des Lebens mit Mukoviszidose auch über die persönlichen Grenzen hinaus zu verbessern, sind für mich eine sinnvolle Herausforderung. Es gibt mir Freude und Kraft, wenn ich sehe, wie doch manches auch in der Zusammenarbeit mit Gleichgesinnten zum Positiven und manchmal auch zum Leichteren hin verändert werden kann. »Es geht nicht darum, etwas Bemerkenswertes zu leisten, sondern gewöhnliche Dinge mit der Überzeugung von ihrem gewaltigen Wert zu tun.« (Pierre Teilhard de Chardin)

Dipl.-Soz. päd. Birgit Gerhardus,
Mukoviszidose-Betroffene, 31 Jahre, Mutter von zwei Kindern,
Vorstandsmitglied des Mukoviszidose e.V.,
Sprecherin einer Regionalgruppe im Mukoviszidose e.V.

Wege suchen, Positionen finden, Forderungen stellen

Das Leben mit Mukoviszidose ist schon anstrengend genug – warum soll ich da auch noch in einem Verein Mitglied werden, anstrengende Reisen zu Tagungen oder Seminaren unternehmen und mir die Leidensgeschichten der anderen Betroffenen anhören?

Statt eine einfache, aber oberflächliche Antwort zu geben, möchte ich schildern, wie das Engagement im Mukoviszidose e.V. auch mir selbst hilft. Seit 1988 arbeite ich aktiv im Arbeitskreis Leben mit Mukoviszidose mit, der Interessenvertretung der erwachsenen Patienten im Mukoviszidose e.V. Unser Engagement haben wir sehr bald unter ein Leitwort gestellt, das die verschiedenen Tätigkeitsfelder wiedergibt: Wege suchen, Positionen finden, Forderungen stellen.

Wege suchen
Mukoviszidose – Fragen über Fragen: Wie ernähre ich mich richtig? Zu welchem Arzt soll ich gehen? Kann man das neue

Medikament unbesorgt nehmen? Sollte ich an der neuen Studie teilnehmen? Wie kann ich eine Kur beantragen? Auf der Suche nach Wegen durch diesen Problemdschungel helfen zunächst Eltern, Freunde und der behandelnde Arzt. Aber viele Fragen lassen sich am besten aus Erfahrung beantworten, und diese (oft auch schmerzlichen) Erfahrungen haben andere meist schon gemacht, und ich kann sie im persönlichen Gespräch um Rat fragen. Von jedem Seminar und Tagungswochenende komme ich mit neuen Anregungen, Ideen und Antworten für das Leben mit Mukoviszidose nach Hause. Ich muß sie nicht alle umsetzen, aber sie helfen mir bei der Suche nach einem Weg. Es gibt leider immer noch schwerkranke Patienten, die Jahrzehnte vergeblich gesucht haben und viel zuwenig über sich selbst wissen.

Erfahrungen haben andere bereits gemacht

Ich erlebe an mir, daß ich die Krankheit oft auch gerne verdränge und die Therapie dann weniger intensiv durchführe. Ich versuche dann, eindeutige Symptome nicht zu sehen, und scheue mich vor notwendigen Konsequenzen. Die Krankheit verläuft schleichend und langsam, so daß das scheinbar zunächst ohne große Folgen bleibt. Aber die weitere Zukunft wird dabei aufs Spiel gesetzt. Mir hilft es, daß mir im Mukoviszidose e.V. der Ernst der Lage und meine Verantwortung für mein eigenes Leben immer wieder vor Augen geführt werden. Die Krankheitsgeschichten anderer zu hören kann belastend sein. Es kann aber auch als Erinnerung und Ansporn für die eigene Therapie wirken.

Von anderen lernen

Positionen finden

Ich möchte im Frühjahr eine Kur machen! Bitte verschreiben Sie mir dieses Medikament! Ich kann maximal dreißig Stunden pro Woche arbeiten! Der Glukosetoleranztest soll bei mir jährlich gemacht werden! Ich will die IV-Antibiotika-Therapie zu Hause machen! Das sind Beispiele für Positionen, die nicht leicht zu finden sind. Diese dann gegen den Widerstand von Arbeitgebern, Ärzten oder auch Eltern zu verteidigen ist oft noch schwieriger. Nach meiner Erfahrung ist es sehr wichtig, ausreichend Informationen zu haben, Leute zu kennen, die man um

Informationen sammeln

Rat fragen kann, und sich in Gesellschaft Gleichgesinnter zu wissen, mit denen man sich verbunden fühlt. Ein langes Gespräch hat schon manchen Entschluß in mir reifen lassen, der mein Leben veränderte.

Forderungen stellen
Der Arbeitskreis Leben mit Mukoviszidose bringt sich regelmäßig in vereinsinterne oder auch öffentliche Diskussionen ein und findet viele interessierte Zuhörer oder Leser. Denn niemand kann uns absprechen, daß wir aus eigener Erfahrung heraus sprechen. Einige Beispiele unserer Forderungen: Kein Bevölkerungsscreening mit dem Ziel der Vermeidung der Mukoviszidose durch Abtreibung! Mehr Behandlungsmöglichkeiten in der Erwachsenenmedizin für Mukoviszidose-Patienten! Vorsorge vor Pseudomonas-Kreuzinfektionen durch mehr Hygiene! Begrenzung der Zuzahlungen bei Medikamenten für chronisch Kranke!

Einfluß nehmen

Ich zitiere Karl Jaspers: »Gesunde können Kranke nicht verstehen. Unwillkürlich beurteilen sie die Kranken in ihrer Lebensführung, ihrem Verhalten und ihren Leistungen so, als wenn sie auch gesund wären.« Die Erwachsenen mit Mukoviszidose müssen deshalb für ihre Rechte einstehen und gemeinsame Forderungen stellen. Ein Einzelkämpfer kann nicht viel bewegen. Aber wenn sich die über tausend Erwachsenen zusammentun, kann einiges erreicht werden, und der einzelne profitiert früher oder später auch persönlich davon. Dies gilt auch für die Zukunft. Ob Lungentransplantation, Gentherapie, Präimplantationsdiagnostik, ambulante Rehabilitation oder Struktur der ambulanten Versorgung: Die Erwachsenen können nur im Selbsthilfeverein mit starker Stimme sprechen, wenn sie ihre Lebenssituation verbessern wollen.

Gemeinsam kann man mehr erreichen

Dipl.-Phys. Stephan Kruip,
Mukoviszidose-Betroffener, 32 Jahre,
Vorstandsmitglied des Mukoviszidose e.V.,
Sprecher des Arbeitskreises Leben mit Mukoviszidose
im Mukoviszidose e.V.

Man ist nicht allein:
Sicherheit und Vertrauen

1983 veränderte sich unser Leben schlagartig durch die Geburt unseres Sohnes mit der Diagnose: Mukoviszidose.

Ganz unbekannt war uns dieses Krankheitsbild nicht gewesen. Freunde hatten uns häufiger an ihren Überlegungen, Kinder zu bekommen, teilnehmen lassen, da diese Krankheit in der Familie aufgetreten war. Mit ihrer Hilfe erfuhren wir sehr bald von dem Selbsthilfeverband »Deutsche Gesellschaft zur Bekämpfung der Mukoviszidose« (DGzBM, kurz: Mukoviszidose e.V.) und bekamen die wichtigste Information: die Adresse des Ambulanzarztes an unserem Wohnort. Von diesem wiederum hörten wir viel über den neuesten Stand der medikamentösen Behandlung und Therapie. Auch wenn es sehr viel war, wußten wir uns von Beginn an gleich gut betreut.

In Berichten der damaligen Zeitschrift CF-aktuell (heute: Mukoviszidose aktuell) fanden wir neben Medizin und Krankengymnastik auch die psychische Seite des Lebens mit einer derart schweren chronischen Krankheit angesprochen. Aus einer Arbeitsgruppe der Jahrestagung 1983 wurde in Heft 3/83 berichtet: »Es erweist sich ... als falsch, dem Problem der Krankheit durch Verdrängen oder Verheimlichen zu begegnen ... Hier sind gegenseitige Hilfen Betroffener besonders vonnöten, ... Seminare, Selbsthilfegruppen, Patiententreffen usw. die besten Trainingsstätten.«

Krankheit nicht verdrängen

Nach einer gewissen Zeit der häuslichen Neuorientierung vermittelte uns der Ambulanzarzt Kontakte zu Familien in ähnlicher Situation. Von Beginn an war für uns der Austausch über die Therapie und die veränderten Lebensbedingungen wichtig. Zuerst fanden nachmittags zwanglose Mutter-und-Kind-Treffen statt. Eine Mutter bot therapeutischen Reitunterricht auf einem Pony an. Eine hilfreiche Unterstützung erfuhren wir auch durch den Ambulanzarzt und die umsichtige Krankengymnastin, die abendliche Informations- und Fortbildungsabende organisierten.

Wichtiger Austausch über die veränderten Lebensbedingungen

Nach und nach reifte bei diesen Treffen der Entschluß, eine Regionalgruppe in der DGzBM zu gründen. Die Erfahrungen nach der Erstdiagnose oder bei stationären Krankenhausaufenthalten unserer Kinder führte bei uns allen zu dem Wunsch, auf die Bedingungen vor Ort Einfluß zu nehmen und sie zu verbessern. Ein Team aus fünf Sprechern und Sprecherinnen, eine Betroffene sowie Väter und Mütter von Kleinkindern und einer Jugendlichen, wurde auf einer gut besuchten Versammlung gewählt. Der motivierende Auftakt zu künftigen Aktivitäten war kurz darauf ein von vielen Aktiven mitgetragener Informationsstand in der Innenstadt im Rahmen der »Deutschen Mukoviszidose-Woche« im Oktober 1986.

Gründung einer Regionalgruppe

Als wirkungsvoller erwiesen sich bald ebenso kreative Aktionen wie kleinere Feste in Stadtteilen, Betrieben und Schulen. Als schöne gemeinsame Erinnerung wurden sie für alle in Wort und Bild festgehalten. Erfreut stellten wir dabei einen deutlich zunehmenden Bekanntheitsgrad der Erkrankung fest. Wir hörten Äußerungen wie: »Davon habe ich doch neulich etwas im Fernsehen gesehen/Radio gehört.«

Auf regelmäßigen Treffen des Sprecherteams planten wir weitere Aktivitäten und setzten sie anschließend in die Tat um:

Großes Spektrum der Aktivitäten

- Gespräche mit Behörden und Parteienvertretern,
- regionale Verbesserung der Arbeitssituation der Mukoviszidose-Spezialisten,
- Kontakte zwischen den Krankenhäusern, den Ambulanzärzten und dem Pflegepersonal,
- Fortbildungsveranstaltungen vor allem im Bereich der Physiotherapie,
- psycho-soziale Betreuung,
- Ernährungsberatung,
- internistische Versorgung der betroffenen Erwachsenen,
- Teilnahme an den überregionalen Regionalgruppensprechertreffen.

Diese ehrenamtliche Arbeit kostet neben dem zeitweise recht anstrengenden Alltag viel Kraft. Die Motivation dafür beschrieb der damalige Vorstandsvorsitzende Professor Diethelm Kaiser im Editorial der Mukoviszidose aktuell 3/88: »Zu wissen, daß man nicht alleine ist, sondern daß Nicht-Betroffene zu einem stehen, gibt Sicherheit und Vertrauen.«

Die vielfältigen Aspekte des Lebens mit Mukoviszidose, die Freuden, Sorgen und Veränderungen, auf die es sich täglich immer wieder neu einzustellen gilt, spielten häufiger auf Jahrestagungen oder auch in den Artikeln der Verbandszeitschrift eine Rolle. All das hat dazu beigetragen, unseren Realitätssinn zu schärfen und eine gewisse Sensibilität für die Prozesse in unserer Region zu erwerben. Institutionalisiert sind inzwischen die viermal im Jahr stattfindenden Fortbildungsveranstaltungen mit stärkendem Essen und regem »Klönschnack« sowie sommerliche Aktivitäten oder adventliches Beisammensein, der Theaterbesuch in einem kleinen Privattheater, ein Familienseminar am Wochenende und auch gegenseitiges Stützen auf Trauerfeiern. Für jede Lebensphase besteht mittlerweile ein großes Maß an Anteilnahme untereinander.

Motor und Indikator für die Verbesserung der Lebensbedingungen

Die Selbsthilfearbeit ist als Motor und Indikator für die Verbesserung der Lebensbedingungen in der Region unerläßlich. Erfreulich ist aber auch, daß im Laufe der Jahre der Mukoviszidose e.V. mit seinen Mitgliedern und mit der Unterstützung von Frau Christiane Herzog zu einem wichtigen Verband im Gesundheitsbereich der Bundesrepublik geworden ist und auch weltweit auftritt. Eine mittlerweile große Geschäftsstelle mit professionellen Mitarbeitern und Mitarbeiterinnen unterstützt die Regionalgruppenarbeit und steht eng mit dem Vorstand in Verbindung. Viele Ressorts der Vorstandsmitglieder werden auch von Referenten in der Geschäftsstelle oder freien Mitarbeitern bearbeitet.

Überregionales Engagement

1990 verstarb unser Sohn, plötzlich und unerwartet. Wieder veränderte sich unsere Lebenssituation schlagartig. Nun war Zeit und Energie frei geworden für überregionales Engagement im Mukoviszidose e.V., insbesondere für Tätigkeiten im juristischen Bereich und als verwaiste Eltern, um das Tabuthema »Trauer« öffentlicher zu machen. Aus der aktiven Mitarbeit in der Regionalgruppe lösten wir uns natürlicherweise immer stärker. Es kam schließlich auch die Zeit, sich aus der aktiven Arbeit im Bundesverband zurückzuziehen.

Wenn die ehrenamtliche Arbeit als betroffene Familie auch viel Einsatz und Zeit erforderte, haben der Austausch mit ähnlich Betroffenen und neu entstandene Freundschaften unsere Lebensweise bereichert und sind zu einem unermeßlichen Schatz geworden. Das gemeinsame Engagement hat Aktivitäten freigesetzt und Perspektiven entwickelt, so daß es zu einem fließenden Wechsel zwischen der Verbesserung der eigenen Lebensbedingungen und der Einflußnahme auf andere kam.

Unser Leben wurde bereichert

Renate und Gerold Möller.
Gerold Möller ist seit 1991
Vorstandsmitglied des Mukoviszidose e.V.

Ausbildung, Studium, Beruf: Geld verdienen und Einkommen haben

Beruf: Arbeits- und Therapieanforderungen vereinbaren

Das Thema »Mukoviszidose und Beruf« hat so viele Aspekte, daß in diesem Buch nur einzelne Themen behandelt werden können: Berufsausbildung und -tätigkeit, Entwicklung von Bewerbungsstrategien unter Einbeziehung der Erkrankung, Umgang mit der Erkrankung am Arbeitsplatz, wer hilft bei Konflikten; Nachteilsausgleiche im Studium sollen diskutiert werden. Vor allem aber berichten Betroffene über ihre Berufserfahrungen. Dabei klingt immer wieder an, wie schwer es ist, sowohl den Arbeits- als auch den Therapieanforderungen gerecht zu werden: Häufige Infekte, Krankenhausaufenthalte und Rehabilitationsmaßnahmen führen zu hohen Fehlzeiten; die mehrstündige tägliche Therapie muß in den Tagesablauf integriert werden. So lehnte zum Beispiel ein Betroffener meine Bitte auf einen Beitrag für dieses Buch mit der Begründung ab, er habe einfach keine Zeit dafür. Er stehe um 5.15 Uhr auf, um rechtzeitig vor Arbeitsbeginn seine Therapie zu schaffen, und sei oft erst zwischen 23 und 24 Uhr mit seinem abendlichen Pensum fertig.

Betroffene berichten

Trotz aller Probleme waren 1996 lediglich sieben Prozent der gemeldeten Erwachsenen mit Mukoviszidose arbeitslos. Dieser positiven Zahl steht allerdings die große Zahl der berenteten Erwachsenen (zwölf Prozent) entgegen. Man kann vermuten, daß Betroffene in die Rente ausweichen, wenn die Probleme am Arbeitsplatz zu groß werden. Auch dies klingt in den Berichten an.

Ich meine, daß wir Erwachsenen mit CF uns viel stärker als bisher in die Diskussion um Arbeitsplätze für Behinderte und chronisch Kranke einschalten sollten, auch gemeinsam mit anderen Behindertenverbänden. Im Rahmen dieses Buches kann auf sozialpolitische Überlegungen und Konsequenzen nicht weiter eingegangen werden. Dies müßte an einem andern Ort geschehen, darf aber auf keinen Fall vernachlässigt werden. Es ist um so wichtiger, weil in absehbarer Zukunft bei der Bewilligung von Renten aufgrund verminderter Erwerbsfähigkeit das größere Risiko von Schwerbehinderten, einen Arbeitsplatz zu erhalten, nicht mehr berücksichtigt wird. (Vgl. dazu das Kapitel »Der Weg zur Rente«, S. 147).

Mehr Arbeits-plätze für Behinderte und chronisch Kranke

Birgit Dembski

Förderung von Ausbildung und Beruf chronisch Kranker und Behinderter durch die Bundesanstalt für Arbeit

Da es sich bei den Beratungs- und Finanzierungshilfen der Bundesanstalt für Arbeit um individuell auf die Behinderung ausgerichtete Förderungskonzepte handelt, sind pauschale Aussagen, ohne den Einzelfall zu sehen, nur sehr oberflächlich möglich. Ausgangspunkt aller Aktivitäten ist der individuelle Förderbedarf. Um diesen möglichst genau feststellen zu können, sind gute diagnostische Maßnahmen erforderlich. Speziell ausgebildete Berater in den Arbeitsämtern helfen mit Informationen und Ratschlägen bei der Feststellung der Interessen und Fähigkeiten. Häufig wenden sich die Schüler bereits in den vorletzten Klassen an die Berufsberater und werden dabei von ihren Eltern unterstützt. Auch die Aussagen der bisher besuchten Schule in bezug auf Kompetenzen und Stärken, aber auch bezüglich der bisherigen Erfahrungen in Zusammenhang mit der Krankheit können dabei von großem Nutzen sein. In den Arbeitsämtern arbeiten sowohl Psychologen als auch Ärzte, die diagnostische und gegebenenfalls auch prognostische Aussagen machen. Auf

Der individuelle Förderbedarf

alle diese Hilfen zur Berufsfindung kann jederzeit zurückgegriffen werden, wobei die Beachtung der datenschutzrechtlichen Bestimmungen selbstverständlich ist.

Die Bundesanstalt für Arbeit und ihre 181 Arbeitsämter treiben zudem einen großen Aufwand, um junge Menschen mit Behinderungen und ihre Ansprechpartner über berufliche Möglichkeiten, den Ausbildungs- und Arbeitsmarkt sowie die besonderen Hilfen für Behinderte zu informieren. Diese Information geschieht flächendeckend in den den Arbeitsämtern angeschlossenen Berufsinformationszentren. Als Medien werden Broschüren, Filme, Diaserien, Hörprogramme, Computer und Datenbanken eingesetzt.

Arbeitsämter informieren

Manchmal ist es notwendig, die Menschen mit Behinderung durch persönliche Information und Beratung zu unterstützen, zum Beispiel bei der Auswahl der benötigten Daten aus der Informationsflut oder im Hinblick auf die Bedeutung der erhaltenen Informationen für die Person des Ratsuchenden. Die öffentliche Arbeitsverwaltung ist zudem auch für die Vermittlung in Ausbildungs- und Arbeitsplätze sowie für die finanzielle Förderung von Menschen mit und ohne Behinderungen zuständig. Auch nach neuem Recht haben die allgemeinen Leistungen bei der beruflichen Eingliederung Vorrang vor speziellen Leistungen für Behinderte. Dies geschieht nach dem Prinzip: »So normal wie möglich – so speziell wie erforderlich« und ist nicht von der formalen Zugehörigkeit zur Gruppe der Schwerbehinderten abhängig. Die Auswahl des passenden Lernortes richtet sich nach dem individuellen Förderbedarf. Vorrangig sind wohnortnahe Ausbildungsangebote zu nutzen, wenn zu erwarten ist, daß hier die erforderliche Betreuung sichergestellt ist. Eine zielgerichtete Nutzung der verschiedenen Lernorte setzt oft erweiterte Diagnoseinstrumente voraus: Hier gibt es die Möglichkeit von Arbeitserprobungs- oder Berufsfindungsmaßnahmen, in welchen einerseits die Belastbarkeit, andererseits jedoch die Feststellung der Eignung und Neigung für bestimmte Berufsbereiche erfolgen kann. Falls längere berufsvorbereitende Bildungsmaßnahmen erforderlich sind, hat die Bundesanstalt für Arbeit ein brei-

So normal wie möglich – so speziell wie erforderlich

tes, zielgerichtetes Spektrum zu bieten. Dabei wird besonderer Wert auf eine Flexibilisierung, Modularisierung und eine Individualisierung der Lehrgangsangebote und -konzepte gelegt.

Es ist also zu unterscheiden zwischen der Berufswahl und den finanziellen Hilfen bei der beruflichen Eingliederung und Berufstätigkeit. Beides steht insofern in einem Zusammenhang, als bei Menschen mit chronischen Erkrankungen oft krankheitsbedingte Einschränkungen beachtet werden müssen. Um Nachteile besser ausgleichen zu können, stehen Leistungen an Arbeitgeber zur Verfügung. Diese sind allerdings in erster Linie als Vermittlungshilfe gedacht. Werden bestimmte Ausbildungsmethoden, -zeiten oder -orte notwendig, sind Rehabilitationseinrichtungen wie Berufsbildungswerke auch für an Mukoviszidose Erkrankte empfehlenswert. In diesen und anderen speziellen Ausbildungseinrichtungen für Menschen mit Behinderungen können eignungs- und neigungsentsprechende Berufe erlernt werden.

Ausgleich für Arbeitsgeber

Alle Förderungsmöglichkeiten hängen sowohl von den Voraussetzungen des einzelnen, den beruflichen Zielen und den Notwendigkeiten der beruflichen Eingliederung ab. Es ist deshalb ratsam, sich in jedem Fall an die zuständige Berufsberatung zu wenden.

Maria Brenner,
Bundesanstalt für Arbeit, Nürnberg

Die Aufgaben der Hauptfürsorgestellen

Die Hauptfürsorgestellen haben vor allem die Aufgabe, die Berufstätigkeit Schwerbehinderter zu fördern. Ihr Tätigkeitsbereich wird im folgenden kurz umrissen.

Sicherung der Beschäftigung schwerbehinderter Arbeitnehmer
Die Hauptfürsorgestellen haben die Aufgabe, die Arbeitsplätze *beschäftigter* schwerbehinderter *Arbeitnehmer* zu sichern. Die Vermittlung Arbeitsloser und die Eingliederung von arbeitslosen

Personen sind dagegen Aufgaben der Arbeitsverwaltung. Wegen der Verzahnung der beruflichen Eingliederung und der Sicherung bestehender Beschäftigungsverhältnisse sind die Hauptfürsorgestellen verpflichtet, in enger Zusammenarbeit mit der Bundesanstalt für Arbeit und deren Dienststellen dafür zu sorgen, daß die öffentlichen und privaten Arbeitgeber ihre Verpflichtungen gegenüber den Schwerbehinderten erfüllen.

Verpflichtungen der Arbeitgeber gegenüber Schwerbehinderten

Um die Chancen von Schwerbehinderten im Beruf zu verbessern, hat der Gesetzgeber im Schwerbehindertengesetz (SchwbG) festgelegt: Arbeitgeber mit mindestens 16 Arbeitnehmern, die ihrer Verpflichtung, 6 v.H. Schwerbehinderte zu beschäftigen, nicht nachkommen, müssen für jeden nicht besetzten Pflichtplatz 200,– DM je Monat *Ausgleichsabgabe* an die Hauptfürsorgestellen abführen.

Hilfen zur Förderung der Eingliederung im Arbeits- und Berufsleben

Ausgleichsabgabe

Die Hauptfürsorgestellen erbringen *aus der Ausgleichsabgabe* eine Vielzahl von Leistungen an Schwerbehinderte, Gleichgestellte und deren Arbeitgeber.

Als *schwerbehindert* gelten Personen mit einem Grad der Behinderung von mindestens 50 Prozent. Als Behinderung bezeichnet man dabei jeden bleibenden körperlichen, geistigen oder seelischen Schaden, der eine dauerhafte Beeinträchtigung des täglichen Lebens zur Folge hat. Der Grad der Behinderung (GdB) wird je nach Auswirkung der vorhandenen Funktionseinschränkung von den Versorgungsämtern nach bundesweit einheitlichen Kriterien festgestellt.

Grad der Behinderung

Bei der Mukoviszidose sehen die ärztlichen Anhaltspunkte für die Feststellung des Grades der Behinderung Werte zwischen 20 und 100 vor. Der festzustellende Grad der Behinderung hängt von der individuellen Funktionsbeeinträchtigung ab.

Personen mit einem Grad der Behinderung von weniger als 50, aber mindestens 30 Prozent, sollen auf ihren Antrag vom Arbeitsamt *den Schwerbehinderten gleichgestellt* werden, wenn sie infolge ihrer Behinderung ohne die Gleichstellung einen geeigneten Arbeitsplatz nicht erlangen oder nicht behalten können. Der Gleichgestellte hat zum Beispiel Anspruch auf Leistungen der begleitenden Hilfe und den besonderen Kündigungsschutz nach dem SchwbG.

Die Hauptfürsorgestellen unterstützen die *berufstätigen* Schwerbehinderten und Gleichgestellten im Wettbewerb mit Nichtbehinderten und sorgen dafür, daß sie in ihrer sozialen und wirtschaftlichen Stellung wegen der behinderungsbedingten Einschränkungen keine Nachteile erleiden (Nachteilsausgleich). Dies wird sowohl durch persönliche als auch durch finanzielle Unterstützung erreicht. *Nachteilsausgleich*

Die Leistungspalette im Rahmen der begleitenden Hilfe umfaßt: behinderungsgerechte Arbeitsplatzausstattung, finanzieller Ausgleich bei behinderungsbedingten Belastungen des Arbeitgebers, Kraftfahrzeughilfen, Hilfen zur wirtschaftlichen Selbständigkeit, Hilfen zur Beschaffung, Ausstattung und Erhaltung einer behinderungsgerechten Wohnung, Hilfen zur Erhaltung der Arbeitskraft und Hilfen zur Teilnahme an Maßnahmen zur Erhaltung und Erweiterung beruflicher Kenntnisse und Fertigkeiten. *Leistungspalette*

Die Leistungen der begleitenden Hilfe zur Sicherung der beruflichen Eingliederung sind Sozialleistungen. Sozialleistungen werden nach dem Sozialgesetzbuch (SGB) von unterschiedlichen Sozialleistungsträgern erbracht. Leistungen der beruflichen Eingliederung und Arbeitsförderung beispielsweise werden von der Bundesanstalt für Arbeit und Leistungen der Sozialversicherung von den Rentenversicherungsträgern durchgeführt. *Wer erbringt die Leistungen?*

Erst wenn kein anderer Sozialleistungsträger im Rahmen der einschlägigen Bestimmungen für die erforderliche Hilfe zuständig ist, dürfen die Hauptfürsorgestellen Leistungen für Schwerbehinderte erbringen.

So werden Kraftfahrzeughilfen demjenigen gewährt, der wegen seiner Behinderung nur mit einem Kraftfahrzeug seinen Arbeitsplatz erreichen kann. Die gesundheitlichen Voraussetzungen hierfür können bei schweren Auswirkungen der Mukoviszidose (und damit bei einem hohen Grad der Behinderung) vorliegen. *Kraftfahrzeughilfen*

Die Arbeitsämter sind für Behinderte zuständig, die noch keine fünfzehn Jahre Sozialversicherungsbeiträge entrichtet haben. Für behinderte Arbeitnehmer, die bereits mehr als fünfzehn Jahre berufstätig waren, kommt als Kostenträger der Rentenversicherungsträger in Frage. Gibt es keinen vorrangig zuständigen Kostenträger, wie zum Beispiel bei Selbständigen, kommt für Leistungen die Hauptfürsorgestelle in Betracht.

Kündigungsschutz

Das Arbeitsverhältnis eines Schwerbehinderten oder Gleichgestellten darf immer erst dann gekündigt werden, wenn dazu die Zustimmung der Hauptfürsorgestelle vorliegt. Die Hauptfürsorgestelle prüft, ob die Kündigung aus personen-, verhaltens- oder betriebsbedingten Gründen erfolgen soll. Bei personenbedingten Kündigungsgründen, wie zum Beispiel behinderungsbedingte Leistungseinschränkungen, prüft die Hauptfürsorgestelle, ob diese Einschränkungen mit Hilfe von technischen Arbeitsplatzausstattungen oder sonstigen Maßnahmen beseitigt werden können, um dadurch die Kündigung des Arbeitnehmers zu vermeiden. Ist das nicht möglich, erfolgt eine Interessenabwägung zwischen dem Interesse des Schwerbehinderten am Erhalt seines Arbeitsplatzes und dem Interesse des Arbeitgebers an der wirtschaftlichen Führung seines Betriebes. Bei verhaltensbedingten Kündigungen, die nicht im Zusammenhang mit der Behinderung stehen, hat die Hauptfürsorgestelle unter dem Aspekt des Nachteilsausgleiches gegenüber Nichtbehinderten nur wenige Möglichkeiten der Einflußnahme. Bei betriebsbedingten Kündigungsgründen prüft die Hauptfürsorgestelle beim Wegfall einzelner Arbeitsplätze, ob der Betroffene nicht auf einem anderen, freien Arbeitsplatz beschäftigt werden kann. Die Sicherung des Arbeitsverhältnisses wird um so schwieriger, je mehr Arbeitsplätze wegfallen.

Annita Reidel,
Arbeitsgemeinschaft Deutscher Fürsorgestellen

Das Bewerbungsgespräch: Muß ich meine Erkrankung nennen?

Inwieweit muß ich meinem zukünftigen Arbeitgeber Auskunft über die Erkrankung geben?

Zu dieser Frage gibt es keine gesetzlichen Regelungen. Vielmehr ist hier die Verfahrensweise durch zahlreiche Urteile von Arbeitsgerichten geprägt. Da es sich im folgenden um juristische Sachverhalte handelt, sind die Formulierungen zum Teil global und schwer verständlich. Dies war nicht zu vermeiden, da sonst die Hinweise unpräzise und sogar inhaltlich falsch geworden wären. Bei Rückfragen kann man sich an die SozialarbeiterInnen in CF-Ambulanzen, die Behindertenberatung der Arbeitsämter oder an die Verfasser wenden.

Gesetzlich nicht geregelt

Wie müssen Fragen im Bewerbungsgespräch beantwortet werden?

Grundsätzlich sind im Bewerbungsgespräch und im Personalfragebogen folgende Arten von Fragen zu unterscheiden:

- Fragen, die zulässig sind (nach früheren Arbeitgebern, Wohnort). Sie müssen wahrheitsgemäß beantwortet werden.
- Fragen, die unzulässig sind (nach Schwangerschaft, wenn sich Männer und Frauen bewerben). Sie müssen nicht wahrheitsgemäß beantwortet werden: »Recht zur Unwahrheit«. Man kann diese Fragen als »nicht zur Sache gehörig« höflich und vorsichtig abweisen.
- Fakten, bei denen eine Offenbarungspflicht herrscht. Hier muß der Bewerber von sich aus Informationen geben, ohne aufgefordert zu werden.

Zulässige und unzulässige Fragen

Wie ist die Situation ohne Schwerbehindertenausweis?

- Offenbarungspflicht bezogen auf die CF besteht, wenn der Bewerber erkennen muß, daß er wegen der Behinderung die vorgesehene Arbeit nicht leisten kann oder eine deswegen beschränkte Leistungsfähigkeit für die vorgesehene Arbeit von ausschlaggebender Bedeutung ist. (Aber sollte man sich überhaupt für eine solche Stelle bewerben? – Anmerkung des Verfassers)

- Zulässig ist die Frage, wenn die CF für die Stelle von Bedeutung ist.
- Unzulässig ist die Frage nach der chronischen Erkrankung, wenn diese Erkrankung keinen Einfluß auf die Leistung gemäß Arbeitsvertrag hat.

Wie ist die Situation mit Schwerbehindertenausweis?

- Offenbarungspflicht besteht – wie oben – wenn der Bewerber erkennen muß, daß er wegen der Behinderung die vorgesehene Arbeit nicht leisten kann oder eine deswegen beschränkte Leistungsfähigkeit für die vorgesehene Arbeit von ausschlaggebender Bedeutung ist. (Aber: Sollte man sich überhaupt um eine solche Stelle bewerben? – Anm. d. Verf.)
- Grundsätzlich ist die Frage nach der Schwerbehinderteneigenschaft zulässig und muß – wie oben ausgeführt – somit wahrheitsgemäß beantwortet werden.

Drei weitere Gesichtspunkte möchten wir noch ansprechen:

- Wer die mit der Schwerbehinderteneigenschaft verbundenen »Nachteilsausgleiche« auch im Arbeitsleben in Anspruch nehmen möchte (unter anderem Zusatzurlaub, erweiterter Kündigungsschutz), muß auf die Schwerbehinderung hinweisen.
- Andererseits gibt es manche Mukoviszidose-Betroffene, die nicht angeben, daß sie einen Schwerbehindertenausweis haben und die Rechte daraus nicht in Anspruch nehmen. »Wo kein Kläger ist, ist auch kein Beklagter.« Denn wie soll herauskommen, daß der Mukoviszidose-Betroffene einen Schwerbehindertenausweis hat? Dieses Verhalten ist angesichts der Arbeitsmarktlage menschlich verständlich, rechtlich bewegt man sich jedoch in einer »Grenzzone«.

Offenheit und Vertrauensverhältnis
- Auch wenn rein rechtlich keine Offenbarungspflicht besteht, sollte doch beachtet werden, daß Offenheit Voraussetzung für ein gutes Vertrauensverhältnis zwischen Arbeitnehmer

und Arbeitgeber ist. Dies sollte Grundlage jeder Beschäftigung sein.

Welche Konsequenzen hat eine Verletzung der Offenbarungspflicht bzw. eine falsche Antwort auf zulässige Fragen?

Rein rechtlich ist in diesen Fällen eine Anfechtung des Arbeitsvertrages durch den Arbeitgeber nach § 123 BGB wegen arglistiger Täuschung denkbar. Diese Anfechtung hat die grundsätzliche Unwirksamkeit (§ 142 BGB) des Arbeitsvertrages für die Zukunft (ex nunc) zur Folge. Allerdings wird im allgemeinen eine Anfechtung unwirksam, wenn das Arbeitsverhältnis einige Jahre bestanden hat (in der Regel 3 Jahre) und der Anfechtungsgrund für die Durchführung des Arbeitsverhältnisses keine Bedeutung mehr hat. In diesem Fall spricht man von »Vertrauenserwerb«, der stattgefunden hat: Eine Anfechtung würde in diesem Fall gegen den Grundsatz von Treu und Glauben verstoßen. Im Fall einer Anfechtung sind Kündigungsschutzvorschriften nicht anzuwenden. *Arglistige Täuschung*

Es handelt sich hierbei um rechtliche Möglichkeiten. Inwieweit der Arbeitgeber sie ausschöpft, ist von Fall zu Fall verschieden. Bei einem Arbeitnehmer, mit dem er zufrieden ist, wird dies sicher kaum der Fall sein. *Wichtig!*

Thomas Malenke, Toralf Hüttner
Auszug aus: In den Beruf mit Mukoviszidose.
Ein Ratgeber. Hrsg. CF-Selbsthilfe Bundesverband

Bewerbungsstrategien aus persönlicher Sicht

Ich möchte einige Bewerbungsstrategien aus persönlicher Sicht vorstellen und durch eigene Erfahrungen ergänzen. Da bei CF der Gesundheitszustand sehr unterschiedlich sein kann, sollte sich jeder überlegen, welche Strategie für ihn persönlich die beste bzw. die machbare ist. Grundsätzlich gilt: Je besser der

Gesundheitszustand, desto mehr Eigeninitiative ist möglich und sollte auch ergriffen werden, denn dadurch steigen die Chancen.

Bereits bei schriftlicher Bewerbung CF und Behinderung erwähnen

Man kann bei der schriftlichen Bewerbung bereits die CF erwähnen. Die Beilage von Informationsmaterial ist empfehlenswert, da CF leider immer noch nicht überall bekannt ist. In einem selbst zusammengestellten Infoblatt kann kurz auf die Krankheit, den persönlichen Gesundheitszustand und die erforderliche Therapie eingegangen werden. Der Umfang sollte jedoch eine DIN-A4-Seite nicht überschreiten, da Personalchefs unter vielen Bewerbungen auswählen müssen. Deshalb schreckt zuviel »Lesearbeit« ab. Eventuell kann man durch einen Hinweis auf den Lebenslauf seine Leistungsfähigkeit belegen (zum Beispiel Studium absolviert, freiwillig zusätzliche Fächer belegt). Ich hatte im Zeugnis in Sport »sehr gut« stehen. Aufgrund dieser Tatsache wurde die Krankheit als nicht gravierend angesehen.

Das persönliche Infoblatt

Bei schriftlichen Bewerbungen bei größeren Firmen kann die Erwähnung der Behinderung durchaus von Vorteil sein. Die Bewerbung muß dann automatisch an die Schwerbehindertenvertretung weitergegeben werden. Dadurch kann die Einstellungschance steigen.

Schwerbehinderung erst im Vorstellungsgespräch erwähnen

Dies hat den Vorteil, daß man bereits die erste Hürde der Bewerbung geschafft hat. So zeigt man, daß trotz Behinderung gute Leistungen möglich sind. Schwierig ist dann die Nennung der CF im Gespräch. Wie bringe ich das Gesprächsthema darauf? Wann erwähne ich die CF? Als ich mich mit sechzehn Jahren als kaufmännisch Auszubildender beworben habe, habe ich ein Schreiben meiner Eltern (in dem CF genannt wurde) am Anfang des Gesprächs übergeben. Da ich damals noch nicht so wortgewandt war, war dies eine gute Möglichkeit, die CF zur Sprache zu bringen. Die Reaktionen waren unterschiedlich: Manche lasen den Brief sofort, andere später oder vielleicht auch gar nicht. Aber alle Firmen telefonierten mit meinen Eltern und informierten sich. Später habe ich die Information dann selber in die Hand genommen. Meistens wartete ich bis an das Gesprächsende und fing dann an: »Ich will noch erwähnen...« Manchmal wurde ich aufgrund eines »Husters« angesprochen mit der Frage: »Sind Sie erkältet?« Man sieht daran, daß Personalchefs sehr aufmerksam auf alles achten.

Informationen über CF am Gesprächsende

Arbeitsfindung mit Hilfe des Arbeitsamtes

Bei den Arbeitsämtern gibt es Berufsberater für Schwerbehinderte. Diese helfen nicht nur bei der Berufswahl, sondern versuchen auch, Ausbildungsplätze für Behinderte zu vermitteln. Der zuständige Berufsberater setzt sich mit den Firmen in Verbindung. Das Arbeitsamt bietet den auszubildenden Firmen finanzielle Unterstützung an, die je nach Fall unterschiedlich hoch sind. Bei diesen Beratungsgesprächen werden eventuell Eignungstests mit psychologischem Gespräch durchgeführt. Dabei möchte der Berufsberater einen Überblick über die Leistungsfähigkeit erhalten. Außerdem besteht die Möglichkeit, über das Arbeitsamt einen Ausbildungsplatz an einem Berufsbildungswerk oder Ausbildungszentrum zu erhalten. Dort wird die Ausbildung wie an einer richtigen Firma durchgeführt.

Berufsberater für Schwerbehinderte

Anmerkungen und Tips

- Man darf sich nie auf mündliche Zusagen verlassen. Diese Erfahrung mußte ich leider machen. Beim mündlichen Gespräch war alles klar. Die Aussage war: »CF – das macht uns nichts aus, die Krankheit kennen wir von Bekannten.« Bis heute warte ich noch auf den schriftlichen Vertrag.
- Je mehr Bewerbungsgespräche erfolgen, desto erfahrener und wortgewandter wird man. Jedesmal, wenn bei mir wieder eine Bewerbungsphase anstand, waren die ersten Vorstellungsgespräche nicht erfolgreich. Aufgrund der Erfahrungen wird man dann immer besser. Also: Flinte nicht gleich ins Korn werfen, sondern: Übung macht den Meister. Ein Bewerbungsgespräch kann auch zu Hause geübt werden. Bei

Wichtig!

gesprochenen Sätzen fallen sofort die Lücken auf (im Gegensatz zu gedachten). Eine »Das bringe ich schon irgendwie hin«-Einstellung ist gefährlich. Jedes Vorstellungsgespräch ist wichtig und stellt eine Chance dar, die vielleicht nicht so schnell wiederkommt.

- Mehrere Bewerbungswege parallel beschreiten, zum Beispiel Bewerbung mit Hilfe des Arbeitsamtes und Bewerbungen aus Eigeninitiative ohne das Arbeitsamt.

Bernhard Schnetzer
Mukoviszidose-Betroffener, 33 Jahre

Erfahrungen in der Ausbildung

Ich bin eine der Glücklichen, die beruflich bisher – bezogen auf die Mukoviszidose – keine schlechten Erfahrungen gemacht haben. Um das zu erreichen, gehörte viel Offenheit meinerseits dazu, und zwar ab dem ersten Arbeitstag, eigentlich sogar schon eher. In meinen Bewerbungen habe ich jedesmal erwähnt, daß ich (damals noch) 100 Prozent schwerbehindert bin durch die Stoffwechselerkrankung Mukoviszidose.

Ich habe vor gut sieben Jahren bei der LVA Westfalen nach einem Test und Vorstellungsgespräch angefangen mit meiner ersten Ausbildung zur Sozialversicherungsfachangestellten. Im Vorstellungsgespräch wurde ich intensiv zu der Krankheit befragt und vor allem, wie ich selbst dazu stehe. Ich habe offen erzählt und konnte dadurch überzeugen, nehme ich an. Das Haus, in dem ich arbeite, umfaßt über zweitausend Mitarbeiter. So durchlief ich mehrere Büros. Ich empfand es als sehr lästig, wenn ich jedesmal wieder erklären mußte, warum ich denn soviel huste und warum es gar nicht besser wird. Ich hatte jedesmal Angst, wenn ich in ein neues Büro wechseln mußte. Nur einmal mußte ich dann noch darum bitten, das Rauchen zu unterlassen. Die Kollegen folgten dann aber auch meiner Bitte. Ich finde es immer wieder schwierig, jemandem, mit dem ich zu-

Offen meine Krankheit dargelegt

Bitte nicht rauchen!

sammenarbeite, das umfassende Krankheitsbild mit Folgen und Nebenwirkungen kurz so zu erklären, daß er versteht, was es bedeutet, mit Mukoviszidose zu leben. Deshalb dauert es lange, bis ich mich in einem Büro, das etwa zwölf Leute umfaßt, richtig wohl fühle.

Meine zweite Ausbildung als Verwaltungsinspektoranwärterin, die weitere drei Jahre dauerte, wurde durch viele Fehlzeiten und I. V.-Therapien unterbrochen. Dadurch habe ich sehr viel verpaßt und mußte mir den Stoff in mühevollem Selbststudium beibringen. Man bot mir zwar oft Hilfe an, jedoch habe ich sie aus Zeitmangel selten in Anspruch genommen.

In den letzten eineinhalb Jahren der Ausbildung habe ich in der LVA immer nur fünfeinhalb Stunden täglich gearbeitet. Ich hatte von der Anstrengung, morgens vor der Arbeit und abends wieder mindestens je eine Stunde Atemtherapie machen zu müssen, die Nase voll und wollte mein Leben mehr genießen, soweit es mit CF möglich ist. Also holte ich mir ein entsprechendes Attest von meiner behandelnden Ärztin in der Uni-Klinik und überreichte es zusammen mit einem Antrag meinem Arbeitgeber. Innerhalb von zwei Tagen gab die Ausbildungsleitung ihr Okay. Trotzdem habe ich die Ausbildung als sehr anstrengend empfunden. Nach jeder Fehlzeit konnte ich mit dem Lernen bei »Null« anfangen. Das hat zur Folge, daß ich noch heute, nach der Ausbildung, mehr nachlesen muß als andere, weil ich mich während meiner Fehlzeiten voll darauf konzentrierte, die Krankheit wieder in den Griff zu bekommen.

Ich habe meine nicht gerade spannende Tätigkeit zu schätzen gelernt, da ich die Unterstützung, die mir gegeben wurde, nicht überall bekommen hätte. Mir wurde schon vor dem Ende der Ausbildung freigestellt, wieviel Stunden ich anschließend täglich arbeiten wollte, allerdings dann als Angestellte, nicht im Beamtenverhältnis, wo zur Zeit nur volle Stellen möglich sind. So habe ich mich für täglich fünfeinhalb Stunden entschieden und schaffe das derzeit noch sehr gut. Sollte ich mal an einen Tag keine fünfeinhalb Stunden schaffen, kann ich auch eher gehen oder später anfangen. Die Kollegen in meinem Büro und al-

Persönliche Arbeitszeit-regelung

le anderen wichtigen Personen, die damit in Berührung kommen, wissen darüber Bescheid.

Womit ich nicht so gut zurechtkomme, ist der Zwiespalt, der sich jetzt für mich ergibt. Einerseits möchte ich nicht überflüssig bzw. sogar notwendig sein, andererseits möchte ich aber auch jederzeit ohne schlechtes Gewissen krank sein dürfen und fehlen. Vielleicht läßt sich das irgendwann durch Gespräche auch noch lösen.

Bettina Boecker, Mukoviszidose-Betroffene,
Diplom-Verwaltungswirtin, 26 Jahre

Studium bei Mukoviszidose

BAföG für behinderte Studenten

Für alle Studierenden, also auch für Studierende mit Mukoviszidose, steht Ausbildungsförderung nach dem Bundesausbildungsförderungsgesetz (BAföG) zur Studienfinanzierung an erster Stelle, wenn keine ausreichenden eigenen Mittel zur Verfügung stehen oder kein anderer Kostenträger das Studium finanziert. Das BAföG berücksichtigt die besondere Situation von Studierenden mit Behinderungen oder chronischen Krankheiten, zu denen auch die Mukoviszidose zählt, durch verschiedene Bestimmungen. Bei der Ermittlung des Einkommens der Eltern wird auf Antrag ein zusätzlicher Härtefreibetrag angesetzt (§ 25 Abs. 6 BAföG). Berücksichtigt wird nicht nur eine Behinderung oder chronische Krankheit des Studierenden, sondern auch die eines Unterhaltsverpflichteten (Elternteil, Ehegatte) oder eines anderen unterhaltsberechtigten Familienmitglieds.

Förderungsdauer

Darüber hinaus kann die Förderungshöchstdauer verlängert werden, wenn sie aufgrund einer Behinderung überschritten worden ist (§ 15 Abs. 3 Nr. 5 BAföG). Dabei ist jedoch im Einzelfall nachzuweisen, um welchen Zeitraum sich das Studium aufgrund der Behinderung verlängert hat und daß eine Verhinderung der eingetretenen Verzögerung nicht möglich und nicht zumutbar gewesen ist. Behinderungsbedingt verlängerte Studienzeiten werden hierbei als Zuschuß gewährt.

Bei der Rückzahlung des Darlehensanteils können BAföG-Empfänger/-innen die Berücksichtigung ihrer behinderungsbedingten Aufwendungen geltend machen. Dadurch erhöht sich die Einkommensgrenze, bis zu der von der Rückzahlung freigestellt wird (§ 18a Abs. 1 BAföG). *Rückzahlung*

Behinderungsbedingte Mehrausgaben während des Studiums finden beim BAföG keine Berücksichtigung. Hierfür können unter bestimmten Voraussetzungen Leistungen nach dem Bundessozialhilfegesetz (BSHG) in Anspruch genommen werden. Die Sozialhilfe umfaßt zwei Arten: die Hilfe zum Lebensunterhalt und die Hilfe in besonderen Lebenslagen. Die Hilfe zum Lebensunterhalt hat das zum täglichen Leben notwendige Existenzminimum zu sichern. Sie kommt insbesondere für die Kosten für Ernährung und Unterkunft auf (12 Abs. 1 BSHG). Demgegenüber greift die Hilfe in besonderen Lebenslagen bei außergewöhnlichen Notlagen ein, insbesondere bei Krankheit und Behinderung (§ 27 Abs. 1 und 12 BSHG). Kennzeichnend für beide Arten der Sozialhilfe ist, daß sie nachrangig sind, das heißt sie kommen nur zum Zuge, falls der notwendige Bedarf nicht durch Selbsthilfe oder Leistungen anderer – insbesondere unterhaltsverpflichteten Angehörigen oder anderer Sozialleistungsträger – erfüllt werden kann (§ 2 Abs. 1 BSHG). *Sozialhilfeleistungen*

Als Leistungen im Rahmen der Hilfe in besonderen Lebenslagen könnte für Studierende mit Mukoviszidose beispielsweise die Eingliederungshilfe in Betracht kommen. Hierüber könnte den Studierenden unter Umständen ein Büchergeld gezahlt werden, wenn sie aufgrund ihrer Beeinträchtigungen Bibliotheken nicht im üblichen Umfang nutzen können. *Hilfe in besonderen Lebenslagen*

Bei den Leistungen im Rahmen der Hilfe zum Lebensunterhalt kommen beispielsweise Zuschläge wegen Erwerbsunfähigkeit, Behindertenausbildung oder kostenaufwendigerer Ernährung in Betracht.

Auch im Rahmen der Studien- und Prüfungsordnungen können besondere Bedürfnisse von Studierenden mit Behinderungen oder chronischen Krankheiten berücksichtigt werden. Sofern nicht in speziellen Bestimmungen auf die besondere Situa- *Studien- und Prüfungsordnungen gewähren Hilfe*

tion behinderter Studierender Rücksicht genommen wird, ist dies aus dem Gleichheitsgrundsatz und dem Sozialstaatsprinzip des Grundgesetzes für die Bundesrepublik Deutschland (GG) und hier aus Art. 3 und Art. 20 GG herzuleiten. Durch die Gewährung und Schaffung einer angemessenen Studien- und Prüfungssituation soll eine Annäherung an die Ausgangsbedingungen verwirklicht werden. Dieser Gedanke kommt auch in der Empfehlung der Kultusministerkonferenz vom 25. Juni 1982 zum Ausdruck, nach der Prüfungsordnungen die erforderlichen Voraussetzungen dafür schaffen sollen, daß von den zuständigen Prüfungsstellen zur Wahrung der Chancengleichheit für behinderte Studierende in sachgerechter Weise Ausnahmeregelungen getroffen werden. In den Allgemeinen Bestimmungen für Diplom- und Magisterprüfungsordnungen sowie in vielen Prüfungsordnungen für Staatsexamina ist jeweils ein Ausgleich von behinderungsbedingten Nachteilen verankert. Sieht eine Prüfungsordnung noch keine Modifikation vor, muß sich der oder die Studierende rechtzeitig mit dem Prüfungsausschuß bzw. mit dem Prüfer in Verbindung setzen.

So können beispielsweise folgende Modifikationen von Studien- und Prüfungsordnungen beantragt werden: Zeitverlängerung für Hausarbeiten, Klausuren usw.: Verlängerung der Prüfungszeit, wenn die Prüfungsvorbereitungen wegen des schlechten Gesundheitszustandes unterbrochen werden mußten; Abänderung von Praktikumsbestimmungen, unter Umständen auch Verzicht auf ein Praktikum

Durch den Ausgleich behinderungsbedingter Nachteile in Prüfungen wird die Qualität der erbrachten Leistung nicht herabgesetzt. Die Prüfungsmodifikationen dienen allein dem Ausgleich von Nachteilen, die behinderten Studierenden gegenüber anderen Prüfungsteilnehmer/-innen entstehen.

Verschiedene Beratungsstellen Eine gründliche Studienplanung und -vorbereitung trägt entscheidend dazu bei, Zeitverluste zu vermeiden. Im Arbeitsamt berät ein Berufsberater auf Wunsch Studierende mit Behinderungen und chronischen Krankheiten in Fragen der Berufsfindung. Bei den Studienberatungsstellen der Hochschulen erhalten Studieninteressierte Informationen und Beratung zu Studienablauf, Anforderungen und zur allgemeinen Situation im Hochschulort. Die Studienberatungsstellen können auch eventuelle weitere Ansprechpartner nennen, die sich mit der spezifischen Beratung behinderter Studierender befassen.

Fast alle Hochschulen haben eine oder einen Beauftragte/n für Behindertenfragen benannt. Diese sind mit der Studiensituation an der jeweiligen Hochschule vertraut und können behinderte Studienbewerber/innen bei der Klärung wichtiger Fragen, wie der Möglichkeit des Nachteilsausgleichs, unterstützen. Die Anschriften der Beauftragten für Behindertenfragen sind in der Informationsschrift »Studien- und Berufswahl« angeführt, die von den Arbeitsämtern für Schulabsolventen/innen herausgegeben wird, sowie in der Broschüre »Behinderte studieren« des Deutschen Studentenwerks (DSW): Die Studentenwerke beraten Studierende in sozialen und wirtschaftlichen Fragen, die mit dem Studium zusammenhängen. Viele örtliche Studentenwerke haben zu diesem Zweck Sozialberatungsstellen eingerichtet. Die Adressen der Sozialberatungsstellen sind ebenfalls der Broschüre »Behinderte studieren« zu entnehmen.

Beauftragte für Behinderte

Studentenwerke

An einigen wenigen Hochschulorten gibt es inzwischen auch Beratungsstellen für behinderte Studierende, so in Berlin, Bochum, Dortmund, Frankfurt, Marburg, Regensburg und Tübingen. Anschriften und Ansprechpartner sind ebenfalls in der genannten Broschüre zu finden.

Weitere Info-möglichkeiten

Informieren können sich behinderte Studieninteressenten/innen zusätzlich auch beim Allgemeinen Studentenausschuß (AstA) der jeweiligen Hochschule. In den Sozial- und Erstsemesterinfos der Studierendenvertretungen sind häufig Hinweise für Studierende mit Behinderungen enthalten.

An einer Reihe von Hochschulorten gibt es außerdem Interessengemeinschaften behinderter und nichtbehinderter Studierender. Auch an die Interessengemeinschaften können sich Studienbewerber mit Behinderungen wenden, um Informationen und Unterstützung zu erhalten. In diesen Gruppen haben sich behinderte und nichtbehinderte Studierende zusammengeschlossen, um gemeinsam die Interessen von Studierenden mit Behinderungen zu artikulieren. Darüber hinaus bieten sie Beratung, Erfahrungsaustausch und partnerschaftliche Hilfe an. Eine Liste der Interessengemeinschaften liegt der Broschüre »Behinderte studieren« bei. Die Broschüre kann angefordert werden unter der Anschrift

Hilfreiche
Broschüre

Deutsches Studentenwerk
Beratungsstelle für behinderte Studienbewerber und Studenten
Weberstraße 55
53113 Bonn
Tel.: 02 28/2 69 06 75
Fax: 02 28/26 40 62
e-mail: www.dsw@studentenwerke.de

Behinderte Studierende können sich auch an diese Beratungsstelle wenden, wenn sie besondere Probleme haben und die anderen Stellen nicht weiterhelfen können.

Renate Langweg-Berhörster,
Deutsches Studentenwerk, Bonn

Berufstätigkeit und Studium

Seit dem 1. Oktober 1997 studiere ich Sozialarbeit in Ravensburg Weingarten. Ich bin an CF erkrankt und möchte schildern, wie ich auf die Idee gekommen bin zu studieren und was man zu Beginn eines Studiums alles beachten sollte. Ich möchte darauf aufmerksam machen, daß es meine eigenen Erfahrungen und Meinungen sind, die ich ausführen werde. Es gibt sicherlich viele, die einiges anders als ich sehen.

Lehre

Ich wollte eigentlich schon immer studieren. Das fing folgendermaßen an. Ich habe zuerst eine Lehre zum Bürokaufmann im öffentlichen Dienst gemacht, die ich für mich zufriedenstellend abschloß. Leider standen nicht genügend Planstellen zur Verfügung, so daß ich nach der Lehre nur für zwei weitere Monate eingestellt werden konnte. Da kam für mich die Frage auf: »Möchtest du das dein ganzes Leben machen?« Buchführung, Rechnungskontrolle, Gehaltsabrechnungen usw. usw. Nach diesen zwei Monaten beschloß ich, mein Fachabitur in Wirtschaft zu absolvieren. Leider schaffte ich den Numerus clausus nicht, so konnte ich mich nicht gleich für ein Studium bewerben. Nun war ich doch arbeitslos. Da ich diesen Zustand nicht akzeptieren wollte, habe ich mir überlegt, in die Computerei zu gehen. Ich blätterte die Tageszeitung durch, und siehe da, es wurde in Osnabrück von einer großen Computerfirma eine Weiterbildung zum Organisationsprogrammierer angeboten. Ich nahm an einer Eignungsprüfung teil und bestand sie. Mit diesem Zeugnis ging ich dann zu einem Behindertenberater des Arbeitsamtes, legte ihm den bestandenen Eignungstest vor und sagte: »Das möchte ich machen, ein Nein akzeptiere ich nicht!« Nach einer kurzen Auseinandersetzung billigte er die Weiterbildung. Ich möchte damit sagen, daß man Eigeninitiative ergreifen muß. Krankheiten öffnen einem auch mal unverhoffte Wege.

Weiterbildung zum Programmierer

Nach diesem für mich erfolgreichen Jahr in Osnabrück (weg von zu Hause und auf eigenen Beine stehend) fand ich eine Anstellung zum Organisationsprogrammierer, leider nur in Form eines Honorarvertrags über drei Monate. Nachdem ich das Programm geschrieben hatte, gab es keine weitere Aufgabe mehr für mich. Wieder war ich arbeitslos. Das war die schlimmste Zeit in meinem Leben. Ich zog dann mit meiner Freundin nach Wangen im Allgäu, weil sie dort eine Anstellung in einer Fachklinik fand. Nach genau einem Jahr Arbeitslosigkeit wurde ich als Bürokaufmann angestellt und erhielt die Aufgabe, die betriebseigene EDV-Anlage zu betreuen. Ich war überglücklich. Es war ein gutes Gefühl, wieder zu dieser Gesellschaft zu gehören, auch wenn ich dafür eine 42,5-Stunden-Woche in Kauf nehmen mußte.

Das Glück war jedoch nicht von langer Dauer. Eine Aspergillose (Infektion der Lunge, hervorgerufen durch den Pilz Aspergillus fumigatus, die mit allergischen Reaktionen einhergehen kann, zum Beispiel Asthma bronchiale, und sehr häufig massive

Ein längerer Klinikaufenthalt

Atemnot bewirkt) verdarb mir im Sommer darauf die gute Laune. Ich hatte Angst um meinen Arbeitsplatz, weil ich nur zu gut wußte, wie es ist, arbeitslos zu sein. Aber mein Arzt meinte, ich müßte eine längere Zeit in die Klinik. Ich sah das schließlich ein, weil ich innerhalb eines halben Jahres fünfzehn Kilogramm abgenommen hatte. Das war der erste schwere gesundheitliche Einbruch für mich. In der Klinik dachte ich auch zum erstenmal darüber nach, wie schnell sich das Leben mit CF doch verschlechtern kann.

Aus dieser Erfahrung heraus entschloß ich mich zum Studium der Informatik und bewarb mich an der Fachhochschule Ravensburg Weingarten. Ein Tip von mir, den ich auch erst später erfahren habe: Wenn man einen Schwerbehindertenausweis *Härtefall-* hat, kann es leichter sein, über eine Härtefallregelung einen *regelung* Studienplatz zu erhalten. Als ich das wußte, bin ich zu meinem Arzt gegangen und habe ihn gebeten, mir eine schriftliche Bestätigung zu geben, daß ich als Härtefall gelte. Das hat er anstandslos gemacht, und so habe ich einen Studienplatz erhalten. Ich habe also die Erfahrung gemacht, daß ich aufgrund meiner CF einen Studienplatz bekommen habe, ohne den Numerus clausus zu schaffen. Wie oben schon erwähnt, CF kann auch Horizonte eröffnen.

Nach dem ersten Semester stellte ich fest, daß die Informatik mein Leben nicht ausfüllte. Ich nahm an einer Studienberatung, die die Fachhochschule anbot, teil. Nachdem ich dann wußte, was auf mich in dem Studiengang Sozialarbeit zukommt, habe ich mich entschlossen, an den Fachbereich Sozialarbeit zu wechseln. Das neue Studium gibt mir viel mehr. Ich lerne etwas für mein Leben Wesentliches. Das finde ich für mich wichtig.

Jetzt möchte ich noch etwas zum BAföG sagen. Ich wollte während des Studiums meinen Eltern nicht auf der Tasche lie-
Eltern- gen. Ich erkundigte mich und erfuhr, daß ich ein elternunab-
unabhängiges hängiges BAföG erhalten könnte. Das bekommt derjenige, der
BAföG fünf Jahre selbst sozialversicherungspflichtig gearbeitet hat. Die Ausbildung zählt mit. Es ist also unter dem finanziellen Aspekt

eventuell ein guter Weg, zuerst eine Ausbildung zu machen und zu arbeiten und dann ein Studium zu beginnen.

Zum Studium mit CF kann ich sagen: Da es mir gesundheitlich noch einigermaßen gutgeht, habe ich jetzt nicht so arge Probleme. In der Uni, wo ich nicht inhalieren kann, habe ich immer ein Aerosolspray dabei. Wenn ich meine, daß es angebracht wäre zu inhalieren, nehme ich das. Generell hat man einfach im Studium viel mehr Zeit für sich und für seine Therapie. Das war während meiner Berufstätigkeit bedeutend schwieriger.

Meine Kommilitonen wissen nicht, daß ich CF habe. Ich möchte nicht jedem erklären, was CF im einzelnen ist. Nicht, weil es mir was ausmacht, sondern weil ich keine Lust habe, immer so weit auszuholen. Wenn ich huste, fragen mich schon mal Leute, ob ich mich erkältet habe. Ich sage dann immer: »Nein, es ist chronisch.« Das ist dann bekannt, und damit ist das Thema für mich erledigt. Wenn sie mich dann manchmal beim Nehmen des Sprays sehen, ist für sie die Welt in Ordnung.

Ich bereue den Schritt ins Studentenleben nicht, es eröffnete mir viele neue Perspektiven. Ich habe die Möglichkeit, nette Leute kennenzulernen, und es erschlossen sich mir neue Horizonte. Mit euren Fragen könnt ihr euch jederzeit an mich wenden. Meine Adresse erhaltet ihr über den Mukoviszidose e.V.

Dirk Stanislawski,
Mukoviszidose-Betroffener, 29 Jahre

Ein offener Umgang mit der Erkrankung hilft weiter

Im folgenden möchte ich aus der Sicht eines Einunddreißigjährigen mit Mukoviszidose, der heute eine Pension bezieht, rückblickend Stationen meines beruflichen Werdegangs aufzeigen.

Die Beratung durch einen Berufsberater des Arbeitsamtes und ein Eignungstest ergaben, daß eine Lehre als Werbekaufmann für mich wie maßgeschneidert wäre. Leider gab es in unserer Region keine derartige Ausbildungsstelle. So bewarb ich mich im Stuttgarter Raum für die Ausbildung als Industriekaufmann. Keine der rund dreißig Ausbildungsstätten lud mich zu einem Test oder persönlichen Gespräch ein. Noch heute ist mir unklar, ob dies an meinen unterdurchschnittlichen Realschulleistungen oder an meiner Offenheit über Grad und Ursache meiner Behinderung lag. Die Berufsberatung für Schwerbehinderte empfahl mir eine Arbeit im öffentlichen Dienst. Nachdem mir sowohl das Finanzamt als auch die Stadtverwaltung Absagen erteilt hatten, bot mir einzig die Deutsche Bundespost eine Stelle an. Im September 1982 begann die Einführung in den mittleren nichttechnischen Postdienst, das heißt, ich wurde Schalterbeamter.

Ablehnung – was war die Ursache?

Im Laufe meiner knapp fünfzehnjährigen Berufszeit machte ich höchst unterschiedliche Erfahrungen. Anfänglich klärte ich niemanden über meine Krankheit auf. Nach Beendigung meiner Ausbildung stiegen die Fehlzeiten an. Mein Leistungsvermögen schätzten die Kollegen und Vorgesetzten in gleichem Maße als geringer ein. Die Schichtarbeit im Innendienst mit teilweise körperlichen Tätigkeiten, aber auch mein sorgloser Umgang mit meinem Körper führten zu einer dramatischen Verschlechterung meines Allgemeinzustandes.

Nach einem längeren Kuraufenthalt wechselte ich in den Verwaltungsbereich. Dies war das Ergebnis mehrerer Gespräche zwischen Sozialbetreuung, Betriebsrat und Vorgesetzten. Die Arbeitsbedingungen verbesserten sich. In der ausgedehnten Mittagspause konnte ich zur Inhalation nach Hause gehen. Durch den geregelten Tagesablauf und die Möglichkeit, die Physiotherapie in den Berufsalltag zu integrieren, stabilisierte sich mein Zustand. Ich schuf Vertrauen durch Leistung. Meine Zuverlässigkeit wurde alsbald geschätzt. Der Türöffner in prekären Situationen war der offene Umgang mit meiner Krankheit. So wurden mir zum Beispiel zwei Jahre Urlaub ohne Besoldung gewährt. Während eines freiwilligen sozialen Jahres konnte ich etwas von der empfangenen Hilfe an seelenpflegebedürftige Kinder und Jugendliche weitergeben. Zwei Jahre später konnte

Ich lernte, offen mit der Krankheit umzugehen

ich mein schulisches Defizit ausgleichen. Beim Erwerb der Fachhochschulreife an einem einjährigen Berufskolleg entdeckte ich die Freude am Lernen.

Nach meiner Rückkehr zur Post wurde ich zum Aufstieg in den gehobenen Dienst zugelassen. Es folgten drei Jahre Studium. In dieser Zeit nahm ich dann, zusätzlich zu dem jährlichen Sonderurlaub für Schwerbehinderte, auch Prüfungserleichterungen in Anspruch. Ich beantragte Zeitverlängerung. Dies ließ mich besser schlafen und ruhiger antworten. Nach bestandener Prüfung zum Diplom-Verwaltungswirt (FH) folgte die praktische Bewährung. Aus übertriebenem Ehrgeiz und Pflichtbewußtsein erlegte ich mir selbst Überstunden auf. Der neuen Herausforderung – dem neuen Wind, der in unserem Unternehmen wehte – stellte ich mich. Er blies mich um. Nach wenigen Monaten waren die Alarmsignale nicht mehr zu überhören. *Drei Jahre Studium*

Selbst in dieser Lage brachte mir meine Offenheit jede Form der Unterstützung. Das Verständnis der Kollegen war beruhigend. Es war ein schwerer Schritt, die Früchte des Studiums nicht mehr ernten zu können, drehte sich doch ein Großteil meines Lebens um den Beruf. Ohne den Beistand meiner Freundin und Familie und die Gespräche mit unserem Psychologen hätte ich mein Schicksal vermutlich nochmals herausgefordert. *Verständnis der Kollegen war beruhigend*

Während des aktiven Berufsleben wurde mir zwar mehrmals die Chance verwehrt, durch meine persönlichen Leistungen zu überzeugen, beispielsweise bei den Bewerbungen um einen Ausbildungsplatz. In diesen Augenblicken zählte nicht ich als Individuum, sondern die Krankheit, das Handicap. Gleichzeitig war mir die CF aber auch Instrument, um meinen Zukunftsplänen Nachdruck zu verleihen.

Im Laufe meines Lebens verfolgte ich, soweit wie möglich, meine persönlichen Ziele. Beruflich und privat gelangte ich so zu höchster Zufriedenheit.

Ralf Potrich,
Mukoviszidose-Betroffener, 31 Jahre

Erfahrungen aus der Berufstätigkeit

Sowohl bei der Bewerbung als auch am Arbeitsplatz hängt das Verhalten sehr stark vom Gesundheitszustand ab. Wer wenig oder keine Therapie machen muß, kann anders auftreten als jemand, der viel Therapie braucht. Ich hatte das Glück, daß ich meine Ausbildung wie ein Gesunder absolvieren konnte. Hier möchte ich aus persönlicher Sicht zu einigen Fragen Stellung nehmen, die immer wieder auftauchen.

Soll ich meine Krankheit bekanntgeben?
Das ist sehr von der persönlichen Einstellung abhängig. Grundsätzlich gilt: Je mehr die Kollegen wissen, desto hilfsbereiter und verständnisvoller sind sie. Dumme Bemerkungen, wie »Sie fahren Aufzug, obwohl Sie nur ein Stockwerk hoch müssen?« fallen nicht mehr. Die Personalabteilung sollte jedoch auf jeden Fall Bescheid wissen. Persönliche Informationen, die an die Personalabteilung weitergegeben werden, sind streng vertraulich und bleiben geheim. Man braucht daher keine Angst zu haben, daß dadurch Einzelheiten ungewünscht verbreitet werden. Ich habe es so geregelt: Am Anfang (guter Zustand) waren nur mein Vorgesetzter und die Personalabteilung informiert. Für Kollegen war das Husten einfach chronisch. Nachgehakt (»Ist das Asthma?«) hat fast keiner. Mit zunehmenden Problemen (Kur, Krankenhausaufenthalte) habe ich jedoch immer mehr erzählt. Seit einigen Jahren arbeite ich nur noch halbtags. Spätestens damit war die Information der Kollegen erforderlich.

Kollegen sind meist hilfsbereit

Wie mache ich meine Therapie am Arbeitsplatz?
Grundvoraussetzung ist, daß die Kollegen eingeweiht sind. Ist dies der Fall, so findet sich wahrscheinlich immer eine Möglichkeit zum Inhalieren (zum Beispiel im Pausenraum, im Besprechungszimmer, am Schreibtisch...). Manch einer wird überrascht sein, wie verständnisvoll und hilfsbereit die Kollegen sind. Eine weitere Hürde ist zu überwinden, wenn man zum Inhalieren keinen eigenen Raum hat und die anderen zusehen

können. Nach einigen neugierigen Blicken gewöhnen sie sich jedoch schnell daran. Dann fällt es höchstens auf, wenn man einmal nicht inhaliert. Für Krankengymnastik dürfte in den meisten Fällen kein Platz vorhanden sein. Wer am Schreibtisch arbeitet, kann durch Ruheatmung (wie bei der autogenen Drainage) Schleim hochatmen und sammeln. Wenn sich der Hustenreiz nicht mehr vermeiden läßt, gehe ich zur Toilette zum Abhusten.

Inhalieren am Arbeitsplatz

Muß ich als Behinderter doppelt so gut sein?
Ich denke nicht. Man sollte jedoch Eigenschaften wie Pünktlichkeit, Einsatzfreude, »Mitdenken« usw. mitbringen.

Wie gehe ich mit Fehlzeiten um?
Wichtig ist, daß die Vorgesetzten und Kollegen wissen, daß man eigentlich arbeiten will, aber aus gesundheitlichen Gründen nicht arbeiten kann. Wie erreicht man dies? Da ich am Anfang wenig gesundheitliche Probleme hatte, hatte ich auch so gut wie keine Fehlzeiten. Erkältungen stand ich meistens am Arbeitsplatz durch. Oft ging ich auch erst zur Arbeit und vorzeitig wieder nach Hause, wenn ich es doch nicht schaffte. All dies setzte sich in den Köpfen fest. Am meisten Eindruck hinterließ ich, als ich trotz »Heim-I. V.« mit der Nadel im Arm am Arbeitsplatz erschien. Wenn ich jetzt tatsächlich mal fehle, dann weiß man: Der ist wirklich krank. Die meisten Krankheitstage verbrachte ich sowieso im Krankenhaus. Für die Kollegen ist das Krankenhaus verbunden mit schlimmen Erinnerungen, und so weiß jeder: So ganz unproblematisch kann das doch nicht sein.

Kollegen akzeptieren Fehltage

Welche Gründe sprechen dafür, trotz schwerer gesundheitlicher Einschränkungen weiter berufstätig zu sein?
Hierfür gibt es viele Gründe. Am Arbeitsplatz kann ich die CF manchmal total vergessen. Man wird automatisch gezwungen, mit den Gedanken bei der Arbeit zu sein. Durch persönliche Erfolgserlebnisse erhält man wieder Kraft. Ich habe mich oft durch solche Erlebnisse wieder aufgerappelt.

Da ich am Schreibtisch arbeite, nehme ich beim Arbeiten automatisch eine atemerleichternde Stellung ein. Ich habe keine anstrengende körperliche Arbeit, so daß ich ruhig atmen kann. Daheim auf dem Sofa ginge es mir nicht besser.

Durch die Arbeit erhalte ich meine sozialen Kontakte. Im Büro ist immer jemand da, mit dem man auch mal kurz privat reden kann, und sei es nur über das »schreckliche« Wetter. Wenn ich ständig daheim wäre, würde mir bestimmt die Decke auf den Kopf fallen.

Tägliche Arbeit führt zu einer gewissen Regelmäßigkeit, auf die man sich sehr gut einstellen kann. Die tägliche Routine mit geregelten Arbeitszeiten führt zu einem sehr regelmäßigen Lebensrhythmus, in dem die täglichen Therapiemaßnahmen einfach ihren Platz haben. So wird zum Beispiel das Mittagessen nicht vergessen. Oder: Jeder »Muko« soll viel trinken. Wenn immer eine Getränkeflasche griffbereit auf dem Schreibtisch steht, wird man bestimmt mehr Flüssigkeit zu sich nehmen.

Der Wunsch jedes Behinderten ist doch, daß man so normal wie möglich sein kann. Dazu gehört selbstverständlich auch ein Beruf und dessen Ausübung. Deshalb sollte auf Wohltätigkeitsveranstaltungen nicht nur für Spendengelder, sondern auch für Ausbildungs- und Arbeitsplätze geworben werden.

Bernhard Schnetzer
Mukoviszidose-Betroffener, 33 Jahre

Erfahrungen in einem handwerklichen Beruf

Die Entscheidung für den Beruf zum Mechaniker traf ich erst nach meinen Praktika als Möbelschreiner und Mechaniker. Mein sehnlichster Wunsch nämlich war, Schreiner zu werden. Die Ärzte und meine Eltern rieten mir allerdings davon ab. Nach dem Praktikum als Möbelschreiner wurde auch mir klar, daß der Beruf doch sehr anstrengend ist, zumal die Luft ständig voller

Staub ist. Also entschied ich mich für einen Metallberuf, denn eine handwerkliche Tätigkeit wollte ich unbedingt erlernen. Trotz meines Behindertenausweises fand ich gleich einen Ausbildungsplatz als Mechaniker. Ich hatte wohl einen recht »fitten« Eindruck bei dem Vorstellungsgespräch hinterlassen. Am Anfang hatte ich es sehr schwer, da ich der Kleinste und Schwächste in meinem Lehrjahr war. Also wurde ich öfter gehänselt und zum »Idioten« gemacht. Dennoch war es für mich sehr wichtig, daß niemand von meinen Kollegen von meiner Krankheit wußte. Trotz allem hatte ich Glück. Ich war nicht häufiger krank als die anderen Lehrlinge auch. Im letzten Lehrjahr war alles besser – ich hatte es wohl geschafft. Nach der Ausbildung wurde ich übernommen. Dann ging es mir gesundheitlich schlechter, und der Arzt empfahl mir eine Kur. In dem Moment war mir klar, daß alle meine Kollegen nachfragen würden und alle dann von meiner Krankheit wüßten. Aber da war es mir dann egal, denn meine Gesundheit war mir wichtiger.

Danach ging es mir eine lange Zeit, etwa eineinhalb Jahre, relativ gut. Ich wechselte den Arbeitsplatz, und dann passierte es: Ich wurde erneut krank und mußte für drei Wochen in die Klinik zur I. V.-Therapie. Mir wurde klar, daß die Krankheit sich trotz Willensstärke und Therapie verschlimmern würde, wenn nicht etwas Einschneidendes passierte. Ich beschloß, meinen eigenen Weg zu gehen, nämlich halbtags zu arbeiten, um so mehr Zeit für Therapie zu haben und damit eine höhere Lebensqualität zu bekommen. Mein Arbeitgeber war nach längeren Gesprächen damit einverstanden. Er meinte, ich solle noch so lange den ganzen Tag arbeiten, bis jemand als Ersatz für mich eingestellt worden sei.

Am Anfang stand ich voll dahinter, nur noch halbtags zu arbeiten, aber dann hatte ich sehr schwere psychische Probleme. Ich sah mich nicht mehr als vollwertig an; ich empfand mich als ein Nichts. Ich war wohl am Tiefpunkt angelangt. Über diese Zeit halfen mir zwei gute Freunde hinweg.

Kaum hatte ich mich wieder erholt, kam der nächste Schlag. Der neue Kollege, der zu meiner Unterstützung angestellt worden war, sägte an meinem Stuhl: Ständige quengelige Beschuldigungen, Beleidigungen, absoluter Konkurrenzkampf. So mußte ich mich dauernd wegen meiner Krankenhausaufenthalte und meiner schmächtigen Figur verteidigen. Zwar zeigten einige von meinen Kollegen Verständnis für meine Situation, die Geschäftsleitung aber nicht. Die sah lieber weg, wenn mein Kollege Probleme machte. Es war schlimm. In den letzten fünf Jahren mußte ich immer wieder ins Krankenhaus und zur Rehabilitation, mußte meinen Urlaub nehmen, wenn es der Firma paßte, mußte mich ständig rechtfertigen: Warum I. V.-Therapie, warum Urlaub? Dazu ein ständiger Kampf mit meinem Körper, um mit meinem Kollegen mithalten und ihm Widerstand leisten zu können. Am halben Tag das zu bringen, wozu mein Kollege den ganzen Tag zur Verfügung hatte.

Unverständnis im Kollegenkreis

Eine lange Zeit wollte ich mir beweisen, daß ich das alles schaffe, und das ging auch – nur um welchen Preis. Mir wurde klar: Wenn ich mal wieder lachen und mich an meinem Leben freuen wollte, mußte ich erneut etwas ändern. Das Zauberwort hieß: Erwerbsunfähigkeitsrente. Auch der Weg dahin war schwer, gepflastert mit unzähligen Arztbesuchen und Untersuchungen. Aber letztendlich hat es geklappt. Im nachhinein denke ich, ich hätte die Erwerbsunfähigkeitsrente schon früher beantragen sollen. Andererseits waren alle diese Erfahrungen aber auch sehr wichtig für mich.

Erwerbsunfähigkeitsrente

Heute bin ich froh, daß ich keine Minderwertigkeitsgefühle mehr habe und meine Rente dankbar annehmen kann. Ein jeder Mensch sollte begreifen, wie wichtig es ist, zu sich selbst zu stehen, aber auch zugleich für andere Menschen dazusein.

Jochen Streicher
Mukoviszidose-Betroffener, 30 Jahre

Wer hilft bei Problemen?

Bei den vielen unterschiedlichen Fragen, die im Zusammenhang mit der Beschäftigung Schwerbehinderter im Berufsalltag auftreten können, ist die Schwerbehindertenvertretung die wichtigste Anlaufstelle. Sie stellt nicht wie die Personalvertretung/der Betriebsrat ein aus mehreren Personen bestehendes Gremium dar, sondern besteht nur aus einer Person, dem Vertrauensmann bzw. der Vertrauensfrau.

Schwer-behinderten-vertretung

Im Überblick lassen sich die Aufgaben der Schwerbehindertenvertretung nach § 25 Abs. 1 des Schwerbehindertengesetzes mit dem Stichwort »Beratung«, »Interessenvertretung« und »Förderung der Eingliederung Schwerbehinderter« beschreiben. Der in zeitlicher Hinsicht wohl umfangreichste Teil liegt in der Beratung der einzelnen Schwerbehinderten im Betrieb/der Dienststelle. Sofern zur Beantwortung von Fragen spezielle Kenntnisse von Fachdiensten der Behörden erforderlich sind, holt die Schwerbehindertenvertretung deren Stellungnahme ein.

Während der Vertrauensmann bzw. die Vertrauensfrau bei der Beratung das besondere Augenmerk auf den einzelnen Betroffenen richtet, liegt der Schwerpunkt der Bearbeitung im Bereich der Interessenvertretung vor allem auf der Gruppe der Schwerbehinderten. Deren Kollektivinteressen vertritt die Schwerbehindertenvertretung sowohl gegenüber dem Arbeitgeber/Dienstherrn als auch – sofern erforderlich – gegenüber dem Betriebsrat/Personalrat. Deshalb ist die Schwerbehindertenvertretung vom Arbeitgeber vor jeder Entscheidung, die Behinderte betrifft, rechtzeitig und umfassend zu informieren. Dabei stellt sich immer wieder heraus, daß die Interessen der Schwerbehinderten von denen der übrigen Arbeitnehmer abweichen, ihnen unter Umständen sogar zuwiderlaufen können, so daß schon aus diesem Grund nicht jeder Wunsch des Schwerbehinderten bzw. der Gruppe der Schwerbehinderten durchzusetzen ist. Nach dem Willen des Gesetzgebers sollen Anregungen und Beschwerden erst dann aufgegriffen und weitergeleitet werden, wenn sie berechtigt erscheinen.

Rechte der Behinderten

Die Schwerbehindertenvertretung soll beratend und unterstützend zur Seite stehen, anregen und helfen, bestimmte Maßnahmen durchzuführen. Eine Prozeßvertretung sieht das Schwerbehindertengesetz hingegen nicht vor. Sie wäre auch mit dem Rechtsberatungsgesetz, das die Besorgung einer fremden Rechtsangelegenheit nur einem bestimmten Personenkreis erlaubt, nicht vereinbar. Natürlich bestehen keine Bedenken, wenn der Vertrauensmann oder die Vertrauensfrau dem Schwerbehinderten beispielsweise beim Ausfüllen von Formularen behilflich ist und Anträge an die zuständige Behörde weiterleitet.

Während der Vertrauensmann/die Vertrauensfrau in diesen Fällen ganz konkret tätig wird, hat die Vertretung aber auch die eher allgemeine Aufgabe, die Eingliederung von Schwerbehinderten dadurch zu fördern, daß die zugunsten der Schwerbehinderten geltenden Gesetze, Verordnungen, Tarifverträge, Betriebs- oder Dienstvereinbarungen und Verwaltungsanordnungen eingehalten werden. Besonders bedeutsam sind in diesem Zusammenhang die Schutzbestimmungen des Schwerbehindertengesetzes.

Beauftragte des Arbeitgebers

Ein weiterer Ansprechpartner in Betrieben/Dienststellen ist neben der Schwerbehindertenvertretung der Beauftragte des Arbeitgebers. Seine Aufgabe ist es einerseits, den Arbeitgeber in Angelegenheiten der Schwerbehinderten nach außen zu vertreten. Als zusätzliche Vertrauensperson innerhalb der Dienststelle/des Betriebes hat er aber auch darauf zu achten, daß Schwerbehinderte beschäftigt und beispielsweise bei innerbetrieblichen Maßnahmen ausreichend berücksichtigt werden. Neben dem Beauftragten des Arbeitgebers und der Schwerbehindertenvertretung ist selbstverständlich auch der Betriebsrat/Personalrat Ansprechpartner, wenn es darum geht, die Interessen des einzelnen Schwerbehinderten, aber auch der Gruppe der Schwerbehinderten innerhalb des Betriebes/der Dienststelle zu wahren.

Weitere Kontaktstellen

Wichtige Kontaktstellen außerhalb des Betriebes sind die Hauptfürsorgestellen mit ihren jeweiligen Fachdiensten – insbesondere im Kündigungsschutzverfahren –, daneben die Arbeitsämter, die Berufsgenossenschaften und die Vertreter der Krankenkassen und gesetzlichen Rentenversicherung, zu denen die Schwerbehindertenvertretung jederzeit einen guten Kontakt pflegen sollte.

Otto Regenspurger, MdB
Beauftragter der Bundesregierung
für die Belange der Behinderten

Berufsunfähigkeit, Erwerbsunfähigkeit, Rente

Im vorigen Kapitel ist deutlich geworden, welche Probleme sich für Erwachsene mit Mukoviszidose im Beruf ergeben können. Häufig zwingen sie die Betroffenen, nach einer relativ kurzen Arbeitszeit eine Erwerbs- oder Berufsunfähigkeitsrente zu beantragen. Zum Entschluß, eine Rente aufgrund der verminderten Erwerbsfähigkeit zu beantragen, trägt möglicherweise auch die begrenzte Lebenserwartung bei. Von den in Deutschland gemeldeten Patienten sind 50 Prozent zwischen sechs und 18 Jahre alt, 32 Prozent zwischen 18 und 35. 18 Prozent sind also älter als 35, etwa 25 Patienten sind 40 Jahre und älter. Diese Zahlen sagen nichts über die konkrete Lebenserwartung des einzelnen aus, prägen aber häufig doch das Bewußtsein der Betroffenen. So soll in diesem Kapitel vor allem der Entscheidungsprozeß zur Rente und die Auswirkungen der Rente auf das Leben der Betroffenen näher beleuchtet werden. Ich denke, es wird deutlich, wie wichtig diese soziale Absicherung für schwer chronisch Kranke ist. Um so bedauerlicher sind die Einschränkungen des Rentenreformgesetzes 1999.

Oft muß Rente beantragt werden

Die rechtlichen Grundlagen zum Thema »Renten wegen verminderter Erwerbsfähigkeit« können hier nur angedeutet werden. Dieses Thema ist sehr komplex, und eine individuelle gründliche Information und Beratung vor der Antragstellung ist unumgänglich.

Birgit Dembski

Renten wegen verminderter Erwerbs-fähigkeit und Erwerbsminderungsrente

Ein wesentliches Lebensrisiko ist es, wegen Krankheit oder Behinderung vor Erreichen der Altersgrenze seinen Lebensunterhalt ganz oder teilweise nicht mehr durch Erwerbstätigkeit verdienen zu können. Die Berufs- bzw. die Erwerbsunfähigkeitsrente, die sogenannten Renten wegen verminderter Erwerbsfähigkeit, sollen dieses Risiko absichern. Das Hauptproblem ist: Wann ist man berufsunfähig, wann erwerbsunfähig? Welche anderen Berufe sind noch zumutbar, wenn man gesundheitsbedingt seine bisherige Arbeit auf Dauer nicht mehr ausüben kann? Inwieweit sind neben dem gesundheitlichen Einsatzvermögen die konkreten Vermittlungschancen auf dem Arbeitsmarkt mit zu berücksichtigen?

Die Beantwortung dieser Fragen hat der Gesetzgeber bis zum Rentenreformgesetz 1999 weitgehend der Rechtsprechung überlassen. Durch die Rechtsprechung des Bundessozialgerichts hat sich eine sehr komplizierte, kaum noch überschaubare, zum Teil aber auch sehr versichertenfreundliche Praxis entwickelt. So wird nach geltendem Recht eine Erwerbsunfähigkeitsrente auch dann zumindest auf Zeit gewährt, wenn ein Versicherter nach ärztlicher Beurteilung zwar noch Teilzeitarbeit (unter acht Stunden täglich) verrichten kann, aber keinerlei Chance hat, einen solchen Arbeitsplatz zu erhalten.

Erwerbsunfähigkeitsrente

Die einzelnen Kriterien für die Feststellung von Erwerbs- bzw. Berufsunfähigkeit sind nicht abschließend gesetzlich definiert. Vielmehr haben sie sich in der Praxis durch die Rechtsprechung des Bundessozialgerichts entwickelt. Die Rechtsprechung geht bei der Prüfung, ob Erwerbsunfähigkeit vorliegt, von dem Leistungsvermögen des Versicherten auf dem allgemeinen Arbeitsmarkt aus. Bei der Berufsunfähigkeit wird die Einsatzfähigkeit des Betroffenen in seinem Haupt- bzw. zumutbaren Verweisungsberuf beurteilt.

Diese Rechtsprechung führt im einzelnen zu folgenden Konsequenzen: Für Versicherte, die jünger als achtundfünfzig Jahre alt sind und unter acht Stunden, aber über vier Stunden einsatzfähig sind, wird Erwerbsunfähigkeit angenommen. Erwerbsunfähigkeitsrente wird in diesem Fall aber nur auf Zeit gewährt, da sich theoretisch die Verhältnisse auf dem Arbeitsmarkt ändern können. Versicherte mit einem Einsatzvermögen von weniger als vier Stunden täglich oder einem Alter von über siebenundfünfzig haben dagegen Anspruch auf Erwerbsunfähigkeitsrente auf Dauer.

Wann besteht Anspruch auf Rente?

Kein Anspruch auf Erwerbsunfähigkeitsrente besteht bei vollschichtigem Leistungsvermögen auf dem allgemeinen Arbeitsmarkt, beim Ausüben einer selbständigen Erwerbstätigkeit, und wenn der Versicherte einen Teilzeitarbeitsplatz mit Verdienst über der Geringfügigkeitsgrenze innehat oder angeboten erhalten hat.

Berufsunfähigkeitsrente
Bei der Frage der Berufsunfähigkeit wird, anders als bei der Erwerbsunfähigkeit, nicht das Leistungsvermögen auf dem allgemeinen Arbeitsmarkt, sondern das Leistungsvermögen im bisherigen Beruf, dem sogenannten Hauptberuf, sowie in anderen zumutbaren Tätigkeiten, den sogenannten Verweisungstätigkeiten, beurteilt. Hauptberuf ist der zuletzt ausgeübte Beruf, wobei nur versicherungspflichtige Beschäftigungen berücksichtigt werden. Tätigkeiten als Beamter oder Selbständiger bleiben außer Betracht. Eine vorherige Berufstätigkeit mit höherer Qualifikation wird berücksichtigt, wenn der Versicherte diese Tätigkeit behinderungs- oder krankheitsbedingt aufgeben muß. Für den Bereich der Angestellten orientiert sich die Rechtsprechung an dem nachfolgenden Modell der Einstufung:

- Angestelltenberufe, mit denen regelmäßig ein Arbeitsentgelt oberhalb oder knapp unterhalb der Beitragsbemessungsgrenze erzielt werden kann;
- Angestellte mit einer Ausbildung von mehr als zwei Jahren;
- Angestellte mit einer Ausbildung bis zu zwei Jahren;
- ungelernte Angestellte.

Bei der Anwendung dieses Schemas ist zunächst zu prüfen, welchem Leitberuf der Hauptberuf des Versicherten zuzuordnen ist. Bei der Einstufung geht die Rechtsprechung wesentlich von der tarifvertraglichen Bewertung aus. Als Verweisungstätigkeit zumutbar ist eine Tätigkeit im Rahmen der jeweils niedrigeren Stufe. Konsequenz dieses Schemas ist, daß nur höher qualifizierte Versicherte Berufsschutz haben. Versicherte mit angelernten Tätigkeiten können auf alle ungelernten Tätigkeiten und ungelernte Beschäftigte auf den gesamten Arbeitsmarkt verwiesen werden. Obwohl diese Versicherten prozentual den gleichen Rentenversicherungsbeitrag leisten, sind sie von der Berufsunfähigkeitsrente ganz ausgeschlossen. Unabhängig von dieser Einstufung liegt keine Berufsunfähigkeit vor, wenn der Versicherte durch Leistungen zur beruflichen Rehabilitation mit Erfolg ausgebildet oder umgeschult worden ist.

Schlußfolgerungen
Erwerbsunfähigkeit liegt also vor, wenn der Versicherte weder in seinem Haupt- noch in einem Verweisungsberuf weiterhin vollschichtig tätig sein kann und keinen Teilzeitarbeitsplatz innehat bzw. angeboten bekommen hat, oder wenn er außerstande ist, regelmäßig zu arbeiten oder mehr als geringfügige Arbeitsentgelte zu erzielen.

Wenn im Hauptberuf bzw. einer Verweisungstätigkeit nur noch die Hälfte eines vergleichbar Berufstätigen verdient werden kann, wird Berufsunfähigkeitsrente auf Dauer gewährt.

Unter Berücksichtigung der oben dargestellten konkreten Betrachtungsweise wird die Berufsunfähigkeitsrente auf Zeit gewährt, wenn das Leistungsvermögen im Hauptberuf oder in einer Verweisungstätigkeit unter vollschichtig, aber über halbschichtig ist.

Erwerbsminderung – das ab 1. Januar 2000 geltende Recht
Mit dem Rentenreformgesetz 1999 hat die Regierungskoalition 1998 eine »Neuordnung« vorgenommen. Ab 1. Januar 2000 werden die Leistungen der Rentenversicherung bei verminderter Erwerbsfähigkeit drastisch eingeschränkt. Das derzeitige System der Renten wegen verminderter Erwerbsfähigkeit wird durch ein abgestuftes System einer Erwerbsminderungsrente abgelöst:
Renten wegen Berufsunfähigkeit fallen ganz weg. Die Lage auf dem Arbeitsmarkt spielt künftig bei der Rentenbewertung überhaupt keine Rolle mehr. Ausgleichende Maßnahmen im Bereich des Arbeitsförderungsrechts sind nicht erfolgt.

Ein Arbeitnehmer, dessen Arbeitsfähigkeit aus gesundheitlichen Gründen dauerhaft eingeschränkt ist, hat im Vergleich zu Gesunden wesentlich größere Probleme, einen passenden Arbeitsplatz zu finden. Dieses Risiko wurde bisher dadurch abgedeckt, daß die Rechtsprechung die Situation auf dem Arbeitsmarkt bei der Bewilligung einer Rente berücksichtigte. Ab 1. Januar 2000 spielt die Situation auf dem Arbeitsmarkt bei der Rentenbewilligung keine Rolle mehr. Damit ist die Absicherung des Invaliditätsrisikos in der Rentenversicherung in weiten Teilen privatisiert worden. Die Übergangszeit von der alten zur neuen Regelung beträgt lediglich zwei Jahre; dies ist auch verfassungsrechtlich kaum haltbar.

Drastische Kürzungen

Das Gesetz sieht vor, daß ab 1. Januar 2000 ein Versicherter, der auf dem allgemeinen Arbeitsmarkt
- noch sechs Stunden und länger erwerbstätig sein kann, keine Erwerbsminderungsrente erhält;
- noch zwischen drei Stunden und unter sechs Stunden erwerbstätig sein kann, eine halbe Erwerbsminderungsrente erhält;
- nur noch unter drei Stunden täglich erwerbstätig sein kann, eine volle Erwerbsminderungsrente erhält.

Übergang zum neuen Recht – Bestandsschutz

Besteht am 31.12.1999 Anspruch auf eine Berufs- oder Erwerbsunfähigkeitsrente, wird diese bis zum 65. Lebensjahr weiter geleistet.

Bei Anspruch auf eine Berufs- oder Erwerbsunfähigkeitsrente auf Zeit vor dem 31.12.1999 wegen Verschlossenheit des Arbeitsmarktes wird die Befristung wiederholt, wenn sich die Arbeitsmarktsituation nicht grundlegend gewandelt hat.

Allgemeine Voraussetzungen für die Leistungsgewährung (nach altem und neuem Recht)

Voraussetzung für eine Leistungsgewährung ist, daß

- Berufs- oder Erwerbsunfähigkeit vorliegt;
- drei Jahre Pflichtbeiträge innerhalb der letzten fünf Jahre vor Eintritt der Berufs- oder Erwerbsunfähigkeitsrente geleistet wurden;
- wie bei allen Renten aus der gesetzlichen Rentenversicherung eine Wartezeit erfüllt ist.

Kompliziertes Rentenrecht

Das Rentenrecht ist äußerst kompliziert. In dem hier zur Verfügung stehenden Raum ließen sich nur die Grundzüge auf einer sehr allgemeinen Ebene erläutern. Deshalb: Lassen Sie sich unbedingt individuell beraten, wenn Sie sich überlegen, eine Rente wegen verminderter Erwerbsfähigkeit zu beantragen. Gehen Sie dieses Thema rechtzeitig an!

Organisationen, die helfen

Es beraten, informieren und unterstützen:

- die Bundesversicherungsanstalt für Angestellte (BfA)
- die Auskunfts- und Beratungsstellen der BfA
- die örtlichen Beratungs- und Geschäftsstellen der BfA
- die Gemeinden und Kommunen
- die örtlichen Geschäftsstellen des Sozialverbandes VdK Deutschland
- der Mukoviszidose e.V.

Achim Backendorf
Sozialverband VdK Deutschland

Der Weg zur Rente:
ein vielschichtiger Prozeß

»Soll ich eine Rente beantragen oder nicht?« Diese Frage stellen sich viele Erwachsene mit Mukoviszidose, wenn ihre Krankheit voranschreitet und Krankheit und Beruf immer schwieriger zu vereinbaren sind. Mich interessierte es, Genaueres über den Entscheidungsprozeß zur Rente herauszufinden. Da ich konkrete Aussagen und nicht nur allgemeine Mutmaßungen erzielen wollte, interviewte ich zehn Erwachsene mit Mukoviszidose, die bereits Rente bezogen oder in Kürze einen Rentenantrag stellen wollten. Mich interessierte besonders:

Entscheidungs-prozeß zur Rente

- Welche Faktoren führten zu dem Entschluß, eine Rente zu beantragen?
- Wie verläuft der Prozeß der Beantragung?
- Wie wirkt sich der Erhalt einer Rente auf das Leben der Betroffenen aus?

Die Vermittlung von Interviewpartnern (sieben Männer, drei Frauen) erfolgte durch mir bekannte Erwachsene mit CF, alle Befragten hatten also Kontakt zu anderen betroffenen Erwachsenen. Das Alter der Befragten lag zwischen 27 und 31 Jahren. Vor der Berentung hatten sechs im Verwaltungs-, die anderen im gewerblichen oder kaufmännischen Bereich gearbeitet, fast alle in Vollzeit.

Die Mehrzahl der Interviewten hatte sich mit Spätkomplikationen der Mukoviszidose wie fortgeschrittener Leberzirrhose, Diabetes, Pneumothorax oder asthmatischen Komponenten auseinanderzusetzen, sechs waren sauerstoffpflichtig. In zwei Fällen wurde die Situation durch zusätzliche ernsthafte Erkrankungen im Bereich der Gelenke bzw. der Wirbelsäule erschwert. Lediglich zwei waren vergleichsweise »leichter« erkrankt. Alle waren mit Pseudomonas aerigonosa infiziert und unterzogen sich mehrmals im Jahr der Behandlung mit intravenös gegebenen Antibiotika.

Der Entscheidungsprozeß

Konflikt zwischen Gesundheit und Forderungen im Beruf

Verschlechterung
des Gesundheits-
zustandes

Alle Befragten gaben an, daß im Vordergrund der Entscheidung zur Rente die Erfahrung der gesundheitlichen Verschlechterung sowie der Dauerkonflikt zwischen den Erfordernissen der Krankheit und des Berufes gestanden habe. Sie klagten darüber, daß

- sie permanentem Streß, allen Erfordernissen gerecht zu werden, ausgesetzt seien;
- am Arbeitsplatz mittags nicht genug Zeit bleibe, in Ruhe zu essen;
- der Tag nur noch aus Arbeit und Therapie bestehe;
- Sport und Freizeit völlig ausfielen;
- im täglichen Berufsablauf keine Zeit und Ruhe für die eigentlich notwendige Therapie sei.

Als große emotionale Belastung wurde empfunden, daß bei größeren Fehlzeiten Kollegen einspringen mußten. Eine Befragte zeigte auf, daß nicht die Kollegen diesen Leistungsdruck ausübten, sondern daß sie selbst es sei, die sich derartig hohe Forderungen stellte. Sie war damit nicht allein: Immerhin vier der Befragten gaben an, daß sie zeitweise versucht hatten, ihre Krankheit am Arbeitsplatz zu verstecken.

Diese Aussagen wurden unabhängig vom jeweiligen Gesundheitszustand getroffen; das heißt, vergleichsweise leichter und sehr schwer Erkrankte äußerten sich fast identisch.

Einstellung zum Beruf

Einstellung zum
Beruf positiv

Grundsätzlich war die Einstellung gegenüber der Berufstätigkeit erstaunlich positiv. Fast alle sagten aus, der Beruf bereite ihnen Freude, sie fühlten sich am Arbeitsplatz wohl und würden durch Kollegen und Vorgesetzte so unterstützt, daß gelegentlich auftretende krankheitsbedingte Konflikte (zum Beispiel um das Rauchen am Arbeitsplatz) gelöst werden konnten. Vier der Befragten war ein deutlicher beruflicher Aufstieg gelungen.

Konflikte am Arbeitsplatz

In zwei Fällen waren durch Mukoviszidose bedingte Konflikte so massiv, daß sie die Entscheidung für die Rente entscheidend vorantrieben. Ansonsten spielten sie keine Rolle bei der Entscheidung zur Rente.

Einfluß von anderen Personen auf den Entscheidungsprozeß

In sechs Fällen gab der behandelnde Arzt den Anstoß, eine Rente zu beantragen; außerdem wurde das Beispiel von Patienten, deren Gesundheitszustand als ähnlich eingestuft wurde, sowie das Erleben extremer Verläufe bei anderen CF-Patienten als ausschlaggebend beschrieben. Angehörige und Freunde unterstützten meistens diese Entscheidung; einzelne skeptische Einwände hatten keinen Einfluß.

Unterstützung durch Arzt

Finanzielle Erwägungen

Vor dem Hintergrund der labilen Gesundheit und des durch den oben beschriebenen Konflikt zwischen Arbeit und Gesundheit erzeugten Dauerstresses traten finanzielle Erwägungen zurück. Im Einzelfall (zum Beispiel bei Belastungen durch Hausbau) führten finanzielle Überlegungen dazu, daß der Rentenantrag verzögert wurde; war aber einmal der kritische Punkt, an dem die gesundheitliche Situation als unhaltbar akzeptiert wurde, erreicht, spielten finanzielle Erwägungen kaum noch eine Rolle.

Finanzielle Erwägungen im Hintergrund

Emotionale Reaktionen auf die Entscheidung, die Rente zu beantragen

Unabhängig davon, ob sie in Anbetracht ihres gesundheitlichen Zustandes überhaupt noch eine Wahl hatten, berichtete der größere Teil der Befragten über große Trauer, aus gesundheitlichen Gründen eine Rente akzeptieren und aus dem Beruf ausscheiden zu müssen. Es wurde als ein großer Schritt empfunden, in einem vergleichsweise frühen Lebensalter die Berufstätigkeit aufgeben zu müssen.

Trauer über Aufgabe des Berufes

Überlegungen bezüglich Alternativen zur Rente

Alternativen zur Rente wurden nicht ernsthaft in Betracht gezogen, weil

- aus gesundheitlichen Gründen keine andere Möglichkeit als die Rente blieb;
- in den Fällen, wo Konflikte am Arbeitsplatz die Entscheidung zur Rente stark beeinflußt hatten, sich die Betroffenen von einem anderen Betrieb keine Verbesserung versprachen;
- diejenigen, die überhaupt Teilzeitarbeit erörterten, bezweifelten, daß es in ihrem Arbeitsbereich entsprechende Stellen gäbe;
- bei sehr großen beruflichen Ambitionen der Vergleich mit den gesunden Kollegen, die weiterarbeiten konnten, während der Befragte krankheitsbedingt mittags nach Hause gehen mußte, nicht ertragen wurde (»Dann komme ich mir wirklich wie ein Krüppel vor«);
- Umschulungen (zum Beispiel vom Kfz-Mechaniker zum Büroberuf) zu einem Beruf führten, an dem die Betreffenden keine Freude hatten.

Die Wartezeit

Die Wartezeit bis zur Entscheidung durch den Rententräger dauerte zwischen vier und fünfzehn Monaten. Sie wurde von allen als äußerst schwierige und belastende Zeit erlebt; zum einen, weil die Auseinandersetzung mit der Lebenssituation und dem eigenen Selbstverständnis in dieser Phase sehr heftig war; zum anderen, weil die Sicherheit der Arbeitsstelle aufgegeben

wurde. Alle litten sehr unter der finanziellen Unsicherheit der verschiedenen Übergangslösungen (Krankengeld; Sozialhilfe; auslaufende Rehabilitationsversuche mit Überbrückungszahlungen).

Die ärztliche Begutachtung wurde von einem Großteil der Befragten als unproblematisch empfunden, lediglich in zwei Fällen gab es gravierende Probleme, zum Beispiel mehrere Untersuchungen in einer weit vom Wohnort entfernt liegenden Stadt trotz Sauerstoffabhängigkeit oder die als schmerzlich empfundene Frage des Arztes nach der Notwendigkeit der Rente in einem derart frühen Lebensalter bei tatsächlich bereits weit fortgeschrittener Lungenzerstörung. Die emotionale Unterstützung von Eltern und Freunden wurde dankbar angenommen. In mehreren Fällen setzten sich Vorgesetzte beim Rententräger für die Betroffenen ein.

Die Bewilligung der Rente

Die Rentenbewilligung wurde von allen zunächst als große Erleichterung empfunden, da damit die finanzielle Unsicherheit ein Ende hatte und »endlich wieder eine klare Linie« erreicht wurde. Allerdings bedeutete der Erhalt des Rentenbescheides auch das endgültige Ausscheiden aus dem Beruf, das bei fast allen von massivem Abschiedsschmerz begleitet war und im Einzelfall mit Worten wie »der schwärzeste Tag in meinem Leben« beschrieben wurde.

»Endlich klare Linie«

Bewertung der persönlichen Situation nach längerem Rentenbezug

Gesundheitliche Entwicklung

Nach längerem Rentenbezug (zwischen ein und sechs Jahren) äußerten sich alle Befragten positiv über ihre gesundheitliche Entwicklung. Im einzelnen wurde aufgeführt, daß

Gesundheitszustand besserte sich

- die freie Zeiteinteilung und die ausreichende Zeit für Essen, Schlafen und Therapie ihnen guttat, selbst wenn die Lungenfunktion sich nicht direkt besserte;
- massive Hustenanfälle sich minderten;
- im Einzelfall sportliche Tätigkeiten, die früher unmöglich waren, wieder aufgenommen wurden (Skifahren, Radfahren);
- von einer vorher erörterten Lungentransplantation nicht mehr die Rede war;
- psychosomatische Beschwerden, wie zum Beispiel ständige Magenschmerzen, aufhörten;
- bei einigen eine Gewichtszunahme erfolgte.

Finanzielle Auswirkungen der Rente
Sehr zu meiner Überraschung schien der finanzielle Aspekt der Berentung für diese Gruppe kein Problem zu bedeuten. Zusätzlich zur Rente wurde eine finanzielle Absicherung erreicht durch
- geringfügige Beschäftigungen (diese boten gleichzeitig den als genau richtig empfundenen Grad an Arbeit);
- ergänzende Versorgung des öffentlichen Dienstes;
- Verdienst des Partners;
- Arbeitsaufnahme des Partners, die erst mit der Rente möglich wurde (weil Pflege und Hausarbeit den gesunden Partner vorher an einer Berufstätigkeit gehindert hatten).

Auswirkungen der Rente auf die sozialen Bezugspersonen

Partner
Der Rentenbezug schien sich auf die Partnerschaft insgesamt eher positiv auszuwirken. Der Zeitgewinn der Patienten entlastete auch die Partner dadurch, daß

Positive Auswirkungen auf Partnerschaft

- die Patienten im Haushalt Tätigkeiten übernahmen (zum Beispiel Kochen);
- im Einzelfall durch die gesteigerte gesundheitliche Stabilität der Patienten deutlich weniger Krankenpflege notwendig war;
- die Patienten wieder eigene Freizeitaktivitäten planten.

Damit konnten die Partner eigene Aktivitäten im beruflichen Bereich (Arbeitsaufnahme nach langer Zeit der ausschließlichen Tätigkeit als Hausfrau; aufwendige berufliche Fortbildung) aufnehmen.

Freunde und soziale Kontakte
Im großen und ganzen äußerten sich die Befragten zufrieden über die Qualität ihrer sozialen Kontakte. An Schwierigkeiten wurden genannt
- das Wissen darum, daß andere, zum Beispiel die Nachbarn,

über die Krankheit jetzt Bescheid wüßten, beeinträchtige das Selbstbewußtsein;

- die selbstbewußte Haltung zur Rente müsse erarbeitet werden; das sei ein langwieriger und konfliktreicher Prozeß;
- Freunde zögen sich zurück, weil man nicht mehr mithalten könne oder weil die eigenen neu gewonnenen Werte nicht mehr zu den Haltungen der Freunde paßten.

Im letzteren Fall berichteten die Befragten, es sei ihnen gelungen, einen neuen, zwar kleinen, aber befriedigenden Freundeskreis aufzubauen. Zum Teil wurden die Freunde jetzt im Kreis von ebenfalls an Mukoviszidose Erkrankten gesucht, während es vorher eher Gesunde waren. *Neuer Freundeskreis*

Einige Male klagten Interviewte darüber, daß sie sich gelegentlich unausgefüllt fühlten. Alle Befragten entwickelten bewußt Maßnahmen, dies möglichst weitgehend zu vermeiden:

- Aufnahme von Aktivitäten innerhalb einer Regionalgruppe des Mukoviszidose e.V.;
- Erlernen von Haushaltstätigkeiten;
- Aufnahme von mit der Gesundheit zu vereinbarendem Sport;
- ehrenamtliche Arbeit als Jugendgruppenleiter;
- Ausübung von als sehr befriedigend erlebten Hobbys;
- Unterstützung des elterlichen Betriebs im Rahmen des gesundheitlich Möglichen;
- Aufnahme einer geringfügigen Beschäftigung.

Zusammenfassung und Schlußfolgerungen
Übereinstimmend sagten alle Befragten, auch diejenigen, die deutlich negative Aspekte sahen, daß die Rente für sie die richtige Entscheidung gewesen sei. Als Vorteile wurden genannt

- mehr Ruhe und Gelassenheit im Leben;
- Möglichkeit, auf die jeweilige Tagesform Rücksicht nehmen zu können;
- Freiheit, Therapie in die Tagesgestaltung einbringen zu können;

- insgesamt größeres Wohlgefühl;
- mehr Spaß im Leben.

Die Rente wurde also von dieser Gruppe nicht mit vorzeitigem Sterben, sondern im Gegenteil mit Verlängerung des Lebens und Gewinn von Lebensqualität verbunden. Für die schmerzhaften psychischen Konflikte war nicht primär der Rentenbezug der Grund, sondern die Tatsache, sich die gesundheitlichen Grenzen einzugestehen, sie in das eigene Selbstbild integrieren und Lebensträume aufgeben zu müssen. Dieser Prozeß steht aber für jeden an Mukoviszidose Erkrankten an, wenn die Mukoviszidose bewältigt werden soll. Ein Hinauszögern des Rentenantrags kann diese schmerzhafte Auseinandersetzung nicht vermeiden.

MitarbeiterInnen der psychosozialen Dienste weisen allerdings auf Gegenbeispiele hin, wo die Rente zu einem Versinken in Inaktivität und letztlich weniger Fürsorge für die eigene Gesundheit führte.

Insgesamt sind viele Fragen bezüglich der sozialen und gesundheitlichen Implikationen des Bezugs von Frührente bei Mukoviszidose offen, zum Beispiel:

- Spielt es bei der hier gezeigten positiven Bewertung der Rente eine Rolle, daß alle Interviewten Kontakt zu anderen Betroffenen hatten, also nicht die Auseinandersetzung mit der Erkrankung vermieden?
- Inwiefern beeinflußt die persönliche Einschätzung des eigenen Zustandes, die persönliche Bewertung des Verlaufs und das individuelle Empfinden der Belastung den Zeitpunkt, an dem die Rente als unumgänglich betrachtet wird?
- Beeinflußt das Geschlecht die Entscheidung zur Rente?
- Wie wirkt sich eine hohe berufliche Motivation auf die Entscheidung zur Rente aus? Beschleunigt sie sie eventuell, weil dann krankheitsbedingt eigene Leistungsansprüche nicht mehr erfüllt werden können und der Rückzug aus dem Beruf leichter zu ertragen ist als der psychische Dauerkonflikt zwischen Anforderungen von Therapie und Krankheit?

- Lassen sich die von mir erzielten Ergebnisse bei der Untersuchung eines größeren Kollektivs wiederholen?
- Ist die Rente die einzige Möglichkeit, die von den Befragten in ihrem Leben im Dauerkonflikt zwischen Krankheit und Arbeit so sehr vermißte Ruhe und Zeit herzustellen, oder gibt es andere Wege (zum Beispiel durch Modelle einer flexibleren Organisation von Arbeitszeit)? Brauchen wir neue Modelle eines Einkommensausgleichs bei krankheitsbedingter Erwerbsminderung?

Wissenschaftlich abgesicherte Ergebnisse müßten dann Folgen für den Beratungsprozeß, aber auch für sozialpolitische Forderungen seitens der Interessenvertreter der Betroffenen haben.

Birgit Dembski

Invalidenrente als Grundsicherung in der ehemaligen DDR

Da dieses Buch alle Seiten des Erwachsenwerdens mit Mukoviszidose beleuchten will, soll auch die Frage nach der finanziellen Selbständigkeit, die man natürlich auch als behinderter Patient haben möchte, angesprochen werden. Ich finde es gut, daß ich hier die Möglichkeit habe, die Absicherung in der ehemaligen DDR aufzuzeigen.

Mein Werdegang sieht wie folgt aus: Ich wurde 1970 in Dresden geboren und wuchs in Ferdinandshof (Mecklenburg/Vorpommern) auf. Meine Eltern waren nach meiner Geburt aufgrund der sehr guten klimatischen Verhältnisse hierher gezogen. Ich ging die üblichen zehn Jahre zur Schule; früh schon mit dem Ziel vor Augen, ebenso wie mein sechs Jahre älterer Bruder später Mathematik an der Uni in Greifswald zu studieren. Dann kam das Abitur, und bis auf ein wenig Ärger mit der Leber und einem Diabetes ging es mir sehr gut. Das Studium war auch schon gesichert, da verstarb mein Bruder im Februar 1989. Und

Eine Biographie

auf einmal war die Zukunft nicht mehr so klar. Denn für mich machte es keinen Sinn, fünf Jahre zu studieren und dann das Wissen nicht auch anwenden zu können. Was also tun?

Der Rest des Jahres war sowieso verkorkst. Die Lungenwerte wurden schlechter, der Zucker spielte verrückt, und dazu auch noch die Frage, wie es jetzt weitergehen sollte. Da schlug mein Arzt mir vor, die Invalidenrente zu beantragen. Glücklicherweise nahm ich das Angebot an und war somit nach dem Abitur berentet.

Ja, in der DDR war es wirklich so einfach, denn lediglich die Schwere der Erkrankung spielte die entscheidende Rolle. Es war zwar nicht viel Geld, aber immerhin ein sicherer Anfang. Jetzt brauchte ich nur noch einen Betrieb, der mich für die Hinzuverdienstgrenze von 400,00 Mark in einem Büro beschäftigte. Auf Nachfrage meines Vaters bot mir derselbe Betrieb, in dem mein Bruder noch vier Monate gearbeitet hatte, eine Stelle als ungelernter Sachbearbeiter an.

Arbeit war sicher Es bleibt anzumerken, daß mir Arbeit sicher war. Dies war für mich ein äußerst glücklicher Umstand. Denn es war gesetzlich in der DDR geregelt: Wer arbeiten wollte, bekam auch eine Arbeit. Wenn man selber nichts Passendes fand, halfen staatliche Stellen. Und so hatte ich durch Rente und zusätzliche vier Stunden Beschäftigung monatlich das gleiche Einkommen wie der Durchschnitt der Bevölkerung. Mir machte die Arbeit sehr viel Spaß. Leider wurde aber aufgrund der Umstrukturierung des Betriebes meine Abteilung aufgelöst. Somit war ich ab 1. Januar 1992 arbeitslos.

Ich muß aber zugeben, daß mich die Arbeit doch ganz schön schlauchte. Schließlich hieß das, jeden Morgen aufzustehen, egal, wie das Wetter oder die Gesundheit manchmal waren, denn ich wollte natürlich nicht durch zu häufiges krankheitsbedingtes Fehlen glänzen. Jetzt hatte ich also erst einmal den ganzen Tag nichts zu tun. Aber zum Glück bin ich jemand, der sich beschäftigen kann. Und zwei linke Hände habe ich auch nicht. So erledige ich im Sommer handwerkliche Sachen im Garten meiner Eltern oder in der Garage. Im Herbst und Winter fahre ich meistens zur Kur oder spiele ein wenig in meiner Wohnung am Computer. Außerdem kann ich bei einer ehemaligen Kollegin ab und zu im Geschäft helfen. Dann noch etwas Regionalgruppenarbeit und die obligatorischen I. V.-Behandlungen in der Klinik, und das Jahr ist einigermaßen ausgelastet. So bin ich heute sehr zufrieden mit meiner Rente, die nach der Vereinigung in eine normale Erwerbsunfähigkeitsrente umgewandelt wurde; auch wenn man dabei nicht gerade reich wird. Aber wer wird das schon, auch wenn er arbeitet? Und wenn man sich um Unterstützung bei den verschiedenen Ämtern bemüht, kommt man über die Runden. Auf alle Fälle ist mein Gesundheitszustand in den letzten vier Jahren so gut wie stabil geblieben, und ich finde, darauf kommt es letztendlich an.

Zufrieden mit der Rente

Klar ist jedenfalls, damals wie heute: Die Rente bedeutet, weniger Geld zu haben als bei vollem Verdienst, es sei denn, man findet einen Job im Rahmen der geringfügigen Beschäftigung. Dafür ist das Geld aber jeden Monat sicher. Und so muß man sich irgendwann sicherlich entscheiden: normales Einkommen mit Kompromissen bei der Therapie oder optimale Therapie und dafür finanziell abspecken. Das heißt also, man muß sich mit der Frage auseinandersetzen, was man vom Leben erwartet bzw. was einem wichtig daran ist. Nicht gerade einfacher wird das Ganze dadurch, daß mit der Aufgabe der Arbeit meist auch der Verlust eines Teiles des sozialen Umfeldes verbunden ist. Das läßt sich kaum aufwiegen. Da ist man dann auf einen guten Freundes- und Bekanntenkreis angewiesen, um nicht früher oder später in Isolation zu geraten. Der goldene Mittelweg – gesundheitlich rechtzeitig Rente und außerdem noch eine befriedigende Arbeit – ist bisher wohl eher die Ausnahme. Das muß aber nicht heißen, daß es keine Menschen mit CF gibt, die diesen Weg gefunden haben. In der DDR jedenfalls gab es ihn, weil einem Arbeit sicher war – ob mit oder ohne Rente.

Der goldene Mittelweg: immer noch Ausnahme

Wie dem auch sei, man sollte sich zeitig genug mit den Möglichkeiten einer frühzeitigen Berentung befassen. Denn so

wie damals bei mir – der Arzt kümmert sich um die Rente und
der Staat um eine Arbeit – funktioniert es nicht mehr.

Holger Reinke, 27 Jahre,
Mitglied im AKL (Arbeitskreis der Erwachsenen
mit Mukoviszidose im Mukoviszidose e.V.),
Regionalgruppensprecher, im Februar 1998
aufgrund einer schweren inneren Blutung verstorben

Mein Weg zur Rente

Für mich war der wichtigste Grund, eine Rente zu beantragen,
der hohe Therapieaufwand, den ich notgedrungen zu betreiben
hatte. Die damit verbundene zeitliche Belastung bewältigte ich
nicht mehr, obwohl ich zu jenem Zeitpunkt eigentlich gesundheitlich noch recht fit war. (Und es heute noch bin.)

Während meiner sechsjährigen Berufstätigkeit als Buntme-
tallschmied – für einen Mukoviszidose-Betroffenen ein eher un-
gewöhnlicher Beruf – mußte ich bei einer Arbeitszeit von acht
Stunden und mehr (unvermeidliche Überstunden) und weiteren
Alltagspflichten täglich auch noch drei Stunden Therapie einpla-
nen. Diese Situation streßte mich sehr. Deshalb entschloß ich
mich, meine Lebenssituation zu verändern. Ich kündigte und
holte die Fachhochschulreife nach. Das Jahr an der Fachhochschule verlief für mich ziemlich angenehm. Im Gegensatz dazu
stellte sich das Studium der Physikalischen Technik, für das ich
mich entschieden hatte, wiederum als sehr anstrengend heraus.
Während des Studiums verschlechterte sich mein Gesundheitszustand, da ich besonders während der Klausurzeiten anfing, an
der Therapie zu sparen. Außerdem wurde mir mit fortschreiten-
der Semesterzahl klar, daß, auch wenn ich das Studium abschließen würde, eine nicht weniger zeitaufwendige Arbeitsstelle auf mich wartete. Davon abgesehen, waren die Chancen,
mit einem Grad der Behinderung von 100 Prozent eine Stelle
als Diplomingenieur zu bekommen, ziemlich aussichtslos.

So entschloß ich mich, eine Rente zu beantragen. Dieser Prozeß zog sich eineinhalb bis zwei Jahre hin, wobei mich aber alle Angehörigen und auch meine behandelnden Ärzte in meinem Entschluß bestärkten und unterstützten. Außerdem kannte ich einige Mukoviszidose-Betroffene persönlich, die mit einer Rente gut lebten. Die Antragstellung war mit Hilfe des Sachbearbeiters des Sozialamtes ein rein formelles Problem. Der Termin für die obligatorische Untersuchung durch einen Arzt des Medizinischen Dienstes lag während einer ambulanten intravenösen Antibiotika-Therapie recht günstig. Es folgten Fragen, die mich vermuten ließen, daß sich der behandelnde Arzt mit der ausgesprochen komplizierten Problematik bei Mukoviszidose wenig auseinandergesetzt hatte. Dies förderte nicht gerade mein Zutrauen in den Genehmigungsprozeß.

Entschluß zur Rentenbeantragung

Der Bescheid des Rentenversicherungsträgers ging schon etwa vier Monate nach Antragstellung ein. Einerseits wurde mir statt einer Berufsunfähigkeit gleich eine Erwerbsunfähigkeit anerkannt. Andererseits wurde klargestellt, daß mir aufgrund meines abgebrochenen Studiums der Anspruch auf Zahlung von Rente, den ich ja durch meine sechsjährige Berufstätigkeit erreicht hatte, aberkannt wurde. Nach den gesetzlichen Grundlagen war der Rentenversicherungsträger im Recht, jedoch tat sich in bezug auf Studienabbrecher eine Lücke im Rentengesetz auf. Ohne Rente wären mir nur zwei Alternativen geblieben. Ich hätte entweder noch mindestens drei weitere Jahre arbeiten müssen, um den Rentenanspruch erneut zu erhalten. Hier wurde das Paradoxe und die Ausweglosigkeit deutlich, denn ich war ja vom gesundheitlichen Zustand her erwerbsunfähig geschrieben. Oder ich hätte mich in finanzielle Abhängigkeit von meiner Familie begeben müssen. Auch dies hätte ich als nicht zumutbar empfunden.

Eine Lücke im Gesetz

Ich wandte mich, nach einer Empfehlung durch den Mukoviszidose e.V., an den VdK, der für mich einen Widerspruch formulierte. Die LVA erkannte nach einem halben Jahr und weiteren Gutachten, die allerdings durch die behandelnden Ärzte erstellt wurden, die Widerspruchsbegründung an. Sie akzeptierte,

Mukoviszidose e.V. half

daß Erwerbsunfähigkeit schon zu Beginn des Studiums gegeben war, und erklärte sich bereit, eine Rente zu zahlen.

Für mich war es nach dieser sehr ungewissen Situation eine enorme Erleichterung, zu erfahren, daß ich nun nicht mehr in der Gefahr war, finanziell von meinen Eltern oder von der Sozialhilfe abhängig zu sein. Ich erziele zwar nur ein geringes Einkommen, dafür habe ich aber deutlich mehr Zeit für die Therapie. Ich treibe wieder mehr Sport. Ich bin bezüglich meiner Freizeitgestaltung insgesamt flexibler.

Felix Jedanowski,
Mukoviszidose-Betroffener

Die Gesundheit erhalten

Die verschiedenen Gesichter der Muskoviszidose

Heute wird die Mukoviszidose immerhin bei 80 Prozent der Betroffenen bis zum zweiten Lebensjahr erkannt, denn unter Ärzten ist diese Krankheit weitgehend bekannt. Sie führen daher bei verdächtigen Symptomen immer häufiger einen Schweißtest zur Sicherung der Diagnose durch, und die notwendige Behandlung kann rechtzeitig einsetzen. Warum aber entgehen 20 Prozent der frühen Diagnose? Hierzu tragen im wesentlichen zwei Faktoren bei.

Erstens der Schweregrad: Je geringer die Störungen an Lunge und Bauchspeicheldrüse sind und je langsamer sie fortschreiten, um so später wird der Verdacht auf Mukoviszidose entstehen. Im Gegensatz hierzu wird bei massiven Störungen oder schneller Verschlechterung die Krankheit eher vermutet werden.

Als zweites ist die weitgefächerte Organausprägung zu berücksichtigen. Abgesehen von Gehirn- und Nierentätigkeit gibt es keine Funktion des Körpers, die nicht von der Mukoviszidose betroffen sein kann – von den Nebenhöhlen der Nase bis zum Enddarm, von der Blutgerinnung bis zur Pubertätsreife. Die Manifestationen sind zudem altersabhängig. Wichtige, mit Mukoviszidose verbundene Anzeichen sollen in ihrer Altersabhängigkeit nachfolgend besprochen werden.

Alle Organe – außer dem Gehirn – können betroffen sein

Altersabhängigkeit der Funktionsstörungen

Das Neugeborene
Der Mekonium-Ileus des Neugeborenen, ein Verschluß des Darmes (Ileus) durch zähes Kindspech (Mekonium), ist ein schwer-

Mekonium-Ileus

wiegendes Ereignis, das einen chirurgischen Eingriff mit heute allerdings guten Chancen für das Kind erfordert. In 75 Prozent aller Fälle liegt eine Mukoviszidose vor. Dieser Zusammenhang ist allgemein bekannt. Die späteren Lebenschancen eines solchen Kindes sind nicht schlechter als bei CF-Kindern ohne Mekonium-Ileus.

Gedeiht ein Kind nicht an der Mutterbrust und nimmt es nicht an Gewicht zu, so ist dies ein ernsthafter Hinweis auf eine Mukoviszidose. Zu den abklärenden Untersuchungen gehört daher mit hoher Priorität ein Schweißtest.

Neugeborenen-gelbsucht

Auch eine verlängerte Neugeborenengelbsucht kann, wenn sich sonst keine Ursache findet, auf eine Mukoviszidose hindeuten. Entwickelt sich zudem ein »Cholestasesyndrom«, gibt es also Anzeichen für einen gestörten Abfluß der Galle, so ist der Verdacht noch stärker.

Der Säugling
Selbstverständlich ist auch hier ein schlechtes Gedeihen ein verdächtiges Zeichen. Aber auch eine verstärkte Blutungsneigung kann mukoviszidosebedingt sein. Von der harmlosen punktförmigen Hautblutung über blutiges oder bräunliches, kaffeesatzartiges Erbrechen bis hin zur gefährlichen Hirnblutung können die Krankheitszeichen reichen. Sie deuten darauf hin, daß der Säuglingsleber kein Vitamin K für die Bildung der Blutgerinnungsfaktoren zur Verfügung steht. Dieses Vitamin kann nämlich nur bei intakter Fettverdauung aufgenommen werden. Daran aber fehlt es bei Mukoviszidose infolge der mangelhaften Funktion der Bauchspeicheldrüse.

Blutungsneigung

Mukoviszidose-Säuglinge neigen aus nicht geklärten Gründen zu starkem Schwitzen und verlieren große Mengen Natrium. Kommt häufiges Erbrechen hinzu, so entwickelt sich das Bild einer Elektrolytstörung.

Durch den Natriummangel (Hyponatriämie) erhöht sich im Blut das Hormon Aldosteron, der Säure-Basen-Haushalt des Blutes gerät durcheinander (metabolische Alkalose), es treten Muskelkrämpfe auf. Dieses »Pseudo-Bartter« genannte Syndrom verlangt nach einem Schweißtest, weil ihm häufig eine Mukoviszidose zugrunde liegt.

Das Kleinkind

Jenseits des ersten Lebensjahres steht die Zöliakie an vorderster Stelle der Diskussion. Kinder mit dieser Krankheit vertragen ein bestimmtes Eiweiß (Gluten) in den Schalen unserer Getreidekörner nicht und können schwere Gedeihstörungen aufweisen. Mit dieser Diagnose sollte man sich aber erst dann befassen, wenn der Schweißtest normal ausgefallen ist – somit eine Mukoviszidose ausgeschlossen wurde.

Zöliakie

Der Mastdarmvorfall (Analprolaps) ist Folge eines Reizzustandes des Enddarms bei Patienten mit chronischem Durchfall (Diarrhoe), insbesondere Fettstühlen. Deshalb steht diagnostisch die Cystische Fibrose hier oben an.

Analprolaps

Kleinkinder mit Mukoviszidose neigen zu Polypenbildung im Nasen- und Rachenraum (Adenoide). Sobald ausgebildet, sind die Nasennebenhöhlen massiv mit zähem Schleim gefüllt, mitunter auch entzündlich verändert. Im Röntgenbild zeigt sich eine totale Verschattung. Die Entfernung der Adenoide kann durchaus angezeigt sein, während die operative Entleerung der Nebenhöhlen dem Patienten keinen großen Nutzen bringt. So schnell, wie sie durch Spülung saniert wurden, sind sie wieder mit Schleim angefüllt. Auf jeden Fall gehört zur diagnostischen Abklärung bei Adenoiden und Verschattungen der Nasennebenhöhlen generell ein Schweißtest. So manche Mukoviszidose wurde auf diesem Weg von einem Hals-Nasen-Ohren-Arzt diagnostiziert.

Polypen

Jugendliche und Erwachsene

Störungen des Wachstums, ebenso wie Verzögerungen der Pubertät und verspätete oder ausbleibende Menstruation können trotz nur schwach ausgebildeter Lungensymptomatik Anzeichen einer Mukoviszidose sein. Außerdem gehören Störungen der Zeugungsfähigkeit des Mannes und Empfängnisstörungen der Frau in die Überlegung mit einbezogen.

Verzögerung der Pubertät

Erwachsene Mukoviszidose-Patienten, insbesondere, wenn sie bisher unbehandelt waren, entwickeln Lebervernarbungen (Zirrhosen) und eventuell einen Pfortader-Hochdruck mit Milztumor, oft in Verbindung mit unzureichender Leberfunktion, unter anderem erkennbar an Störungen der Blutungs- und Gerinnungsfähigkeit. Somit könnte einer chronischen Lebererkrankung junger Menschen – insbesondere bei negativen Hepatitis-Markern – eine Mukoviszidose zugrunde liegen.

Keine Angst vor dem Genotyp

Abschließend ein klärendes Wort zu der Frage, ob die Genanalyse, also die Bestimmung des molekularen Genotyps, für den Patienten eine wesentliche Bedeutung hat. Von dem Gen, das für die Erbkrankheit Mukoviszidose verantwortlich ist, sind

inzwischen mehrere hundert verschiedene Mutationen bekannt. Zunächst schien es, daß bestimmte Genmutationen, wie beispielsweise deltaF508, ein besonderes Risiko bedeuten und andere wieder einen günstigeren Verlauf erwarten ließen. Diese Hoffnung, aus der genetischen Vorhersage etwas über den zukünftigen Verlauf der Krankheit sagen zu können, bestätigte sich nicht. Weder konnte man die Frage des Patienten nach seinen Zukunftsaussichten beantworten, noch konnte man den behandelnden Ärzten bei ihrem Wunsch nach individuell abgestimmten und optimierten Behandlungskonzepten helfen. Kurz, die Hypothese eines Zusammenhangs zwischen genetischer Vorhersage und klinischer Prognose mußte fallengelassen werden.

Heute wissen wir, daß der Genotyp des Patienten im Einzelfall unwesentlich für seinen Krankheitsverlauf ist. Insbesondere der schicksalbestimmende Zustand der Lunge wird von Faktoren der Immunabwehr, der Entzündungsreaktion und der Leukozytenfunktion mehr bestimmt als vom CF-Genotyp.

Es ist also weiterhin richtig, die Therapie konsequent am klinischen Zustand des Patienten zu orientieren, unabhängig vom Genotyp. Ein »schlechter« Genotyp existiert nicht und besiegelt das Leben der Patienten nicht wie ein vorbestimmtes Schicksal.

Prof. Dr. med. Diethelm Kaiser,
von 1984 bis 1996 erster Vorsitzender des Mukoviszidose e.V.

Den richtigen Arzt finden

Zu einem virtuellen Gespräch fanden sich freundlicherweise vier Leiterinnen und Leiter von großen Mukoviszidose-Ambulanzen zusammen, die ausschließlich oder unter anderem erwachsene Patienten betreuen: Dr. med. Christina Smaczny aus Hannover, Professor Dr. med. Thomas O. F. Wagner aus Frankfurt und Professor Dr. med. Ulrich Wahn aus Berlin. Professor Dr. med. Almuth Pforte berichtet über ihre Erfahrungen in der Münchner Erwachsenen-Ambulanz und in der Erwachsenen-Ambulanz in Hamburg, die sie seit Anfang 1998 leitet.

An welche Ärzte kann ich mich als Mukoviszidose-Patient mit meinen Problemen wenden?

Christina Smaczny: Die einfachste Antwort lautet: an Ärzte, die sich mit Mukoviszidose auskennen. In der Erwachsenenmedizin sind das noch nicht so viele Ärzte wie in der Kinderheilkunde. Deshalb ist es ratsam, bei einem Kinderarzt zu erfragen, wo CF-Patienten behandelt werden, wo sich in Deutschland CF-Zentren oder CF-Spezialambulanzen befinden. Eine Hilfe bei der Suche nach einer CF-Ambulanz kann auch die Auflistung der aktuell bestehenden CF-Spezialambulanzen in Deutschland darstellen, die man beim Mukoviszidose e.V. anfordern kann.

Versorgung der erwachsenen Patienten noch unzureichend

Unabhängig vom Alter des Patienten ist es enorm wichtig, daß ein Mukoviszidose-Patient kontinuierlich von einer CF-Spezialambulanz betreut wird. Es konnte nachgewiesen werden, daß sich die kontinuierliche Mitbetreuung der Patienten in einer CF-Spezialambulanz günstig auf den Krankheitsverlauf auswirkt.

Kontinuierliche Versorgung durch eine Spezialambulanz ist wichtig

Ulrich Wahn: Ja, da stimme ich Ihnen zu. Jeder Patient sollte von einem CF-Zentrum betreut werden, das mit der Erkrankung, die alle Altersgruppen betrifft, vertraut ist. Das ist notwendig, um den maximalen Nutzen aus den heute zur Verfügung stehenden therapeutischen Möglichkeiten zu beziehen. Die CF-Zentren tragen die Verantwortung dafür, daß die Therapie jeweils nach den neuesten Richtlinien gestaltet wird, und sind verantwortlich für die Qualitätssicherung.

Betreuender Hausarzt sollte in Verbindung mit Spezialambulanz bleiben

Almuth Pforte: In Einzelfällen wird die Betreuung ja auch vom Hausarzt übernommen. Besonders wenn das betreuende CF-Zentrum nur nach längerer Fahrzeit zu erreichen ist, ist bei akuten gesundheitlichen Problemen der Hausarzt, häufig ein Allgemeinmediziner, der erste Ansprechpartner. Dieser sollte aber immer die Möglichkeit haben, zumindest telefonisch mit dem Zentrum alle Fragen, die die einzuleitenden Schritte betreffen, zu klären.

Wie beurteilen Sie die Eröffnung von speziellen CF-Zentren für erwachsene Patienten?

Vor allem Lungenfachärzte betreuen erwachsene Patienten

Christina Smaczny: In den Kliniken für erwachsene Patienten ist die CF-Betreuung vorwiegend an Lungenfachärzte, also Pneumologen, gebunden, da im Erwachsenenalter eines CF-Patienten meistens Lungenprobleme im Vordergrund stehen.

Almuth Pforte: In den letzten Jahrzehnten lag die Betreuung von Mukoviszidose-Patienten ja fast ausschließlich in den Händen von Kinderärzten. In dieser Zeit wurden große Behandlungserfolge erzielt, unter anderem durch die konsequente Physiotherapie, die Einführung der Nahrungsergänzung durch hochkalorische »Astronautenkost« und durch die Pankreasenzym- und Vitamin-Substitution. Auch die Rolle der chronischen Atemwegsinfektionen für den Krankheitsverlauf wurde in ihrer Bedeutung erfaßt und durch eine konsequente dauerhafte oder zumindest intermittierende Antibiotika-Therapie beantwortet. Die Erfolge dieser Behandlungsmaßnahmen sind ablesbar an der großen Zahl von CF-Patienten, die das Erwachsenenalter erreicht haben.

Bedeutende Erfolge der Kinderärzte

Erst in den letzten Jahren ist die Aufgabe der Betreuung von Mukoviszidose-Patienten auch an die internistischen Pneumologen herangetragen worden. Diese Initiative ging insbesondere von den Patienten aus, so daß an einer Reihe von deutschen Universitätskliniken in Kooperation mit den Pädiatern Erwachsenen-Behandlungszentren etabliert wurden. In dem Verbund einer großen internistischen Klinik, in der neben der Pneumologie auch andere internistische Fachdisziplinen wie die Gastroenterologie, Endokrinologie und die Intensivmedizin vertreten sind, ist die Versorgung der CF-Patienten im gleichen Umfang wie an den Pädiatrischen Zentren möglich.

Christina Smaczny: Wir sollten vielleicht nicht vergessen, daß auch das Pflegepersonal der Kinderstationen einen nicht unerheblichen Einfluß auf die Entwicklung hin zur Erwachsenen-Ambulanz hatte. Es ist ein Unterschied, ob man Kinder pflegt oder Erwachsene rasiert und ihnen bei beruflichen oder partnerschaftlichen Problemen beisteht.

Was raten Sie den heranwachsenden Patienten: Sollen sie beim Kinderarzt bleiben oder zum Erwachsenenmediziner wechseln?

Christina Smaczny: Hier muß man wohl drei Aspekte berücksichtigen: medizinische, psychologische, aber auch prinzipielle Erwägungen. So ist es beispielsweise bei nahezu allen Krankheiten unumstritten, daß Patienten, die das Erwachsenenalter erreichen, zur weiteren Behandlung von Erwachsenenmedizinern übernommen werden. Solange die Mukoviszidose mit einer sehr eingeschränkten Lebenserwartung verknüpft war und über erwachsene Patienten nur als Einzelfälle in der Literatur berichtet wurde, gab es keinen Bedarf, Internisten oder Pneumologen in die CF-Therapie einzubeziehen. Durch eine eindeutige Verbesserung der Prognose sind heutzutage mehr als ein Drittel al-

Bei allen Krankheiten werden erwachsene Patienten von Erwachsenenmedizinern betreut

169

ler Patienten mit Mukoviszidose erwachsen, und es gibt wenig Gründe, diese Patienten weiterhin als Kinder in Kinderkliniken zu behandeln.

Almuth Pforte: Auch der psychologische Aspekt spricht für den Wechsel vom Kinderarzt zum Erwachsenenarzt. Genauso, wie wir in jeder Lebensphase neue Erfahrungen machen und eine neue Sicht der Dinge entwickeln, verändern sich unsere Erwartungen an die Mitmenschen. Für einen 18jährigen, der noch die Schulbank drückt und zu Hause wohnt, entspricht der oft familiäre Ton in der Kinderambulanz und auch das vertraute »Du« seiner Erfahrungswelt, und er wird sich fragen, warum er diese Art der Betreuung aufgeben soll und sich an die vergleichsweise nüchterne Umgebung in einer internistischen Klinik gewöhnen *Der Wechsel* soll. In dieser Lebensphase ist auch der Kontakt mit Jugendli-
entspricht der chen und Kindern vertrauter als die Begegnung mit älteren Pati-
psychologischen enten und deren Problemen. Das Durchschnittsalter der Patien-
Entwicklung der ten in der inneren Medizin liegt immerhin bei über 60 Jahre!
Patienten Auf der anderen Seite wird sich ein CF-Patient im mittleren Lebensalter, wie beispielsweise eine 37jährige Mutter von zwei Kindern, diese Frage sicherlich nicht stellen, sondern den Arztbesuch oder gar einen stationären Aufenthalt in der Umgebung Erwachsener als wohltuend empfinden.

Auf der anderen Seite nimmt der eine oder andere vielleicht gewisse »kindgerechte« Besonderheiten in Kauf, wenn für ihn das wichtigste die kompetente Betreuung durch Ärzte, Pflegepersonal, Krankengymnasten und Mitarbeiter des sozialen Dienstes ist, die mit allen Facetten der Mukoviszidose vertraut sind und – was zumindest genauso wichtig ist – zu denen er aufgrund der langjährigen Behandlung ein Vertrauensverhältnis aufgebaut hat, das er nicht missen möchte.

Christina Smaczny: Aber wir müssen auch bedenken, daß die erwachsenen Patienten mit ihren ganz eigenen Problemen auf der Kinderstation nicht unbedingt ausreichend Hilfe und Verständnis finden.

Zu ihren besonderen psychologischen Problemen zählen beispielsweise: die Entwicklung zur Selbständigkeit und der Abnabelungsprozeß vom Elternhaus, die Partnerschaft, der Familiengründungswunsch, Bewahrung von »Normalität«, Bewährung in der Schule und im Beruf. Im sozialen Bereich können außerdem die Schule, die Ausbildung, die Berufswahl, die Arbeitsplatzsuche, die Einstufung der Schwerbehinderung oder der Rentenantrag zum Problem werden.

Entwicklung zur Selbständigkeit

Sicherlich ist die Mukoviszidose keine Kindererkrankung mehr. Somit haben die Patienten ein Recht auf eine kompetente Betreuung im Bereich der Erwachsenenmedizin.

Auch aus dem medizinischen Bereich ist bekannt, daß bei erwachsenen Mukoviszidose-Patienten immer häufiger spezielle Probleme auftreten. Dazu zählen beispielsweise aus dem Bereich der Lungen und Atemwege die wiederholten Lungenrisse, also der Pneumothorax, oder die Lungenblutungen, das heißt die Hämoptysen. Aus dem Bereich des Verdauungstraktes kommen hinzu die Zuckerkrankheit, also der Diabetes mellitus, dann Gallensteine, Magengeschwüre und schwere Leberfunktionsstörungen. Im Bereich der Geschlechtsorgane sind es die Fortpflanzungsproblematik und die Schwangerschaft. Beim Bewegungsapparat können noch Gelenkbeschwerden, der Knochenabbau oder die Osteoporose und viele andere erwähnt werden. Das alles sind Krankheitsbilder, mit denen die Pädiater nicht so häufig konfrontiert werden.

Spezielle medizinische Probleme der Erwachsenen

Bei schwerkranken erwachsenen Patienten kann schließlich eine intensivmedizinische Versorgung notwendig werden, die die pädiatrische Intensivstation wegen ihrer kindgerechten Ausstattung nicht übernehmen kann. Patienten, die wegen eines fortgeschrittenen Krankheitsstadiums auf die Lungentransplantations-Warteliste aufgenommen werden, müssen ohnehin an die Erwachsenenmedizin gebunden werden.

Ulrich Wahn: Ich möchte noch einmal betonen, daß eigentlich die CF-Patienten nicht von Kinderärzten oder Pneumologen allgemein, sondern nur von CF-spezialisierten Kinderärzten oder

CF-spezialisierten Pneumologen angemessen betreut werden können. Wie Frau Smaczny schon richtig sagte, sind für Transplantationspatienten weitere zusätzliche Qualifikationen gefragt. Außerdem ist richtig, daß die Versorgung der Patienten mit weit fortgeschrittener CF spezielles Hintergrundwissen erfordert.

Ich meine: Hier sollte der Patient bestimmte Qualifikationsmerkmale des betreuenden Arztes abfragen können, um zu entscheiden, wo er am besten aufgehoben ist. Man muß bedenken, daß für die Patienten nicht nur der Arzt zählt, der für die Qualität der Versorgung geradesteht, sondern die gesamte Ausstattung der Institution. Darüber hinaus ist der Kontakt zu gleichaltrigen Patienten wichtig.

Wir haben ein neues Konzept etabliert, nämlich die interdisziplinäre Betreuung in der Lungenklinik Heckeshorn. Auf diese Weise ist es möglich, direkt von den Erfahrungen der Pädiater zu profitieren und Probleme, die im Erwachsenenalter auftreten, rückzukoppeln. Das psychosoziale Team kann weiter gemeinsam arbeiten, ebenso die Physiotherapie und Ernährungsberatung. Durch die Anbindung an das Universitätsklinikum Charité und die Kooperation mit dem Deutschen Herzzentrum Berlin ist die Bearbeitung wissenschaftlicher Fragen und die Vorbereitung und Nachbetreuung für die Transplantation gewährleistet. In der Lungenklinik Heckeshorn sind intensivmedizinische Betreuung und gegebenenfalls thoraxchirurgische Intervention auf dem höchsten Stand möglich.

Wann wird der Wechsel notwendig?

Ulrich Wahn: Wenn die entsprechende pädiatrische Institution den berechtigten Ansprüchen des Patienten nicht mehr genügt.

Christina Smaczny: Der Zeitpunkt des Transfers eines Patienten aus der Kinderklinik in die Erwachsenenmedizin sollte individuell auf den einzelnen Patienten abgestimmt werden. Grundsätzlich sollte jedoch der Wechsel in die Innere Medizin nach dem Erreichen der Volljährigkeit angestrebt werden. Über die Reife des Patienten, besonders in bezug auf die eigene Erkrankung, sollte vom Kinderarzt zusammen mit dem Patienten selbst und den Eltern entschieden werden. Der Patient muß beispielsweise in der Lage sein, selbständig beim Arzt vorzusprechen und Termine zu vereinbaren.

Den Wechsel auf die individuelle Entwicklung des Jugendlichen abstimmen

Almuth Pforte: Das stimmt. Gerade in der Adoleszenz gibt es große Abweichungen des Entwicklungsstandes vom Lebensalter. Hierauf muß Rücksicht genommen werden, so daß im Einzelfall bereits eine 16jährige Patientin in die Erwachsenenmedizin überwechseln will, während ein anderer diesen Schritt erst mit Anfang 20 wagt.

Idealerweise ist eine gemeinsam von Pädiatern und Internisten geführte »Adoleszenten-Sprechstunde« für alle Patienten ab etwa 16 Jahre anzustreben. Spätestens in diesem Alter sollte die Verantwortung für die Therapie von den Eltern auf die Patienten selbst übergehen, was häufig nicht ohne Schwierigkeiten und ohne Verschlechterung des klinischen Bildes abläuft. In dieser Phase könnte es hilfreich sein, wenn der Patient zum einen den vertrauten Kinderarzt, zum anderen den weiterbehandelnden Internisten für sich in Anspruch nehmen könnte, die möglicherweise einen unterschiedlichen Stil in der Kommunikation mit dem Patienten haben.

Die Ärzte können bei dem Wechsel viel Hilfreiches tun

Thomas O. F. Wagner: Bei uns in Frankfurt werden Patienten mit Erreichen des Erwachsenenalters von der CF-Ambulanz der Kinderklinik in die Ambulanz der Erwachsenen-Pneumologie übernommen. Sie werden von diesem Zeitpunkt an sowohl ambulant als auch stationär ausschließlich in der Erwachsenen-Pneumologie betreut. In der Regel findet der Wechsel um den 18. Geburtstag statt, wünscht der Patient den Wechsel aber deutlich früher oder später, ist dies in Ausnahmefällen auch möglich.

Das Frankfurter Modell

Almuth Pforte: Es soll aber ganz deutlich gesagt werden, daß bei Vorliegen einer akuten Verschlechterung der Krankheit die

Behandlung des Patienten in einer Hand liegen muß, wobei weiterbehandelnde Kollegen nach Möglichkeit in diese Situation einbezogen werden sollten, um das individuelle klinische Bild genauestens kennenzulernen.

Wie können Ärzte und Kliniken die Patienten bei dem Wechsel unterstützen?

Christina Smaczny: Der Betreuerwechsel vom Kinderarzt zum Pneumologen sollte in jedem Fall gut vorbereitet werden. Aus unserer Sicht, also der der Medizinischen Hochschule Hannover, sollte der CF-Patient mit dem bevorstehenden Wechsel schon im frühen Jugendalter bekannt gemacht werden, damit er zu gegebener Zeit den Weg in die Innere Medizin als einen neuen Lebensabschnitt betrachtet. Hier ist natürlich Voraussetzung, daß in der Inneren Medizin eine kompetente CF-Betreuung existiert!

Der Jugendliche kann frühzeitig vorbereitet werden

Wir bevorzugen, daß die Erstvorstellung in der Pneumologie eines erwachsen gewordenen CF-Patienten, der bislang in der Kinderklinik betreut wurde, ambulant im Rahmen einer Routinekontrolle und nicht stationär erfolgt. Es wird angestrebt, daß bei der letzten ambulanten Kontrolle oder dem letzten stationären Aufenthalt in der Kinderklinik der CF-Arzt aus der Inneren Medizin den Patienten kennenlernt. Über die Abläufe in der Inneren Medizin wird der jugendliche Patient, der demnächst wechseln will, vom Psychologen aus dem Erwachsenen-CF-Team aufgeklärt. Er besucht den Patienten in der Kinderklinik und bietet ihm »Ausflüge mit Besichtigung« der CF-Bereiche in der Inneren Medizin an.

Psychosoziale Mitarbeiter begleiten den Jugendlichen

Welches Betreuungsmodell für Mukoviszidose-Patienten verfolgen Sie an Ihrer Klinik?

Almuth Pforte: Der Wechsel der Patienten von den Kinderärzten in die internistische CF-Ambulanz erfolgte in München zu dem Zeitpunkt, den die Patienten für richtig hielten. Die betreuenden Internisten hatten alle zunächst eine Hospitation im Pädiatrischen CF-Zentrum absolviert, bevor sie selbständig die Patienten betreuen. Neben der Kooperation mit den Pädiatern legten wir Wert auf den engen Kontakt mit den zuständigen Hausärzten und boten Fortbildungsmöglichkeiten an. In Hamburg versuchen wir derzeit, in Kooperation mit den Pädiatern, ein Überwechseln in die Versorgung durch die Innere Medizin um das 18. Lebensjahr zu realisieren.

Modelle in München und Hamburg

Ulrich Wahn: Wir in Berlin verfolgen ein integriertes Modell, welches aus einem Team von pädiatrisch-pneumologisch vorgebildeten Kinderärzten und Pneumologen mit langjähriger CF-Erfahrung besteht. Dieses wird ergänzt durch Einbindung von Kinderärzten und Internisten anderer Subspezialitäten.

Thomas O. F. Wagner: Da bei uns in Frankfurt aufgrund der gemeinschaftlichen Versorgung durch Ernährungs- und psychosoziales Team viele Berührungspunkte zwischen Kinderklinik und Erwachsenen-Pneumologie erhalten bleiben und die Kooperation zwischen den ärztlichen Betreuern sehr gut klappt, ist der Übergang so problemlos wie nur irgend möglich gestaltet. Die Behandlungs- und Betreuungskonzepte sind aufeinander abgestimmt, die Leitlinien der Therapie sind gemeinsam erarbeitet, so daß der Patient sicher sein kann, daß mit dem Wechsel nicht plötzlich alles umgestoßen werden wird.

Enge Zusammenarbeit der Teams erleichtert den Wechsel

Da in Frankfurt auch schon im Kindesalter ein sehr großer Wert auf die ambulante Betreuung zur Vermeidung unnötiger stationärer Aufenthalte gelegt wird und deshalb auch schon bei Jugendlichen vorzugsweise die häusliche IV-Therapie eingesetzt wird, stellt der Wechsel auch in dieser Hinsicht keine wesentliche Änderung dar.

Die wesentlichen Unterschiede in den Betreuungsschwerpunkten zwischen Kinderklinik und der Erwachsenen-Pneumologie ergeben sich aus den Veränderungen des Krankheitsbildes im Erwachsenenalter. So ist es naheliegend, daß in der Erwachsenenmedizin eher einmal über die nichtinvasive Beatmung oder gar über eine Lungentransplantation nachgedacht werden muß.

Das Hannoveraner Modell **Christina Smaczny:** In der Medizinischen Hochschule Hannover werden Mukoviszidose-Patienten je nach dem Alter in der Abteilung der Pädiatrischen Pneumologie oder in der Abteilung Pneumologie betreut. Beide Abteilungen versorgen ihre CF-Patienten sowohl ambulant als auch stationär. Wie wir den Wechsel im einzelnen gestalten, habe ich eben schon dargelegt.

Die Kinderklinik und die Pneumologie der Erwachsenenmedizin verfolgen dieselben Therapieprinzipien. Nach dem Wechsel wird die begonnene Behandlung fortgeführt. Die Patientenunterlagen werden vollständig aus der Kinderklinik von der CF-Ambulanz für Erwachsene übernommen. Es besteht ein enger Austausch zwischen den CF-Ärzten aus der Kinderklinik und der Pneumologie. Außerdem bilden die Physiotherapeuten des Hauses ein Bindeglied zwischen den Abteilungen.

Die Erwachsenen-CF-Ambulanz in der Medizinischen Hochschule steht natürlich nicht nur den bislang in der Kinderklinik im selben Haus betreuten CF-Patienten offen. Bei jedem Patienten, der in die Betreuung der Erwachsenen-CF-Ambulanz aufgenommen wird, wird ein großer Wert auf die Zusammenarbeit mit dem Hausarzt des Patienten gelegt. Der Hausarzt ist eine wesentliche Ergänzung einer guten CF-Betreuung an einem CF-Zentrum.

Vielen Dank für Ihre Gesprächsbereitschaft.

Heike Diekmann führte das virtuelle Gespräch.

Verantwortung
für die eigene Gesundheit

Die Übernahme der Verantwortung für das eigene Leben und somit auch für die eigene Gesundheit ist für mich eine zentrale Entwicklungsaufgabe eines jeden Heranwachsenden. Im Rahmen der Mukoviszidose bedeutet Gesundheit unter anderem, das Voranschreiten der Mukoviszidose zu verlangsamen und den Therapiebedarf bei einer hohen Lebensqualität möglichst gering zu halten.

Jeder Heranwachsende muß lernen, Verantwortung für sein Leben zu übernehmen

Um Verantwortung bei einer so komplexen Erkrankung wie der CF übernehmen zu können, müssen sich Betroffene Hilfe holen, bei Experten wie Ärzten oder Physiotherapeuten, damit wichtigen Entscheidungen eine gründliche Information und ein Abwägen der verschiedenen Vor- und Nachteile vorangehen kann. Der oder die Betroffene muß jedoch selber entscheiden, welche Therapieangebote angenommen werden und welche nicht.

In dieser Frage entstehen jedoch oft Konflikte: Die behandelnde Person sieht es als ihre Aufgabe an, das Fortschreiten der Mukoviszidose durch eine Maximierung der medizinischen Therapie auf jeden Fall zu verlangsamen. Das führt jedoch oft genug zu einer erheblichen Einschränkung der Lebensqualität des Patienten. Daß das bei den Betroffenen auf Widerstand stoßen kann, wird aus den Worten eines Mukoviszidose-Erkrankten deutlich: »Gesundheit und Lebensqualität sind nicht trennbar! Für mich steht das Leben im Mittelpunkt, die Therapie ist nachgeordnet. Die Auseinandersetzung mit meiner Erkrankung hat zu einer bewußteren Lebensführung geführt.«

Konflikt: Maximale Therapie ist nicht gleich maximale Lebensqualität

Bewußtere Lebensführung interpretiere ich hier als fortwährende Konfrontation mit der Frage: »Wie läßt sich eine hohe Lebensqualität mit einer möglichst noch optimalen Therapie verbinden?« Wo dabei die Grenzen gesetzt werden, scheint mir sehr individuell zu sein. Die Patienten selbst sind die Experten für ihren eigenen Körper und für ihr eigenes Leben. Sie sind es

Hohe Lebensqualität bei optimaler Therapie?

auch, die mit den Konsequenzen einer Behandlung oder Nicht-behandlung leben müssen.

Ich kenne Patienten und Patientinnen, die sich sehr stark an die medizinische Therapie halten, und solche, die zugunsten einer höheren Lebensqualität das Risiko einer schlechteren Gesundheit auf sich nehmen: »Lieber genieße ich mein Leben in vollen Zügen und sterbe ein paar Jahre früher, als daß ich mich in einen Glaskasten setze.« Eine solche Ablehnung der Therapie sollte meiner Meinung nach aber nur dann akzeptiert werden, wenn der Patient erkennbar zeigt, daß er sich über die Auswirkungen seines Verhaltens klar ist und die Verantwortung dafür übernehmen kann und will. In besonderen Krisen und Belastungssituationen, in denen der Patient nicht in der Lage ist, Entscheidungen zu treffen, ist eine gute und vertrauensvolle Arzt-Patienten-Beziehung von entscheidender Bedeutung. Es sollte möglich sein, die Therapie so zu gestalten, daß die medizinischen Maßnahmen für den jeweiligen Patienten mit seiner eigenen Vorstellung und seinem Empfinden von Lebensqualität einhergehen.

Ablehnung der Therapie

Zwischen den Extrempositionen einer Maximierung der Therapie auf Kosten der Lebensqualität und einer Maximierung der Lebensqualität auf Kosten der Therapie gibt es viele Möglichkeiten, sich zu entscheiden. Die Schwierigkeit dabei ist jedoch, daß niemand sicher sagen kann, welches Verhalten zu welchen Konsequenzen führt und ob das Einhalten einer strikten medizinischen Behandlung immer eine bessere Gesundheit bedeutet oder vor Rückschlägen schützt. Aussagen dazu beruhen immer nur auf Wahrscheinlichkeiten. Unbestreitbar scheint mir jedoch, daß Gesundheit mehr ist als nur das Fehlen von Krankheit. Es ist ein ganzheitlicher Begriff, der Körper, Seele und Geist gleichermaßen mit einschließt: Gesundheit kann nicht isoliert von Lebensqualität betrachtet werden!

Gesundheit ist mehr als das Fehlen von Krankheit

Dipl.-Psych. Henning Roß,
Nachsorgeklinik Tannheim

Infektionen vorbeugen und bekämpfen

Was üblicherweise als Erkältung oder »Grippe« bezeichnet wird, ist eine Virusinfektion der oberen Luftwege. Sie wird nicht durch Kälte hervorgerufen, sondern durch verschiedene Viren, die leicht zwischen Menschen durch ausgehustete Tröpfchen übertragen werden. Bevorzugte »Ansteckungsplätze« sind enge, stark bevölkerte Räume wie Straßenbahnen, Züge, Flugzeuge, Kinoräume, Geschäfte oder Sportveranstaltungen in den Herbst- und Wintermonaten. Da bei einer Virusinfektion das gesamte Abwehrsystem des Körpers reagiert, können Beschwerden wie Abgeschlagenheit und Fieber hinzukommen.

Eine Erkältung ist für einen gesunden, abwehrstarken Menschen beschwerlich, aber harmlos. Sie dauert wenige Tage, in schweren Fällen auch Wochen. Virusinfektionen sind oft Wegbereiter für eine Infektion mit Bakterien, indem sie die Schleimhäute schädigen und eine bakterielle Infektion erst möglich machen. Unter diesem Aspekt darf eine Virusinfektion bei Mukoviszidose-Patienten nicht vernachlässigt werden. Es gilt auch hier die Regel: Husten, der mehr als zwei Tage stärker als normal auftritt, oder grippale Beschwerden wie Schnupfen, Halsweh, Fieber und Gliederschmerzen machen eine Antibiotikagabe notwendig!

Eine Ansteckung läßt sich nicht immer verhindern, aber mit einer jährlichen Grippeimpfung, die jeweils die zu erwartenden Viren abdeckt, sollten sich Mukoviszidose-Patienten schützen.

Eine bakterielle Infektion dagegen ist bei Mukoviszidose-Patienten immer als ernst einzuschätzen. Um die Zerstörung des Lungengewebes möglichst lange aufzuhalten, ist ein großzügiger Antibiotikaeinsatz notwendig. Bestimmte Bakterien sollten möglichst bei jedem Nachweis im Rachenabstrich oder Sputum behandelt werden. Hierzu zählen Staphylokokken sowie Hämophilus-influenzae-Bakterien.

Pseudomonas-Bakterien besiedeln irgendwann die Lunge von nahezu jedem Mukoviszidose-Patienten. Eine leichtsinnige Infektion mit diesen Bakterien durch unsachgemäße Verhaltensweisen in Naßbereichen oder durch Hantieren mit Erde oder Kompost sollte vermieden werden. Gegenseitiges Anstecken unter CF-Patienten kann durch sachgerechtes Hygieneverhalten wie Husten ins Taschentuch oder Trinken aus getrennten Gläsern vermieden werden.

Ob eine viraler oder ein bakterieller Infekt vorliegt, erkennt man an Blut- und Sputumbefunden.

Tips zur Vermeidung von Infektionen

Im Alltag lassen sich Infektionen welcher Art auch immer nicht stets vermeiden. Man kann aber dennoch eine Menge dafür tun, sich unnötige Infekte zu ersparen.

- Sollten in Kindergärten, Sportvereinen oder Musikschulen gerade »dicke Infekte« grassieren, ist es günstig, auf den Besuch zu verzichten, falls es sich einrichten läßt. Dies trifft sicherlich nicht auf die Regelschule oder den Arbeitsplatz zu.
- Nach sportlichen Betätigungen, insbesondere nach dem Schwimmen, sollte man die Bade- oder Sportkleidung schnell wechseln und die Haare trocknen.
- Die regelmäßige Einnahme von Vitaminpräparaten und eine ausgewogene Ernährung mit viel frischem Obst und Gemüse stärkt die Infektabwehr.
- Eine »Abhärtung« im weitesten Sinn ist auch bei Mukoviszidose-Patienten sinnvoll. Das heißt, daß sich die Patienten entsprechend den vorhergesagten Temperaturen angemessen kleiden sollen. Darüber hinaus sind körperliche Betätigung, Sport und Bewegung und der Aufenthalt an der Luft oder in gut gelüfteten Räumen eine wichtige Möglichkeit, Infekten vorzubeugen.

Stationäre Antibiose oder Heim-I.V.?

Es ist unklar, ob es den Krankheitsverlauf günstiger beinflußt, wenn eine I.V.-Antibiotika-Therapie erst in Folge eines Infektes oder regelmäßig vorbeugend erfolgen soll. Unumstritten ist jedoch, daß eine I.V.-Antibiotika-Therapie bei einem akuten Infekt eingesetzt werden muß, wenn orale Medikamente nicht mehr greifen. Schwere, akut einsetzende Infekte sollten immer in der Klinik stationär behandelt werden. Dies gilt auch bei gesundheitlicher Verschlechterung schwerkranker, beispielsweise sauerstoffbedürftiger, Patienten.

Unabhängig davon, ob die Therapie stationär oder zu Hause durchgeführt wird, gibt es verschiedene Anforderungen, die erfüllt sein müssen, um den Erfolg sicherzustellen:

Bedingungen für einen Erfolg der Antibiose

- Sauberes, steriles Arbeiten beim An- und Abhängen der Infusionen,
- Einhalten eines Zeitplanes, um einen konstanten Medikamentenspiegel zu halten,
- regelmäßige Kontrollen der Medikamentenspiegel, um Über- und Unterdosierungen zu vermeiden,
- ausreichend lange Therapiezeiten.

Ob die Therapie zu Hause oder während eines stationären Aufenthaltes durchgeführt wird, ist eine Entscheidung, die mit allen Beteiligten zusammen verantwortungsbewußt getroffen werden muß.

Manchem ist die Sicherheit, die durch die Anwesenheit von medizinischem Personal rund um die Uhr auf der Station gewährleistet ist, sehr wichtig. Außerdem ist es auch nicht zu unterschätzen, wenn während des stationären Aufenthaltes eine intensivere Krankengymnastik als zu Hause durchgeführt werden kann und der Patient sich keine Gedanken um die täglichen Mahlzeiten oder die Haushaltsführung machen muß. Darüber hinaus ist eine intensive Arbeit mit den verschiedenen Berufsgruppen des Mukoviszidose-Zentrums möglich (Ernährungsberatung, psychosozialer Dienst).

Stationäre I.V.: mehr Sicherheit

Andere Patienten bevorzugen die I.V.-Antibiotika-Therapie im häuslichen Umfeld. Nicht hospitalisiert zu sein, bedeutet für sie, nicht aus dem sozialen Umfeld herausgenommen zu wer-

Heim-I.V.: mehr Normalität

den, unter Umständen sogar, nach wie vor im Arbeits- oder Schulleben zu bleiben und keine Fehlzeiten zu haben. Wichtig hierbei ist es, daß die Patienten zu Hause entsprechend mit Medikamenten und Ausrüstung (Kühlschrank, I.V.-Systeme und Hilfsmittel) versorgt werden. Unabdingbar ist eine Schulung durch qualifiziertes Personal, damit die Therapie zu Hause ohne Risiko für den Patienten erfolgreich durchgeführt werden kann.

Bei einer rein vorbeugenden I.V.-Therapie bei stabiler Situation des Patienten erscheint der Wunsch, weiter zur Schule zu gehen, noch verständlich. Erfolgt die Therapie aber wegen eines Infektes, so sollte der Patient sich auch bei häuslicher Therapie schonen. Ein gesunder Mitbürger würde unter diesen Bedingungen beispielsweise auch nicht zur Arbeit gehen.

Dr. med. Hans-Georg Posselt,
Mukoviszidose-Ambulanz, Frankfurt

Heim-I.V. – na und?

Drei- bis viermal im Jahr braucht Oskar Kirste eine intravenöse Antibiotika-Therapie. Der EDV-Techniker ist der einzige Mitarbeiter eines PC- und Software-Händlers. Sein Chef kommt ohne ihn ganz schön ins Schwitzen. Daher richtet es Oskar Kirste so ein, daß er bei jeder Therapie nur zwei Arbeitstage fehlt.

Die erste *Antibiotikadosis* *überwacht* *der Arzt* Der gelernte Kfz-Mechaniker schwört auf die Heim-I.V. Wenn es mal wieder soweit ist, meldet er sich mittwochs bei Dr. Joachim Bargon in Frankfurt an. Freitags fährt er in die Klinik. Der Zugang zu seiner Vene wird gelegt, und er erhält die erste Antibiotikadosis. Nach der wird ihm meist übel, und er bekommt leichtes Fieber. Daher begleitet ihn seine Frau und fährt ihn und die erste Wochenration Medikamente nach Hause. Am Samstag morgen fühlt er sich bereits wieder wohl, am Montag geht er wie gewohnt zur Arbeit.

Das Gemisch von Gernebcin und Fortum hält sich im Kühlschrank zwischen sieben und zehn Tage. Kirste hält für die Medikamente extra einen Kühlschrank bereit, in dem er nichts anderes lagert. Im normalen Kühlschrank drohen Schimmelpilze und andere Keime. Wenn er nicht schon einen hätte, würde ihm seine Apotheke einen Medikamenten-Kühlschrank leihen.

Extra Kühlschrank für Medikamente

Mit dem Infusionssystem von Baxter kommt der 25jährige sehr gut zurecht. Der Apotheker füllt die Antibiotika in eine Art Luftballon, den ein Kunststoffbehälter schützt. Die Elastizität des Ballons sorgt für den nötigen Druck, der das Arzneimittel in die Vene leitet. Eine Pumpe ist also überflüssig. Das Übrige regelt ein T-förmiges Verbindungsstück für die Infusionsschläuche, das sich Kirste in der Apotheke besorgte. Damit schließt er gleich zwei Medikamenten-Portionen an die Braunüle an. Nach der ersten halben Stunde legt er einen kleinen Hahn um – und die zweite Ration tröpfelt los.

Am Ende der ersten Woche holt Kirste eine weitere Wochendosis in der Apotheke ab. Häufig bringt sie ihm auch ein CF-Patient, der sich mit dem Kurierdienst etwas dazuverdient. Kirstes Apotheke ist eine der wenigen, die die Antibiotika selbst zusammenmischt. Dazu sind nämlich besondere sterile Einrichtungen nötig. Die gibt es nicht in jeder Apotheke. Am Ende der zweiten Woche nimmt er den zweiten Tag frei und fährt zur Abschlußuntersuchung nach Frankfurt.

Medikamente werden wöchentlich geliefert

Kirste ist ein alter »Infusions-Profi«. Schon mit siebzehn Jahren bekam er einen Katheter. Ein feiner Schlauch wurde vom Arm bis in die Nähe des Herzens geschoben. Mit dem nahm er sich damals sehr in acht. Bis ihm sein Krankengymnast sagte, er solle sich »nicht in die Hosen machen mit dem Ding«. Er könne ruhig turnen und Sport treiben. Schlimmstenfalls könne er den Schlauch zwei bis drei Zentimeter herausziehen. Daher geht Kirste heute sehr großzügig mit seinen Venenzugängen, den Braunülen, um. Den Arm mit einer Plastiktüte umwickelt, duscht er sogar damit. Es sei, sagt er, als ob sie für vierzehn Tage zu ihm gehörten wie etwa ein Ohrring. Wenn er irgendwo damit hängenbleibe, tue es kurz weh, aber er sei da nicht so empfindlich. Im Höchstfall brauche er eben einen neuen Zugang, na und?

Mit 17 den ersten Katheter

Trotzdem benötigt er nur eine Braunüle pro I.V.-Therapie, sie hält die ganzen vierzehn Tage.

Ebenso leicht nimmt er die Gefahr, daß sich sein Körper plötzlich gegen die Antibiotika wehrt. Zwar ist seine Frau Kinderkrankenschwester, aber sie ist nicht immer zu Hause, wenn er am Infusionsschlauch »hängt«. Hier zeigt sich, warum Bargon die erste Antibiotikagabe unter Aufsicht gibt. Dabei erkennt er, ob der Patient allergisch reagiert. Ist das der Fall, wird die Infusion sofort gestoppt. Laufe die erste Gabe jedoch problemlos, sei es später unwahrscheinlich, daß der Körper sich wehre. Bargon befürwortet die Heim-I.V. nachhaltig. Bei ihm erhält ein Patient die Medikamente nur im Ausnahmefall stationär.

Trotzdem hat Kirste zu Hause Adrenalin und Kortison vorrätig. Das sind die Medikamente, die ein Notarzt sofort spritzen muß, wenn das Arzneimittel doch eine Abwehrreaktion hervorruft. Doch auch Kirste meint, alles in allem sei die Heim-I.V. völlig harmlos. Auf diese Weise könne er trotz der Therapie normal leben und habe fast keine Einschränkungen. Er bedauert Dialyse-Patienten, die mehrmals pro Woche in die Klinik müssen.

Kirste rät anderen Mukoviszidose-Patienten, die Antibiotikatherapie nicht unnötig hinauszuzögern. »Sobald man merkt, daß es einem schlechtgeht, sollte man die Therapie machen.« Das erhalte den Zustand der Lunge. Sie verschlechtere sich schnell, wenn man zu lange warte. Außerdem möchte Kirste andere CF-Patienten dazu ermuntern, nicht zu verzweifeln und nicht an der Situation zu scheitern. Er erinnert daran, daß es anderen möglicherweise noch schlechter geht. »Jeder soll ums Überleben kämpfen. Wenn ich heute sterbe und morgen gibt es ein Mittel gegen Mukoviszidose, dann habe ich ja gar nichts mehr davon!«

Heike Diekmann

Wie soll ich das bloß schaffen?

14 Tage I.V.-Therapie liegen vor mir. Wie soll ich das bloß schaffen? Der Einstich, das Eindringen, das Einfließen, das Blut, die Abhängigkeit, die Verfügbarkeit, der Schmerz, die Erinnerung an Kindheitserlebnisse, Bloßlegung meiner Angst, Scham, ein Nacktheitsgefühl – und doch keine andere Wahl, ich muß hindurch, denn ich will leben, das erste Mal im Leben leben.

Eine Kanüle als Anschauungsmaterial habe ich mir erbeten. Sie liegt vor mir, immer greifbar. Mehrmals täglich schaue ich sie mir an, und dann passiert es – ich steche mich ungewollt – ich weiß jetzt, ich werde es überstehen. Au, Blut, Verletzung, Schmerz, auch er wird vergehen, die Verletzung wird heilen. Die Kanüle hat ihre Aufgaben erfüllt, jetzt lasse ich sie liegen und ignoriere sie, ich brauche sie nicht mehr. – Morgen beginnt die I.V., Angst steigt auf.

Morgen beginnt die I.V.

Für 9.00 Uhr ist das »Eindringen« in mich angesetzt, die subtile Verletzung, werde ich zum Opfer gemacht. Frühstücken soll ich noch, wie kann ich das, voller Aufregung, voller Erregung, schweißgebadet, stinkend, trotzdem ich mich heiß geduscht habe, damit die Venen hervorquellen. Der Effekt der heißen Dusche hat nicht lange angehalten, versteckt haben sich die dünnen Venen hinter der dicken Haut.

Ich habe Angst, einfach Angst. Nichts kann mir helfen in dieser Angst, nicht mal der Glaube, daß die Behandlung für mich gut ist, daß ich hindurch muß durch all die Angst, um von ihr befreit zu werden. Ich muß an Jesus denken, der Blut schwitzte vor seiner Kreuzigung. Ähnlich fühle ich mich, doch kann ich mir anmaßen, so wie er zu leiden?

Die wenigen Minuten werden mir zur Ewigkeit, bis ich Schritte am Gang vernehme. Doch es sind die falschen, sie gehen vorüber. Noch mal Glück gehabt, welch Trugschluß. Noch beim Nachhängen dieser Gedanken klopft es kurz an der Tür, und schon steht er im Zimmer. Er, ja wer, den weißen Kittel hat er aus Rücksicht auf mich für seine Metzgerarbeit abgelegt. Er riskiert also Blutspuren auf seiner Kleidung. Wie nett, zuvor-

Minuten werden zur Ewigkeit

185

kommend, verständnisvoll. – Doch das kann mir meine Angst nicht nehmen.

Ich sichte die Utensilien und verschwinde ohne Aufforderung im Bett. Das ist der richtige Ort jetzt, um mich fallenlassen zu können, um zu sterben, um die Angst meiner Kindheit sterben zu lassen. Doch zuvor muß ich hindurch. Ich rutsche schweißgebadet hin und her, ziehe mir die Bettdecke fast über den Kopf. Der Arzt und die Schwester sollen mich nicht sehen. Keiner soll mich sehen. Ich schäme mich, meiner Angst wegen.

Da muß ich durch

Der Arzt verlangt nach meinen Armen, fragt, welcher mir recht wäre. Ich lasse beide begutachten. Er wählt den linken, da die Kanüle länger liegen wird, damit ich mit dem rechten noch beweglich bleiben kann.

Wo sind die Venen? Der Arzt legt den Gürtel an, zieht zu, schürt den Arm ein, damit sich eine Vene zeigt. Oh, die medizinischen Gesetze funktionieren! Nicht nur eine – zwei, drei Venen treten zu Tage, quellen auf. Die größte, die dickste peilt er an, schlägt sie noch ein wenig, daß sie noch mehr hervortrete, dann befühlt er die Stelle, was fast einer Liebkosung gleicht, und desinfiziert sie. Jetzt dauert es mir zu lange, er soll zustechen, damit ich es hinter mir habe. Ich werde ungeduldig. Was macht er da so lange herum? Ich schaue nicht hin, lasse mit mir geschehen, und dann sagt er mir, daß er sticht – und sticht!

... und sticht!

Monika Stamm,
Mukoviszidose-Betroffene, 32 Jahre

Was ist gesundes Essen für den CF-Betroffenen?

Gesunde Ernährung ist wichtig, egal ob krank oder gesund

Eine gesunde Ernährung läßt sich durch die sogenannte Ernährungspyramide darstellen. Sie ist richtungweisend für alle Menschen, unabhängig ob stoffwechselkrank oder -gesund. Prinzipiell gilt: Je weiter unten eine Nahrungsmittelgruppe angesiedelt ist, desto häufiger sollte sie bei der täglichen Lebensmittelauswahl berücksichtigt werden.

Basis der Pyramide bilden die kohlenhydratreichen Lebensmittel wie Getreide (Brot, Nudeln, Reis), Kartoffeln, Gemüse, Hülsenfrüchte und Obst. Diese Lebensmittel sind reich an Vitaminen, Mineralstoffen und Spurenelementen, die dem Körper helfen, das Immunsystem zu stimulieren. Sie enthalten andererseits viele Ballaststoffe. Diese helfen, den Stuhl der Mukoviszidose-Betroffenen, der klebrig verdichtet ist, aufzulockern. Sie wirken somit einem Darmverschluß entgegen.

Da CF-Betroffene einen erhöhten Energiebedarf, gleichzeitig aber häufig einen verminderten Appetit haben, sollten sie mit Streichfetten wie Butter oder Margarine sehr großzügig umgehen und beim Belag stets fettreiche Wurst- und Käsesorten wählen. Auf diese Weise erhält der Körper problemlos zusätzliche Kalorien.

Gemüse, mit einer Sauce (beispielsweise Bechamel oder Hollandaise) angereichert oder mit Käse gratiniert, schmeckt nicht nur gut, sondern liefert ebenfalls die gewünschten Zusatzkalorien. Nüsse sind ebenfalls sehr gute Kalorienträger. Sie eignen sich nicht nur als Studentenfutter. Mit ihnen kann man Salate anreichern, Puddings verzieren, Kuchen backen und selbst Naschereien wie Pralinen zaubern.

Alle Speisen mit Fetten und Ölen anreichern

Vollmilch eignet sich sehr gut als Milchshake-Grundlage für den Schlummertrunk vorm Insbettgehen. Die Milch läßt sich hervorragend mit Sahne aufmischen (Mischungsverhältnis 3:1). Gibt man dann noch Obst und etwas Zucker oder Malto-dextrin dazu, hat man nicht nur seine Energiezufuhr verbessert, sondern auch noch der Osteoporose vorgebeugt.

Beim Joghurt kann man sich die Extrakalorien entweder durch den Griff zum Sahne- oder noch besser Rahmjoghurt holen, oder man rührt einfach einen Teelöffel Öl in den Joghurt. Diese Methode ist für einige am Anfang etwas gewöhnungsbedürftig. Hat man es aber erst probiert, merkt man, daß der Joghurt noch besser – weil cremiger – schmeckt.

Bei Suppen möglichst Cremesuppen bevorzugen. Versehen

mit einem Tupfer Sahne und ein paar frischen Kräutern, sehen sie nicht nur optisch gut aus; es schmeckt auch noch sehr gut.

Wichtig bei allen Mahlzeiten ist die appetitliche Darbietung. Häufig haben Betroffene schon keinen Hunger mehr, wenn sie eine große Portion Essen vor sich sehen. Eine Aufteilung der Portionen von drei auf sechs Mahlzeiten kann helfen, vor dem Essen nicht zu resignieren. Kleine Portionen hübsch dekoriert sowie ein adrett gedeckter Tisch und eine entspannte Atmosphäre sind fast immer appetitanregend.

Dipl. oec. troph. Ulrike Müller,
Ernährungswissenschaftlerin an den
beiden Frankfurter Mukoviszidose-Ambulanzen

Sport: Einfluß auf Selbstwertgefühl und Körperbewußtsein

Bei der Mukoviszidose spielen neben den physischen auch psycho-soziale Probleme eine wichtige Rolle. In beiden Bereichen kann ein CF-spezifischer Sport helfen. Ein Überbeschützen der Patienten durch ärztliche Unaufgeklärtheit und elterliche Unsicherheit bezüglich der Sporttherapie kann eine Unzahl psychosozialer und emotionaler Probleme verursachen, die sich in stark reduziertem Selbstvertrauen und Selbstwertgefühl, Angst, Depressionen, Isolationstendenzen und einem erhöhten Spannungsniveau auswirken. Wird ein Kind etwa aufgrund seiner Erkrankung vom Fußballspiel im Freundeskreis ausgeschlossen, fällt es ihm vielleicht schwerer, an wichtigen Gruppenaktivitäten teilzunehmen, sich in ihnen körperlich zu behaupten oder wichtige Erfolgserlebnisse zu erzielen.

Die CF-spezifische Sporttherapie sollte alters- und entwicklungsgemäß, individualisierend und differenzierend sein; sie sollte der jeweiligen Lebenssituation und dem Krankheitszustand angepaßt sein. Dabei spielen der Schweregrad und Momentanzustand, die Alltagsbelastung (andere Therapien, Beruf,

Ausbildung, Freizeit), persönliche Wünsche und Bedürfnisse sowie die therapeutische Notwendigkeit eine Rolle. Sport oder Sporttherapie für Mukoviszidose-Patienten, individuell dosiert und gestaltet, wirkt sich physisch und daraus folgend psychosozial positiv aus.

Verschiedene Studien zeigen, daß die Patienten, die auf ihre Krankheit mit Hilf- und Hoffnungslosigkeit reagieren, eine signifikant kürzere Überlebenszeit haben als die Patienten, die eine aktive, kämpferische Einstellung zu ihrer Krankheit gefunden haben. CF-Patienten, die sich regelmäßig körperlich belasten, so in vielen Fällen selbst beobachtet, geht es im allgemeinen körperlich und geistig wesentlich besser, sie sind ausgeglichener, kreativer und entspannter als körperlich inaktive Mukoviszidose-Patienten.

Kämpferische Patienten leben länger

Eine CF – Sporttherapie soll
- die anderen Therapieformen ergänzen und unterstützen,
- die körperliche Anstrengungstoleranz und die bewegungsmotorischen Grundeigenschaften Ausdauer, Kraft, Gewandtheit, Koordination und Gelenkigkeit erhalten oder gar steigern,
- sich in den Alltag des Patienten und der Familie harmonisch einfügen,
- langfristig durchgeführt werden,
- Anregungen zum Wahrnehmen der eigenen und anderen Personen und der Räume geben,
- Anregungen zum Denken, Nachdenken – auch über sich selbst – geben,
- die Entwicklung fördern,
- zur Eigenaktivität und -initiative motivieren,
- spielerisch sein und Spaß machen,
- Interaktion und soziale Integration fördern,
- Krankenhausaufenthalte und Fehlzeiten reduzieren,
- Ängste überwinden,

Die Notwendigkeit der CF-Sporttherapie ergibt sich aus folgenden Gründen:

- Durch die Steigerung und Erhaltung der Belastungstoleranz, insbesondere der allgemeinen aeroben Ausdauer, Kraft (Atemhilfs-, Rücken- und Bauchmuskulatur) sowie der Bewegungskoordination, Motorik und Gelenkigkeit (muskuläre Balance!) verbessert sich das Körperbewußtsein und somit das Selbstwertgefühl und die Lebensqualität.
- Durch die forcierte Atmung im (Schwimm-)Training und die Erschütterung des Körpers durch dynamische Bewegungen verbessern sich die Voraussetzungen für eine erfolgreiche Physiotherapie und autogene Drainage: Der Schleimauswurf und die Thoraxmobilisation nehmen zu, der Bronchialwiderstand wird geringer und der Muskelstoffwechsel besser.
- Das Training der Atmungsorgane, des Herz-Kreislauf-Systems und des Stütz- und Bewegungsapparates führt zum Erhalt des Gesundheitszustandes oder sogar zur objektiven, funktionalen Verbesserung.
- Aus einer verbesserten Bewegungsfertigkeit erwächst eine größere Bewegungssicherheit.
- Die körperliche Entwicklung verbessert sich.
- Es ergibt sich eine verbesserte Vorstellung von der eigenen Körperlichkeit, das Wahrnehmen unterschiedlicher Spannungszustände sowie die Sensibilisierung für körperliche Prozesse.
- Die sportwissenschaftlich und sportmedizinisch fundierte Arbeit ist wichtig zur Erlangung wichtiger Daten wie dem Eingangs-Check-up mit Lungenfunktion/Ergometer, Blutgasanalyse, Herzfrequenz-, Laktat- sowie Blutdruck-Messungen.

Sport hilft, den Schleim aus den Lungen zu lösen

Neben den positiven physischen Effekten wird der CF-Patient mental und psycho-sozial gestärkt und integriert und nicht durch körperliche Unzulänglichkeit oder aufgrund übermäßiger Beschützung seitens der Eltern isoliert.

Psychologische und emotionale Defizite werden in der Sporttherapie aufgefangen, sie fördert

Viele Argumente sprechen für das Sporttreiben ...

- Überwindung eigener Ängste und Erfahren eigener Belastungsgrenzen, um ein höheres Selbstwertgefühl und -vertrauen zu gewinnen, welches zu größerer psycho-sozialer Unabhängigkeit führt,
- Spaß, Freude, Motivation zur Steigerung der Lebensqualität, Integration von »Bewegung« in den Alltag,
- Sport als Instrument zum Ausleben von Spannungen (»Kellerschrei«),
- Kommunikation, Kameradschaft, Teamgeist im Sport fördert die körperliche und geistige Belastbarkeit,
- Stärkung der Widerstandsfähigkeit gegenüber Außenreizen,
- positive, zwanglose, emotional ansprechende Erlebnisse im Sport,
- Erfüllung der Bedürfnisse nach Verbesserung des körperlichen Wohlbefindens, körperlicher Anstrengung, aber auch Leistung,
- Streßmanagement durch Erlernen von Entspannungstechniken wie Jacobsens »Progressive Muskelrelaxation«, Atmung und Bewegung (Tai Chi, Qi Gong).

Leider treiben aufgrund verschiedener Faktoren nur wenige CF-Patienten Sport. Möglicherweise auftretende Hindernisse, Sport als Therapie und Ausgleich kontinuierlich durchzuführen, können sein: Zeitmangel, Infektionen mit unter Umständen längeren stationären Aufenthalten, längere Streßphasen sowie schlechte Gemütsverfassung, Bequemlichkeit, falsche Dosierung mit ausbleibenden Erfolgserlebnissen, ungeeignete Sportarten, Verletzungsgefahr aufgrund des teilweise schwachen Skelett- und Bewegungsapparates.

... andere dagegen

Aufgrund eigener Erfahrungen und sportmedizinischer Untersuchungen (Diplomarbeit »Sporttherapie bei Patienten mit CF – Darstellung der sportmedizinischen Untersuchung und Fragen zur Lebensqualität im Rahmen eines sechsmonatigen Sportprojektes mit CF-Patienten«, Universität Hamburg, 1990) hat sich gezeigt, daß schon eine Verlangsamung des Fortschreitens der Erkrankung durch Sporttherapie als Erfolg zu sehen ist.

Dipl.-Sportwissenschaftler Jörg Steinkamp, Hamburg

Sport ist gesund:
Aber Spaß macht er nicht!

Sport ist gesund, Sport kann unter bestimmten Umständen Physiotherapie ersetzen, Sport verbessert die Lungenfunktion, stärkt die Atemmuskulatur und und und. Na gut, akzeptiert. Stutzig werde ich, wenn mir die Vorteile der Sporttherapie angepriesen werden mit den Argumenten, Sporttherapie vermittle ein besseres Körpergefühl und erhöhe das Selbstvertrauen.

Sport – wieder eine neue Therapie

Da ist zum einen der Begriff: Sport-THERAPIE. Bei Mukoviszidose bedarf Atmen der Therapie, Essen ist Therapie, Trinken gehört zur Therapie. Mit dem Begriff Sporttherapie wird nun auch der normale, mehr oder weniger stark ausgeprägte Bewegungsdrang therapiebedürftig. Zum Schluß, wenn wir vor lauter Therapie und Expertentum einfach keine Lust mehr haben, erhalten wir Psychotherapie, und selbstverständlich ist unabdingbar, daß alle Experten Hand in Hand arbeiten: der Arzt, der Physiotherapeut, der Ernährungsberater, der Sporttherapeut, der Psychotherapeut, der ... Wo bleibt der Betroffene mit seinen Wünschen und Vorstellungen bezüglich des Atmens, des Essens, Trinkens, der Bewegung? Wo bleibt das ganz normale Alltagsleben?

Aber mein Unbehagen geht weiter: Vieles in meinem Leben gibt mir Selbstvertrauen: mein Beruf, gelungene Freundschaften, eine lebendige Partnerschaft – Sport gehört gewiß nicht dazu.

Prägende Erfahrung machte ich im Schulsport: Ich war sportlich ziemlich unbegabt, sei es aufgrund der CF oder weil mir dieses Talent einfach nicht in die Wiege gelegt wurde. Vor allem in der Leichtathletik hatte ich Probleme: Ich konnte ausdauernd laufen, aber nicht schnell; ich konnte nicht weit werfen und war im Weitsprung eine Niete. Im Hochsprung kam damals gerade der Sprung mit dem Rücken über die Latte auf: Nachdem ich mehrmals auf die Latte geknallt und mein Rücken voller blauer Flecke war, hatte mein Masochismus ein Ende und damit auch meine Hochsprungkarriere. Aufgrund meiner mangelnden Fähigkeiten im Sprinten und Werfen wurde ich als Zumutung für jede auf Erfolg erpichte Spielmannschaft betrachtet und stets erst als Letzte dem jeweiligen Team zugeschlagen. Beim Schwimmen war es nicht besser: Ich war untergewichtig, die modernen Enzyme kamen ja erst in den Achtzigern auf, und war schon nach kurzer Zeit völlig durchgefroren.

Schon der Schulsport brachte nur Dauerfrust

Spaß und Freude machte mir das alles nicht. Diese jahrelangen Erfahrungen verdeutlichten mir aber eines: Mein Körper war nicht in der Lage, den »normalen« Anforderungen zu genügen, aller Einsatz, denn ich bemühte mich durchaus, reichte nicht, gute Noten und damit Anerkennung zu erhalten.

Zum Glück wurde mir durch diesen Dauerfrust des Schulsports nicht völlig der Spaß an der Bewegung an sich verdorben. Die Helden meiner Kinderzeit waren Piraten und Indianer, so daß ich als Kind im Spiel viel herumtobte. Nur – das trug nicht zum Aufbau eines guten körperlichen Selbstwertgefühls bei, denn die permanente Abwertung meiner sportlichen Fähigkeiten und damit meines Körpers durch schlechte Schulnoten und frustrierende Interaktionen mit Schulkameraden wog viel schwerer.

Heute habe ich ein sehr zwiespältiges Verhältnis zum Sport. Einerseits bewege ich mich gerne und nutze Gelegenheiten des Alltags: längere Spaziergänge am Wochenende, Radtouren im Urlaub, den obligatorischen Sprint zur Bushaltestelle am Morgen, das Treppensteigen. Im Laufe meines Lebens habe ich viele Sportarten ausprobiert: Reiten, Radfahren, Tanzen, Ballett.

Andererseits bringen mir körperliche Aktivitäten sofort meine engen Grenzen ins Bewußtsein. Das entscheidende für mich ist: Es bringt mir auf lange Sicht einfach keinen Spaß, daran zu arbeiten, diese Grenzen auszuweiten, also ein regelmäßiges Training zu betreiben.

Dabei kommt ein anderes Element ins Spiel: meine sehr begrenzte Zeit. Bei einer im Büro verbrachten Zeit von sieben bis acht Stunden pro Tag (Pausen für Essen und Therapie inklusive), knapp zwei Stunden Wegzeit pro Tag, zwei Stunden Therapie (in guten Zeiten, bei Infektionen deutlich mehr) und einer Stunde Hausarbeit ist mein Tag gut ausgelastet. Da ist es schwer, Raum für Sport zu finden. Denn anders als Gesunde kann ich nicht einfach so Sport treiben. Ich benötige gerade nach der Arbeit eine längere Vorbereitung: Ich muß inhalieren, Physiotherapie machen, um die Lunge frei und weit zu bekommen, essen, um den Blutzucker abzufedern, und nach dem Sport noch einmal Physiotherapie machen.

Auch Arbeit bringt Selbstbestätigung

Eine Möglichkeit wäre, meine Arbeitszeit zu reduzieren. Da sie mir aber im Gegensatz zum Sport Spaß macht, ich mich dabei durchaus mit anderen vergleichen kann und Selbstbestätigung erfahre, habe ich mich klar entschlossen, die Arbeit zu wählen, dem Sport einen minderen Platz in meinem Leben zuzuweisen und darüber hinaus mir mein ewig schlechtes Gewissen, daß ich sportlich aktiver sein müßte, abzuschminken.

Sport geht in unserer Gesellschaft nicht ohne Leistungsmessung

Meine Kritik lautet also: Ich fühle mich mit meinen trotz aller Bemühungen negativen Erfahrungen nicht ernst genommen, wenn Experten mit pauschalen Behauptungen wie »Sporttherapie vermittelt ein besseres Körpergefühl und erhöht das Selbstvertrauen« versuchen, mir Empfindungen einzureden, die ich tatsächlich ganz anders erfahren habe. Wenn in einem weiteren wesentlichen Lebensbereich, dem der Bewegung, Therapie (= Pflicht) als Leitbegriff eingeführt wird, anstatt danach zu fragen, was den Betroffenen Spaß und Freude bringt. Wenn die gesellschaftlichen Bedingungen, unter denen bei uns sehr oft Sport stattfindet, nicht mit reflektiert werden. Leistungsbemessung und -bewertung finden nämlich häufig nach einem allge-

mein gültigen, nicht einem individuellen Maßstab statt. Öffentliche Hochachtung finden nur Höchstleistungen, selbst wenn sie
zu körperlichen Schäden führen. Wer bei seinem Versuch scheitert, erfährt dagegen nur Geringschätzung.

Ich spreche mich nicht gegen Sport an sich aus. Ich möchte
mich aber dafür einsetzen, daß das Thema dort differenzierter
und behutsamer diskutiert wird, wo es um die individuellen Ge- *Lebensfreude*
fühle und Erfahrungen Betroffener geht. Und daß neben der Fra- *nicht vergessen!*
ge nach immer neuen Therapien die Frage nach der Lebensfreu-
de nicht vergessen wird.

Birgit Dembski

Zum Umgang mit der Angst

Die Angst begleitet den Mukoviszidose-Patienten durch das
ganze Leben. Hinter jeder Erkältung kann eine Lungenentzündung lauern, die wieder einen Teil der Lunge zerstört. Von überall her schallen dem Patienten Angaben über die statistische Lebenserwartung entgegen. Wie geht der einzelne damit um? Wie
geht eine Vierzehnjährige mit der Information um, daß das mittlere Alter der heute lebenden Patienten 15,3 Jahre beträgt? Daß
nur jeder dritte älter als 18 Jahre ist? Kann sie darauf zählen, unter diesen Glücklichen zu sein? Viele Patienten strahlen einen
ungeheuren Mut und Optimismus aus. Doch auch sie müssen
die aufsteigende Panik bekämpfen, wenn sie fühlen, wie ihre
Lunge reißt.

Heike Diekmann

Ich lebe JETZT!

Als ich zweieinhalb Jahre alt war, wurde bei mir – endlich – die
Mukoviszidose diagnostiziert. Ich mußte für einige Zeit ins
Krankenhaus, und noch heute erinnere ich mich an Bilder aus
dieser Klinik. An das Gitterbett beispielsweise, in dem ich liegen *Das Gitterbett*

mußte, und auch an das Kleid, das ich bei meiner Entlassung trug. Eine meiner ersten Fragen zu Hause war: »Aber jetzt muß ich keine Bananen mehr essen?!« Mit diesen leichtverdaulichen Südfrüchten hatte man mich in der Klinik wohl gemästet.

Warum gerade ich?

Vielleicht sind dies die ersten Ängste, an die ich mich erinnern kann. Später kam dann die Frage »Warum gerade ich?«, auf die auch meine Eltern keine Antwort wußten, die sie aber auffingen, indem sie mir zuhörten, mich in den Arm nahmen und mit mir gemeinsam darüber sprachen. Auch später, als ich mit vielleicht zehn oder zwölf Jahren in einer Fernsehzeitschrift einen reißerischen Artikel über Mukoviszidose gelesen hatte, hörten sie mir zu, sprachen und erklärten.

Dieser frühe und offene Umgang mit der Krankheit und die Erlebnisse während meiner ersten Kur in der Reha-Klinik Satteldüne auf Amrum waren für mich wohl entscheidend, so daß ich es später nach einiger Zeit des In-mich-zurückgezogen-Seins schaffte, auch in der Schule und mit Freunden über meine Krankheit und die damit verbundenen Probleme zu reden. Die Isoliertheit verschwand, die Umgebung verstand nun einiges

Mit den Ängsten leben

besser. So ließ es sich auch mit den Ängsten besser leben, denn neben ihnen tauchten immer mehr positive Dinge auf, wie Freundschaften und Reisen, die ihnen den Raum in den Gedanken streitig machten. Je mehr ich den Augenblick genießen konnte, desto unwichtiger wurde die Zukunft – und die Angst richtet sich meist auf die Zukunft. Natürlich holt sie auch mich immer wieder ein: bei der ersten I.V. genauso wie bei einer Erkältung, die auf die Lunge schlägt, bei jedem ungeplanten Klinikaufenthalt.

Vor sieben Jahren starb meine beste Freundin Wiebke auf der Warteliste zur Lungentransplantation. Auch dies war ein großer Einschnitt in mein Leben und sicher keine Zeit, in der es mir immer leichtfiel, mit der Angst umzugehen. Daß ich es schaffte, auch hieraus Positives zu ziehen, lag zum großen Teil

Wiebke akzeptierte ihren Tod

an Wiebke, die nicht auf den Tag nach der Transplantation hinlebte, sondern jeden Tag ihres Lebens genoß, so gut es ging, auch im Rollstuhl und mit der Sauerstoffbrille in der Nase, und die schließlich auch den Tod akzeptierte. Sie starb friedlich und mit großer Ruhe, während draußen stürmische Böen dunkle Wolken über einen klaren Himmel trieben und ihre Eltern und ich drinnen bei ihr saßen. Zeit und Ort waren unwichtig und hatten keinerlei Dimension mehr, nur der Augenblick existierte. Auch heute noch gibt mir diese Erinnerung – meist – viel Ruhe, um die Zukunft so zu akzeptieren, wie sie kommen wird, wenn auch manchmal mit einiger Ungeduld.

Mit zehn Jahren lag ich im Bett und errechnete, in der Annahme, daß ich wohl nie 18 Jahre alt und damit erwachsen würde, daß schon über die Hälfte meines Lebens hinter mir läge. Und heute bin ich 26, die Forschung schreitet immer weiter voran, und ich habe es aufgegeben auszurechnen, wieviel Prozent meines Lebens hinter mir liegen. Schließlich lebe ich JETZT! *Ich lebe jetzt!*

Übrigens: Mit einem großen Rucksack, der ein Inhaliergerät und Massen an Medikamenten faßt, kann man auch mit Mukoviszidose eine dreiwöchige Chinareise machen. Nur keine Angst! – Und wenn der Busfahrer das Brummen des Inhaliergerätes für einen Defekt seines Fahrzeugs hält, gibt es ja einen Dolmetscher ... *Nur keine Angst!*

Rahel Bieger,
Mukoviszidose-Betroffene, 26 Jahre

Angst: Auf keinen Fall in Panik geraten

Oktober 1990: Ich (19 Jahre) komme gerade von der Arbeit. Es ist kalt draußen. In der warmen, trockenen Heizungsluft ärgert mich schon die ganze Woche ein trockener Hustenreiz. Aus der Küche hole ich mir eine Limonade und bekomme einen fürchterlich starken Husten. Obwohl ich die autogene Drainage kann, bekomme ich den Husten nicht unter Kontrolle.

Nachdem ich vier- bis fünfmal voll eingeatmet und genauso stark ausgehustet habe, bekomme ich nicht mehr richtig Luft, und mir tut der ganze Brustkorb weh. Vor lauter Schmerzen stöhne ich und will mich ins Bett legen, um mich auszuruhen. Bei jeder Bewegung jammere ich vor Schmerzen in mich hinein. Meine Eltern haben mitbekommen, daß etwas nicht stimmt und wollen mich in die Klinik fahren. Ich habe aber meinen Dickkopf – das wird schon wieder! – und lasse mich nicht in die Klinik fahren. Tatsächlich habe ich so große Angst, es könnte etwas Ernstes sein, daß ich mich selbst anlüge: »Es geht mir schon viel besser! Autsch!«

Zwei Tage bleibe ich noch zu Hause, dann will ich »mal eben« frische Luft draußen schnappen. Nach fünf Stufen bin ich vollkommen außer Atem und schnappe fix und fertig nach Luft. Da wird mir endlich klar: Es geht mir besch... (sehr schlecht).

Meine Eltern fuhren mich in die Klinik, dort wurde ich geröntgt und wenig später in den OP geschoben. Ich hatte einen Lungenriß. Vor lauter Angst habe ich das OP-Bett durchgeschwitzt, und die Assistenzärztin war mehr damit beschäftigt, mir den Angstschweiß von der Stirn und aus den Augen zu tupfen, als dem Arzt zu assistieren. Es wurde der linke Brustkorb örtlich betäubt und ein drei Zentimeter langer Schnitt zwischen zwei Rippen gesetzt. Durch den Schnitt wurde ein daumendicker Schlauch zwischen Brustkorb und Lunge geschoben. Die andere Seite des Schlauchs wurde an einen Apparat (Bülau-Drainage) angeschlossen. Die Drainage stellte den Unterdruck im Brustkorb wieder her, dadurch entfaltete sich die Lunge – zum Glück – wieder vollständig.

Wir wechselten erst einmal das durchgeschwitzte Bett, und ein Pfleger brachte mich auf die Station. Nach zehn Minuten Überredungskunst des Pflegers traute ich mich, wieder tief durchzuatmen. Ich hatte große Angst, es könnte noch immer so weh tun. Aber es war alles o.k., soweit. Nach einer Woche wurde der Schlauch gezogen. Die Schnittwunde verheilte. Nach einem halben Jahr durfte ich vorsichtig wieder Sport machen. Ich

hatte riesiges Glück, daß sich meine Lunge wieder vollständig entfaltet hatte.

Durch das Erlebte habe ich folgende Erfahrung gemacht: Egal, was passiert, egal, wieviel Angst du hast, auch wenn Panik aufkommt, konzentriere dich auf deine Atmung, sprich mit dir selbst. Bleib ruhig – keine Panik – einatmen – ausatmen – langsam und ruhig! Es geht immer!!

Wenn du selbst zum Arzt kommst, nicht lange überlegen: Hin! Sonst laß dich von deiner Familie, Freunden oder Bekannten hinbringen. Laß dich begleiten, rede über deine Angst. Es ist keine Schande zu sagen: »Ich mache mir vor Angst gleich in die Hosen!« Egal ob du 5 oder 50 Jahre alt bist: Jeder darf Angst haben!! Es ist eher feige, zu sagen: »Alles klar!«, wenn in Wirklichkeit die Hosen voll sind. Die Leute, die lachen, weil du sagst: »Ich habe Angst«, sind dumm und hätten meistens in einer gleichen Situation noch viel mehr Angst als du.

Jeder darf Angst haben

Das wichtigste ist einfach, früh genug zum Arzt zu gehen. Der Arzt kann viel erkennen und dann auch verhindern, daß es zu einem Ernstfall kommt. Versuch in jeder Situation einen klaren Kopf zu bewahren. Egal, was passiert ist, es ist geschehen! Nun mußt du dafür sorgen, daß es nicht noch schlimmer wird, und das kannst du nur mit einem klaren Gedanken!

Thomas Koch,
Mukoviszidose-Betroffener, 26 Jahre

Umgang mit der Angst bei einem Lungenriß oder einer Lungenblutung: Was kann der Laie im Notfall tun?

Der Pneumothorax

Unter einem Pneumothorax oder »Lungenriß« versteht man die Ansammlung von Luft im Pleuraraum, dem Raum zwischen Lungengewebe und innerer Brustkorbwand. Durch den Riß des Lungengewebes tritt Atemluft in den Plauraspalt, die den dort normalerweise herrschenden Unterdruck aufhebt. In der Folge kollabiert die Lunge teilweise oder auch vollständig, die Atem-

Pneumothorax = Riß des Lungengewebes

funktion geht verloren, und die Herz-Kreislauf-Leistung wird beeinträchtigt.

Ursachen
Defekte Gebiete des Lungengewebes wie blasig erweiterte Ge-
websabschnitte, die keine Elastizität mehr besitzen, können
spontan, also ohne äußeres Zutun, oder durch eine plötzliche,
Hohe Druck- hohe Druckbelastung einreißen. Solche Druckbelastungen tre-
belastung ten beispielsweise auf beim heftigen Husten, beim Heben
der Lunge schwerer Gegenstände, bei »Preßwehen« bei der Geburt oder
bei einem Autounfall. Bei einer vorgeschädigten Lunge mit
chronisch-entzündlichen Gewebsveränderungen, die zu narbi-
gen Verziehungen, blasigen, unelastischen Erweiterungen und
dadurch zur erhöhten Verletzbarkeit des Gewebes neigt, kann
ein Riß im Gewebe leichter auftreten. Daher kann sich bei Mukoviszidose-Patienten der Pneumothorax mit Lungenkollaps bei
jedem Atemzug ausbilden.

Woran erkennt man den Pneumothorax?
Charakteristisch ist ein plötzlich auftretender, stechend-scharfer
Reißverschluß- und »reißverschlußartiger« Schmerz auf der betreffenden Seite,
artiger Schmerz der von zunehmender Atemnot oder Kurzatmigkeit, Zunahme
der Herzfrequenz und bläulicher Verfärbung der Haut gefolgt
sein kann. Abhängig von der Lage und dem Ausmaß des Pneumothorax, können diese Anzeichen unauffällig ausgeprägt sein
oder sogar fehlen.

Was kann ich im Ernstfall tun?
Wenn ein Patient merkt, daß er einen Lungenriß hat, sollte er
folgende Grundregeln unbedingt beachten:

- Die richtige Lagerung.
  Idealerweise schräg-aufrecht sitzend. Das kann man in der
  Wohnung, im Auto, in öffentlichen Verkehrsmitteln und
  auch in der »freien« Natur, beispielsweise an einen Baum ge-
  lehnt, umsetzen.

- Konzentration auf die Atmung.
  Das Ziel ist eine ruhige, gleichmäßige Atmung. Starke Hustenstöße, sehr tiefe, aber auch oberflächlich-schnelle Atemzüge sollen vermieden werden.

- Die »nächstbeste« Person darum bitten, telefonisch einen Krankenwagen anzufordern und bis zu dessen Eintreffen bei einem zu bleiben. Vom Krankenwagen soll man sich ins nächstgelegene Krankenhaus zur Überwachung und Weiterversorgung bringen lassen.

  Ins Krankenhaus fahren!

- Vorerst keine Nahrungs- und Flüssigkeitsaufnahme.
  Weiterführende diagnostische und therapeutische Maßnahmen könnten erschwert werden.

Auch wenn man allein zu Fuß in der Natur oder mit dem Auto unterwegs ist, müssen die oben genannten Grundsätze soweit wie möglich verwirklicht werden:

Tips für unterwegs

- Im Auto:
  Sofort langsam fahren, Warnblinkanlage einschalten, am Fahrbahnrand halten und versuchen, eine Hilfsperson anzusprechen oder anzuhalten.

- Beim Wandern/Spazierengehen:
  Bei jeglicher Symptomatik versuchen, so lange wie möglich langsam (!) weiterzugehen, um die nächstmögliche Hilfe durch andere Personen zu erreichen. Sich besser nicht allein oder ohne das Wissen anderer auf lange, einsame Strecken begeben, um der Hilfe entgegenzugehen.

Außerdem ist im »Zeitalter der Elektronik« der Besitz eines Handys nicht verkehrt, vor allem, wenn die Lunge in einem verhältnismäßig schlechten Zustand ist oder solche Zwischenfälle schon vorgekommen sind. Der Mukoviszidose e.V. verleiht Handys kostenlos für jeweils ein halbes Jahr.

Die Hämoptoe

Hämoptoe =
Lungenblutung

Bei einer Lungenblutung oder Hämoptoe finden sich große Mengen Blut im Sputum bis hin zum Abhusten »reinen« Blutes. Sie entsteht durch den Einriß eines Blutgefäßes im Lungengewebe.

Ursachen

Chronisch-entzündliche, degenerative Gewebsveränderungen der Atemwege und der Lunge, aber auch der versorgenden Blutgefäße begünstigen die Lungenblutung. Eine »Hämoptyse« (geringe Menge Blut im Sputum) kann schon beim lokal begrenzten, akuten »Aufflammen« der chronischen Keimbesiedelung oder bei einer Entzündung der gesamten Lunge vorkommen. Der Grund: Im Entzündungsgebiet sind Durchblutung und Durchlässigkeit des Gewebes vorübergehend stark erhöht.

Kehren die Blutungen häufig genug wieder oder sind sie sogar anhaltend, verändert sich die Durchblutung des Lungengewebes. Es entstehen vermehrt neue Blutgefäße und zahlreiche Vernetzungen. Gleichzeitig ist das gesamte Gewebe (Atemwege, Lungenbläschen und Blutgefäßwände) durch die entzündlichen Prozesse noch empfindlicher.

Entzündete
Gefäße reißen
schneller

Eine Hämoptoe tritt spontan auf und wird durch äußere Faktoren begünstigt, wie etwa starkes Husten, einen hohen Druckaufbau im Brustkorb beim Heben schwerer Lasten oder selten auch bei schnellen Temperaturschwankungen. So beschrieb ein Patient eine Lungenblutung nach dem Schwimmen in kaltem Wasser.

Wichtige Mitverursacher können auch die bei Mukoviszidose häufigen Bronchiektasen sein. Das sind sack- oder zylinderförmige Erweiterungen der Atemwege mit verdickter, unelastischer Bronchialwand und versackenden Schleimansammlungen. Sie entwickeln sich durch chronische Entzündungsprozesse. Oft werden die versorgenden Bronchialarterien in den Krankheitsprozeß einbezogen, erweitern sich, bilden Verbindungen zu den anderen lungenversorgenden Arterien und können zu erheblichen Blutungen Anlaß geben.

Wie erkenne ich eine Lungenblutung?

Meist tritt durch die plötzlich auftretenden Flüssigkeitsmengen in den Atemwegen ein nicht zu unterdrückender Hustenreiz auf. Manche Patienten geben an, schon vorher in der Ausatmungsphase ein feinblasiges Rascheln oder Brodeln zu spüren und zu hören. Es wird dann mehrere Sekunden bis Minuten lang mit Sputum vermengtes oder auch reines Blut abgehustet. Eine solche Episode kann sich in den darauffolgenden Minuten, Stunden oder Tagen wiederholen, ehe »Ruhe« einkehrt. *Hustenreiz*

Handelt es sich um den Riß größerer Gefäße oder Gewebsgebiete und somit um erhebliche, akut anfallende Blutmengen, kann es auch zur Atemnot kommen (große Flüssigkeitsmengen verlegen die Atemwege) oder sogar zum Kreislaufkollaps (zuwenig Blut zirkuliert noch im Körper). Häufiger jedoch kommen kleinere Blutungen vor, und zwar nicht etwa bei schweren und schwerstkranken Patienten, sondern bei körperlich aktiven, mobilen Betroffenen.

Eine Hämoptoe bedroht selten die Atmungs- und Herz-Kreislauf-Funktion, sie löst jedoch fast immer Angst aus. *Angst*

Was kann ich tun?

Auch hier sind die für den Pneumothorax genannten Verhaltensempfehlungen das A und O, damit der Schaden möglichst klein bleibt und sich die Situation bis zum Eintreffen in ein Krankenhaus möglichst stabilisiert.

- Lagerung schräg-aufrecht sitzend.
  Achtung: Beim flachen Liegen oder bei Kopf-Tieflage wird die Lunge mehr durchblutet als bei einer aufrechten Haltung. Dadurch wird die Blutstillung erschwert.

- Versuch einer ruhigen, mäßig tiefen Atmung.

- Vermeiden von unkontrollierten, starken Hustenstößen trotz oft erheblichen Husten- oder auch Brechreizes durch die Flüssigkeit in den Atemwegen und durch verschlucktes Blut.

- Freihalten der Atemwege.
  Leichtes Husten und Räuspern, um sich von Sputum und Blut zu befreien, ist unbedenklich.

- Schnellstmöglich versuchen, eine Hilfsperson zu erreichen, die den Transport ins nächste Krankenhaus veranlaßt und bis dahin beim Patienten bleiben sollte.

- Nüchtern bleiben.
  Nahrungsaufnahme und Trinken kann eventuell die nötige Diagnostik und Therapie erschweren. Beispielsweise droht bei der Bronchoskopie Brechreiz und die Gefahr, das Erbrochene einzuatmen.

Es ist auf jeden Fall ratsam, ins Krankenhaus zu fahren, auch wenn eine akute Lebensgefahr, deren Vorstellung eventuell durch die Begriffe »Rettungsdienst/Notarzt« geweckt wird, in den seltensten Fällen besteht. Wie stark oder wie lange die Blutungen dauern oder wie schwerwiegend ein Pneumothorax ist, kann aber nur ein Arzt nach einer entsprechenden Untersuchung feststellen. Das sollte keinesfalls dem Betroffenen allein überlassen werden.

Umgang mit der Angst

Lungenriß und Lungenblutung häufig bei relativ gesunden Patienten

3 Tips, um das Risiko zu minimieren

Der Pneumothorax und die Hämoptoe sind vor allem bei älteren Patienten keine Seltenheit. Es »trifft« oft Patienten, die nicht einmal »schwerkrank« sind, sondern deren chronische Lungeninfektion und körperliche Aktivität sich in einem relativ stabilen Zustand befinden. Um so wichtiger scheint es, sich weder in seiner Aktivität noch in seiner psychischen Befindlichkeit unnötig einschränken oder sich verunsichern und verängstigen zu lassen. Das »nüchterne« Durchdenken der Tatsachen über den Pneumothorax oder die Hämoptoe tragen dazu dabei. Drei wichtige Punkte helfen, das Risiko zu minimieren:

- Risiken, die sich aus dem Alltag ergeben, sollten vermieden werden.
  Dazu gehören das Heben und Tragen schwerer Lasten oder stundenlange Wanderung ohne Begleitung oder das Wissen anderer.

- Regelmäßige und richtige Durchführung der Therapie sind unabdingbar.
  Vor allem die Inhalation, Sekretmobilisation und Antibiotikatherapie wie auch körperliche Bewegung helfen, die Entzündungen zu bekämpfen und die Lungenfunktion zu erhalten.

- Information und Aufklärung der Angehörigen und Freunde.
  Sie können im Ernstfall dann besser wertvolle Hilfe leisten.

Diese Komplikationen gerade bei älteren Patienten nicht anzusprechen oder nur als »Katastrophenfall« darzustellen scheint mir ein Versäumnis zu sein. Passieren sie dann doch, gewinnen sie genau den Charakter einer Katastrophe, der den Umgang damit zusätzlich erschwert. Zwar ist es zunächst vielleicht unmöglich oder erscheint es unzumutbar, sich als Betroffener oder »Außenstehender« mit solchen Vorkommnissen auseinanderzusetzen. Ich meine, man sollte es sich jedoch zur Aufgabe machen, mit diesen Dingen nicht erst im Ernstfall, sondern auch gedanklich umzugehen und dabei nichts von seinem inneren Gleichgewicht und Wohlbefinden einbüßen zu müssen. *Katastrophen nicht verdrängen*

Wenn jedoch die Begriffe »Wohlbefinden« und »Lebensqualität« ausschließlich durch die Garantie definiert sind, »alles« tun zu können und ohne oder nur mit minimalem Aufwand immer körperlich fit zu sein, läuft man Gefahr, bei gesundheitlichen Einbrüchen dauerhaft in ein »Loch« zu fallen.

Ich meine, es sollte unser Ziel sein, uns trotz allen individuell nötigen Therapieaufwands und aller möglichen Einschränkungen erst einmal zu akzeptieren, ja zu mögen, und dadurch zu Disziplin und Regelmäßigkeit der eigenverantwortlich durchgeführten Therapien zu finden. Wenn wir uns mit Akutkompli- *Wir müssen uns akzeptieren, wie wir sind*

205

kationen wie Pneumothorax und Hämoptoe beschäftigen, nehmen wir ihnen ihren Schrecken. Der Umgang mit ihnen wird dadurch konkreter und einfacher. Mit Ruhe und Besonnenheit lassen sich diese Situationen besser bewältigen.

Dr. med. Andrea Harzer,
Mukoviszidose-Betroffene, 29 Jahre, Ärztin

Kur und Rehabilitation

Wie komme ich zu einer Kur?

Kontakt aufnehmen mit dem behandelnden Arzt und der Kureinrichtung

Es empfiehlt sich, die Notwendigkeit der Kurmaßnahme zunächst mit dem behandelnden Arzt zu besprechen. Dieser wird in der Regel ein entsprechendes ärztliches Attest erstellen. Bei ihm oder beim Mukoviszidose e.V. können Sie sich auch nach einer geeigneten Kureinrichtung erkundigen. Hier sollte man erfragen, ob die Behandler mit den Problemen der Mukoviszidose vertraut sind, wann die nächsten Rehabilitationsmaßnahmen beginnen und wer der Träger ist. Mögliche Kostenträger sind die gesetzlichen Rentenversicherungen, die Krankenkassen, das Sozialamt oder für Beamte die Beihilfestellen.

Sie sind jedoch nicht verpflichtet, langwierig den für Sie zuständigen Kostenträger zu ermitteln. Dies ist Sache der Leistungsträger untereinander. Grundsätzlich hat jeder einen Anspruch auf eine Kur. Die Zuständigkeiten sind so geregelt, daß

Antrag an den Kostenträger stellen

es in jedem Fall einen Kostenträger gibt. Wenden Sie sich notfalls also an die Stelle, die Ihnen zuständig erscheint, und stellen Sie hier Ihren Kurantrag. Die Einrichtungen sind dazu verpflichtet, den Antrag an die richtige Stelle weiterzuleiten.

Ein Antragsformular für eine Kur erhalten Sie bei Ihrer Krankenkasse, bei der örtlichen Beratungsstelle der Bundesversicherungsanstalt für Angestellte (BfA) oder der Landesversicherungsanstalten (LVA).

Die jeweiligen Leistungsträger sind außerdem dazu verpflichtet, bei der Antragsstellung, also dem Ausfüllen des Formulars, zu helfen. Sie beraten Sie auch, wenn Sie noch Fragen haben.

Da es sich bei der Übernahme von Kosten aus einer Kur häufig um Kann-Leistungen handelt, auf die kein gesetzlicher Anspruch besteht, müssen Sie etwaige notwendige Zusatzzahlungen mit dem Kostenträger vorher im einzelnen besprechen. Wichtig ist immer, daß die Kostenübernahme vor Kurantritt geklärt wird.

Kostenüber-nahme vor der Kur klären

Der zuständige Leistungsträger überprüft unabhängig von der Stellungnahme des behandelnden Arztes seinerseits, ob eine Kurmaßnahme medizinisch notwendig ist. Hierzu wird der jeweilige medizinische Dienst des Kostenträgers eingeschaltet, der gegebenenfalls den Patienten untersucht und ein Gutachten erstellt. Bei Mukoviszidose befürwortet der jeweilige medizinische Dienst in der Regel die Kur nach der Krankenakte, der vom behandelnden Arzt abgegebenen Stellungnahme und ergänzenden Unterlagen. Sollte der Kurantrag abgelehnt werden, lohnt es sich, Widerspruch einzulegen.

Bei Ablehnung Widerspruch

Überarbeiteter Auszug aus »Soziale Rechte bei Mukoviszidose-Leitfaden für Betroffene«

Rehabilitation bei erwachsenen Mukoviszidose-Patienten

In Deutschland hat sich neben der stationären und ambulanten Akutmedizin die Rehabilitation als dritte Säule in der Patientenversorgung herausgebildet. Dabei sind die historischen Traditionen der klassischen Heilbäder- und Kurmedizin auf ein neues, die Erfahrungen der modernen Medizin berücksichtigendes Niveau gehoben worden. Aus dieser Tradition heraus erklärt sich die heute vorzufindende und zum Teil verwirrende Begriffsvielfalt wie Kur, Kurlaub, Badekur, Heilkur, Klimakur.

Unter Kurlaub oder offener Badekur verstehen wir ambulante vorbeugende und gesundheitsfördernde Maßnahmen in Heilbädern unter Ausnutzung des Klimas und natürlicher Gegebenheiten wie Schlick, Sole und Thermalquellen. Der Patient wohnt in einer Pension oder einem Hotel und führt ambulant krankengymnastische Behandlungen durch. Die Krankenkassen bezahlen anteilig Unterkunft und Krankengymnastik.

Diese Form der allgemeinen Gesundheitsförderung ist in ihrer Effektivität begrenzt. Spezielle Erkrankungen und Funktionsstörungen können nicht oder nur unzureichend behandelt werden. Außerdem kennt der Kur- oder Badearzt das Krankheitsbild der Mukoviszidose kaum. Erfahrungen in der Therapie von Komplikationen fehlen. Der Patient ist sich überwiegend selbst überlassen. Daher lohnen sich der zeitliche und finanzielle Aufwand in aller Regel für den CF-Patienten nicht. Lediglich als Ergänzung im Rahmen der privaten Gesundheitsvorsorge mag es für die Badekur eine Berechtigung geben.

Kurlaub lohnt für
Mukoviszidose-
Patienten nicht

Sprechen wir dagegen von einer Kur für Mukoviszidose-Patienten, so ist meist die stationäre medizinische Rehabilitation gemeint. Diese Heilmaßnahmen finden in spezialisierten Kliniken statt, die sich zum Beispiel als Lungenfachkliniken über Jahre neben der Behandlung von Asthma bronchiale, chronischer Bronchitis und verschiedenen Formen von Fibrosen dem Krankheitsbild Mukoviszidose zugewandt haben.

In Rehabilitationskliniken erfolgen gezielte diagnostische und therapeutische Maßnahmen. Ziel ist die Wiederherstellung und Stabilisierung der Leistungsfähigkeit und der Verbesserung der Lebensqualität der Betroffenen. Dabei umfaßt die Rehabilitation alle medizinischen, beruflichen, schulischen und sozialen Maßnahmen, um dieses Ziel zu erreichen. Somit ist Rehabilitation mehr als nur medizinische Behandlung.

Stationäre
Rehabilitation
stabilisiert die
Leistungs-
fähigkeit

In Deutschland nahmen 1990 rund drei Prozent der Erwerbstätigen und etwas mehr als ein Prozent der Nichterwerbstätigen an einer Rehabilitation teil. Die gesetzlichen Grundlagen der Rehabilitation sind in den Sozialgesetzbüchern festgeschrieben. Von besonderer Bedeutung sind dabei die Sozialgesetzbücher V und VI. In ihnen steht, wer wann und zu wessen Lasten eine Reha-Maßnahme durchführen kann. Die gesetzliche Rentenversicherung (dazu zählen die Bundesversicherungsanstalt für Angestellte (BfA), die Landesversicherungsanstalten (LVA) und die Bundesknappschaft) erbringt Leistungen zur Rehabilitation nach dem Sozialgesetzbuch VI, um den Auswirkungen von Gesundheitsstörungen auf die Erwerbstätigkeit entgegenzutreten. Das Sozialgesetzbuch V regelt die Aufgaben der Krankenkassen.

Die gesetzliche Grundlage für die Rehabilitation steht in den Sozialgesetzbüchern V und VI

Heute leben in der Bundesrepublik Deutschland über tausend erwachsene CF-Patienten. Von ihnen nahmen 1995 128 Patienten und 1996 143 Patienten an einer medizinischen Rehabilitation zu Lasten der gesetzlichen Rentenversicherung teil. Hinzu kommt eine nicht geringe Zahl von Heilverfahren über die Krankenkassen, so daß etwa 300 bis 350 erwachsene Mukoviszidose-Patienten pro Jahr eine stationäre Rehabilitation realisieren.

Am Beispiel der Rehabilitationsklinik Borkum-Riff der BfA lassen sich Ziele und Inhalt der stationären medizinischen Rehabilitation verdeutlichen: Die Klinik, eröffnet 1983, liegt inmitten einer Dünenlandschaft auf der Nordseeinsel Borkum. Sie widmet sich in erster Linie der Behandlung von Erkrankungen der Atemwege und der Haut. Seit nahezu zehn Jahren erfolgt eine zunehmende Spezialisierung auf dem Gebiet der Rehabilitation erwachsener Mukoviszidosepatienten.

Klinik Borkum-Riff spezialisiert auf erwachsene Mukoviszidose-Patienten

Das Hochseeklima und die allergen- und schadstoffarme Luft ermöglichen die klassische Anwendung heilklimatischer Faktoren bei der Rehabilitation der Mukoviszidose. Neben dem allgemeinen Klimareiz ist es insbesondere das natürliche Inhalatorium der Brandungszone, welches zur Anfeuchtung der Atemwege und damit zur Unterstützung des Reinigungsvorganges des Bronchialsystems führt.

Die Rehabilitation erfolgt in Therapiegruppen von zehn bis fünfzehn Patienten pro Durchgang. Die Patienten werden auf die verschiedenen internistischen Stationen verteilt untergebracht. Sie werden also als Erwachsene unter Erwachsenen therapiert. Das ermöglicht neue soziale Kontakte.

Die Durchführung der Behandlung basiert auf einem strukturierten Therapieprogramm, das der individuellen Patientensituation angepaßt wird. Nach der Aufnahme erfolgt eine ergänzende und die Vorbefunde berücksichtigende Diagnostik und sozialmedizinische Leistungsbeurteilung. Wöchentlich wird der Therapieerfolg überprüft. Neben der Fortführung und Optimierung der medikamentösen Therapie einschließlich eventuell notwendiger IV-Antibiotika-Gaben bestimmen die Elemente der physikalischen Therapie den Tagesablauf. Es finden sowohl Gruppenbehandlungen als auch Einzeltherapie statt. Im Mittelpunkt steht die Beseitigung der starken Verschleimung der Atemwege und deren Folgen. Gleichzeitig wird die Mobilität des Thorax verbessert und die Atemmuskulatur trainiert. Eine besondere Aufmerksamkeit wird der autogenen Drainage nach Chevailler gewidmet.

Verschleimung der Atemwege beseitigen

Ausdauersportarten wie Joggen, Walken, Schwimmen und Radfahren werden entsprechend dem Leistungsvermögen als Gruppentherapie angeboten. Bereits vor Aufnahme in die Klinik erhalten die Patienten einen Fragebogen zum Ernährungsverhalten. Dieser bildet die Grundlage der Ernährungsberatung und der Nahrungszusammenstellung. Der Frage Diabetes bei CF wird besondere Aufmerksamkeit entgegengebracht. Neben der individuellen Ernährungsberatung erfolgen Gruppenschulungen und praktische Kochübungen in der Lehrküche.

Besondere Aufmerksamkeit dem Diabetes

Neben der aktiven und passiven Therapie ist ein in der Klinik entwickeltes Patienten-Schulungsprogramm Bestandteil der Rehabilitation. In kleinen Gruppen werden die Patienten sowohl mit den Grundlagen der Mukoviszidose als auch mit aktuellen Behandlungsmöglichkeiten vertraut gemacht. Motivationstraining zur konsequenten Physiotherapie, Fragen des Kinderwunsches, der Umgang mit der Angst und Fragen der Lungentransplantation sind Inhalt der Patientengespräche. Ärzte und Psychologen geben Hilfestellungen zur Krankheits- und Konfliktbewältigung.

Entsprechend der sozialmedizinischen Leistungsbeurteilung werden ergänzende Maßnahmen der medizinischen und beruflichen Rehabilitation geplant. Zunehmend werden auch Patienten auf eine Lungentransplantation vorbereitet und zukünftig auch nach erfolgter Transplantation nachrehabilitiert.

Die Einbeziehung aller Mitarbeiter und deren ständige Weiterbildung sowie umfangreiche räumliche und medizinisch-technische Ausstattungen bis hin zur Notfallversorgung ermöglichen eine Rehabilitation erwachsener Mukoviszidose-Patienten auf hohem Niveau.

Die Kosten einer vierwöchigen stationären Rehabilitation belaufen sich durchschnittlich auf 8000 bis 10 000 Mark. Ein gleich langer Aufenthalt in einem Akutkrankenhaus kostet jedoch zwei- bis dreimal soviel. Im Ergebnis der Rehabilitation werden Aufenthalte im Akutkrankenhaus seltener notwendig. Die Lebensqualität verbessert sich, und viele Patienten können länger einer beruflichen Tätigkeit nachgehen. Eine Analyse der Daten der an der Klinik Borkum-Riff 1996 und 1997 betreuten 150 Patienten ergab, daß bisher lediglich 10,2 Prozent der Patienten berentet werden mußten.

Stationäre Rehabilitation hilft Kassen, Geld zu sparen

Die Rehabilitation erwachsener Mukoviszidose-Patienten ist heute fester Bestandteil im umfassenden Therapiekonzept bei CF. Das enge Zusammenwirken zwischen CF-Zentrum, CF-Ambulanz und spezialisierter internistischer Rehaklinik ermöglicht eine standardisierte Diagnostik und Therapie und wird vielleicht zukünftig durch eine ergänzende ambulante Nachrehabilitation erweitert.

Dr. med. Jörg Resler,
Rehabilitationsklinik Borkum-Riff

Auf Borkum ist alles anders

In diesem Spruch liegt viel Wahrheit. Will man als Erwachsener mit Mukoviszidose eine Rehabilitationsmaßnahme auf Borkum machen, stellt man schnell fest, daß diese Kur ganz anders verläuft als in den bekannten Kindersanatorien.

Die Rehabilitationsklinik Borkum-Riff der BfA behandelt seit

1990 Erwachsene mit Mukoviszidose. Seit 1991 bin ich dort in Behandlung, und ich war bis jetzt fünfmal auf Borkum. War ich in meinen ersten beiden Kuren die einzige Mukoviszidose-Patientin, verbringe ich seit 1995 die Rehabilitationsmaßnahme im Kreise Gleichbetroffener.

Individuelle Behandlungs- pläne
Jeder Patient erhält einen individuellen Behandlungsplan, der sich am aktuellen Gesundheitszustand orientiert. Aber es gibt auch ein Mukoviszidose-Programm. Dieses beinhaltet Einzeltherapie und Gruppensport. Je nach Bedarf kann der Behandlungsplan noch andere Therapiemaßnahmen wie Massage und Strandgymnastik umfassen.

Eigeninitiative entwickeln
Die Therapiemaßnahmen dauern meistens 30 Minuten. Darüber hinaus wird erwartet, daß jeder seine individuelle Therapie genauso wie zu Hause macht. Ich betrachte die Einzeltherapie als zusätzliches Angebot, um meine autogene Drainage überprüfen zu lassen, aber vor allem, um neue, für mich wichtige Dinge zur Verbesserung meiner persönlichen Therapie zu lernen.

Außerdem gibt es noch weitere Angebote, die man freiwillig nutzen kann: Sequenztraining, Schwimmen im Meerwasserschwimmbad, Tischtennis spielen, kegeln und Radfahren. Zum Mukoviszidose-Programm gehören auch medizinische und ernährungswissenschaftliche Schulungen.

Das gute Essen – ein großes Plus
Die Ernährung ist für mich das große Plus an Borkum. Das Essen schmeckt gut und ist abwechslungsreich. Je nach Bedarf werden Zwischenmahlzeiten in Form von Quarkspeisen und Obst sowie Getränke zur Verfügung gestellt. Ein weiteres Plus auf Borkum ist natürlich das Hochseeklima. Die Luft ist nahezu staub- und pollenfrei, und ein Spaziergang an der Brandungszone ist wie eine natürliche Inhalation.

Kur bedeutet auch, Abstand vom Alltag zu gewinnen
Da es auf Borkum kein ganztägiges, straffes, kontrolliertes Therapieprogramm gibt, meinen Kritiker, eine Kur auf Borkum sei wie Urlaub und würde gesundheitlich keine Fortschritte bringen. Dieser Meinung bin ich nicht. Denn für mich bedeutet eine Kur auch, Abstand vom Alltag zu gewinnen, neue Dinge auszuprobieren und mich darauf einlassen zu können. Vor allen Dingen auch Zeit zu haben nachzudenken, wie ich meine The-

rapie zu Hause verbessern und die neuerlernten Dinge einbauen kann. Außerdem genieße ich es, Zeit für den Erfahrungsaustausch unter Gleichgesinnten zu haben und bei vielen Strandspaziergängen die »Seele baumeln zu lassen«.

Eine Kur auf Borkum fordert also von jedem aktive Mitarbeit. Dazu gehört, daß man Wünsche, Verbesserungsvorschläge und Beschwerden äußert. Auch wenn nicht alle Wünsche erfüllt werden können, weil etwa die Personalkapazität begrenzt ist, habe ich den Eindruck, daß sich alle sehr um die Mukoviszidose-Patienten bemühen. Aktive Mitarbeit bedeutet auch, daß man fähig ist, seine gewohnte Therapie selbständig zu machen, an allen Anwendungen, die im Behandlungsplan stehen, teilzunehmen und auch die freiwilligen Angebote in Anspruch zu nehmen. Damit wird insgesamt die Eigenständigkeit gefördert.

Meistens dauert eine Kur für Mukoviszidose-Patienten vier Wochen. Eine Rehabilitationsmaßnahme bedeutet Kosten für den Träger (BfA oder Krankenkasse) und für den Patienten (Zuzahlungen, eventuell Lohnkürzungen, Anrechnung von Urlaubstagen). Jeder muß also Zeit und Geld in eine Kur investieren. Lohnt sich dann eine solche Maßnahme überhaupt?

Durch den Klimawechsel bedingt, hatte ich nach einer Kur keine oder wenige Infekte. Meine Ernährungssituation hat sich ziemlich verbessert. Ich erhielt Denkanstöße für die Optimierung meiner Therapie, und ich hatte Zeit, um wichtige Entscheidungen in beruflicher Hinsicht zu treffen. Für mich persönlich haben sich die Rehabilitationsmaßnahmen auf Borkum auf jeden Fall gelohnt, und ich würde wieder hinfahren.

Aufwand und Kosten

Susanne Dikow,
Mukoviszidose-Betroffene, 30 Jahre

Auch das noch: Diabetes

Täglich stundenlange Therapien – für einen Gesunden nicht vorstellbar, für die Mukoviszidose-Patienten ein vertrautes Ritual, das sich jeder auf andere Weise möglichst abwechslungsreich und so angenehm wie möglich zu gestalten versucht. Doch immer mehr Patienten müssen heute begreifen, daß sie trotz aller Anstrengungen noch nicht alle Probleme voll im Griff haben. Der Grund: Viele erwachsene Patienten leiden unter Diabetes. Die Vorstellung, neben all den bekannten Einschränkungen nun auch noch die Ernährung kontrollieren zu müssen und zusätzliche Behandlungsmaßnahmen lernen und eigenverantwortlich durchführen zu müssen, erschreckt viele zutiefst. Wofür strampeln sie sich ab, wenn nur noch mehr Belastungen auf sie zukommen? Bleibt denn gar keine Zeit mehr zum Leben? Hat das alles gar kein Ende?

Die Erfahrungen zeigen, daß eine gute Einweisung in den Umgang mit den neuen Beschwerden den Betroffenen schnell die Angst nimmt. Zudem erlauben neuentwickelte Behandlungsstrategien des Diabetes, das Leben weitestgehend in den gewohnten Bahnen zu führen: Heute brauchen sich die meisten Diabetiker ihre Kalorien nicht mehr vorzuzählen. Statt dessen können sie die Insulinmenge auf das abstimmen, was sie essen möchten.

Heike Diekmann

Die besondere Form des Diabetes bei Mukoviszidose

Diabetes mellitus (Zuckerkrankheit) als Komplikation der Mukoviszidose ist lange bekannt. Vor allem Jugendliche und erwachsene Patienten sind betroffen, in der Altersgruppe der 20jährigen spricht man von jedem vierten Patienten. Die Erkrankung kann jedoch auch bei CF-Kranken im Alter von zwei Jahren oder jünger auftreten.

In der Regel ist die Ursache des Diabetes mellitus ein Mangel an Insulin. Als Folge dessen kann der mit der Nahrung zugeführte Zucker (Glukose) aus dem Blut nicht in die verschiedenen Zellen des Körpers eingeschleust und als Energiequelle oder Aufbaumaterial für muskel-, fett- oder körpereigene Stoffe verwendet werden. Diese Form der Zuckerkrankheit, die in Folge der Zerstörung insulinproduzierender Zellen der Bauchspeicheldrüse entsteht, wird Diabetes mellitus Typ I oder Insulinmangeldiabetes genannt.

Ursache des Typ-I-Diabetes ist ein Mangel an Insulin

Neben dieser Form der Zuckerkrankheit gibt es andere Diabetesformen, die ursprünglich nicht durch einen Insulinmangel ausgelöst werden. Die hohen Blutzuckerwerte entstehen bei dieser Form aufgrund einer erhöhten »peripheren Insulinresistenz«: Die Körperzellen reagieren vermindert auf das normal vorhandene Insulin und nehmen weniger Glukose in die Zelle auf. Die bekannteste Form des Diabetes mit erhöhter peripherer Insulinresistenz ist der Diabetes Typ II.

Beim Typ-II-Diabetes reagieren die Zellen zuwenig auf das Insulin

Der erhöhte Blutzucker und das gleichzeitige Fehlen der Glukose als Energiequelle und Aufbaustoff führt bei beiden Formen der Zuckerkrankheit zu Störungen des gesamten Stoffwechsels im Körper und zu klinischen Krankheitszeichen wie Durst, vermehrtem Wasserlassen, Gewichtsabnahme, Aceton und Zucker im Urin, vor allem bei Typ I auch zu Stoffwechselentgleisungen mit zu vielen Säuren im Blut (Azidose) und Koma. Häufige Infektionen können weitere Anzeichen sein. Im Verlauf von Jahren treten vor allem bei nicht ausreichender Behandlung Verengungen der kleinen und kleinsten Gefäße der Augen und der Nieren auf.

Diabetes bei Mukoviszidose-Patienten ist nach neuen Erkenntnissen eine besondere Form der Zuckerkrankheit, die ursprünglich nicht eine Folge des Insulinmangels ist, denn die typischen Zeichen des Diabetes Typ I, wie vermehrtes Wasserlassen, Aceton, Stoffwechselentgleisung und Koma, fehlen. Die Ursache des erhöhten Blutzuckers scheint hier in einer erhöhten peripheren Insulinresistenz zu liegen: Damit bestehen Ähnlichkeiten eher mit dem Diabetes Typ II. Aufgrund der Beson-

Der Diabetes bei Mukoviszidose unterscheidet sich von Typ I und von Typ II

derheiten des Diabetes bei Mukoviszidose wurde für diese Krankheit der Eigenname »Cystic fibrosis related diabetes mellitus (CFDM)« geprägt.

Die CFDM beginnt in der Regel schleichend. Die Nüchternblutzuckerwerte und auch die Werte des HbA1c sind nicht immer erhöht. Der Wert des HbA1c beschreibt, an wieviel rotem Blutfarbstoff (Hämoglobin) sich die Glukose in den vergangenen vier bis sechs Wochen gebunden hat. Er zeigt daher an, wie die Blutzuckereinstellung in diesem Zeitraum war und gilt als »Blutzuckergedächtnis«. Auch der Urinzucker kann beim CFDM fehlen. In dieser Phase kann die Diagnose nur mit Hilfe des oralen Glukosetoleranztestes (OGT) gestellt werden. Ein Zweistundenwert des Blutzuckers über 200 Milligramm pro Deziliter Blut bedeutet nach WHO-Kriterien Diabetes mellitus.

Anfangs Diagnose nur über den oralen Glukosetoleranztest (OGT)

Entsprechend den anderen Formen des Diabetes Typ II kann bei CFDM die Therapie über Einnahme von Sulfonylharnstoff-Tabletten erfolgen, die Gabe von Insulin ist nicht notwendig. Allerdings liegen bisher keine klinischen Studien vor, die alle Fragen zur Therapie des CFDM einheitlich beantworten. Die Behandlung mit Sulfonylharnstoffen wird in der Regel mit zweimal täglich 1,75 Milligramm Glibenclamid begonnen und bis dreimal täglich 3,5 Milligramm gesteigert. Bei einem Körpergewicht von unter 30 Kilogramm wird diese Dosis halbiert.

Trotz Diabetes die Ernährung nicht umstellen

Eine Korrektur der hohen Blutzuckerwerte allein durch Änderungen in der Ernährung ist nicht zu empfehlen. Durch das Weglassen von Kohlenhydraten würde der CF-Patient zu einer kalorienarmen Diät übergehen, die insgesamt gesehen für ihn von Nachteil ist. Dagegen lassen sich durch die Gabe von Sulfonylharnstoff die hohen Blutzuckerwerte und der Glukosestoffwechsel ausgleichen, ohne große Veränderungen an der üblichen CF-Diät. Es wird daher auch bei CFDM eine für die Mukoviszidose entsprechende kalorienreiche Nahrung empfohlen, mit hohem Fettanteil und häufigen kleinen Mahlzeiten. Dazu wird den Patienten der Austausch leicht resorbierbarer Kohlenhydrate (wie etwa Cola, zuckerhaltige Säfte oder Gummibärchen) durch solche mit verzögerter Aufnahme aus dem Darm

(Schokomüsliriegel, fetthaltige Süßigkeiten) empfohlen. Eine strenge Berechnung der zugeführten Kohlenhydrate nach Broteinheiten (BE) wie beim Diabetes Typ I ist nicht nötig. Die Zufuhr der Pankreasfermente sollte den häufigen kleinen Mahlzeiten angepaßt werden.

Neben der medikamentösen Einstellung und entsprechender Ernährung ist eine Schulung der Patienten notwendig. Dabei wird das Erlernen der Blutzucker-Selbstkontrolle mittels Blutzuckermeßgerät und Dokumentation der Blutzuckerwerte vermittelt, die Patienten werden über Ursachen, Symptome und Behandlung der Unterzuckerung (Hypoglykämie) aufgeklärt und über die Gefahr der Stoffwechselentgleisung bei Infektionen, Operationen oder Gabe von Kortison unterrichtet.

Wichtig: die Schulung der Patienten

Beachtet werden muß der Blutzuckeranstieg im Rahmen von Konzentrat-Nahrungen, die beispielsweise über eine perkutane endoskopische Gastrostomie (PEG) zugeführt werden. Im Zweifelsfall sollte zur Verbesserung der Blutzuckerkontrolle eher eine Intensivierung der antidiabetischen Therapie mit Erhöhung der Tablettendosis oder der Gabe von zusätzlichem Insulin als eine Einschränkung der Kohlenhydrate erwogen werden.

Im Verlauf des CFDM kann unter Umständen die Gabe von Insulin notwendig werden. Es handelt sich um eine sogenannte vorübergehende, »passagere Insulinpflicht«, das heißt, daß nur in einer bestimmten Situation für eine gewisse Zeit die Insulingabe erfolgt, etwa während der Gabe von Steroiden, bei schweren Infektionen, in der Schwangerschaft oder bei Operationen. Nach Beheben der auslösenden Ursache kann das Insulin wieder abgesetzt und die Therapie erneut allein mit Sulfonylharnstoff weitergeführt werden.

Im Gegensatz dazu kann es bei Fortschreiten der Mukoviszidose und des CFDM auch zu der Notwendigkeit der dauerhaften Einnahme von Insulin kommen. Die Therapie mit Insulinspritzen wird in der Regel begonnen, wenn mit Sulfonylharnstoff keine ausreichende Blutzuckerkontrolle erzielt wird, die Nüchternblutzuckerwerte wiederholt über 140 Milligramm pro Deziliter Blut, der Blutzucker nach der Mahlzeit über 300 Milligramm pro Dezi-

Im fortgeschrittenen Stadium des Diabetes wird es notwendig, Insulin zu spritzen

liter, das HbA1c konstant über 8,5 Prozent liegt und/oder klinische Diabetessymptome vorhanden sind. Auch hier zeigt die Erfahrung, daß beim CFDM die einmalige morgendliche Gabe einer Mischinsulin-Spritze ausreichen kann, während beim Diabetes Typ I mehrere Spritzen pro Tag nötig sind. Die Einstellung der Insulintherapie erfolgt stationär mit Anpassung der Dosis und Erlernen der Spritztechnik. In der Regel wird mit dem subkutanen Spritzen von 0,2 Einheiten pro Kilogramm Körpergewicht und Tag Mischinsulin einmal morgens begonnen. Im Verlauf des Diabetes kann eine sogenannte intensivierte Insulintherapie (mehrere Insulingaben pro Tag) nötig werden.

Die Therapieziele sind bei CFDM die Verbesserung des Glukosestoffwechsels und das Erreichen einer normalen Stoffwechsellage. Dadurch nehmen Gewicht und Längenwachstum

Wird Diabetes behandelt, verbessern sich Gewicht und Lungenfunktion

entsprechend dem Alter zu, die Lungenfunktion wird verbessert, das Infektionsrisiko vermindert. Zu erwarten ist auch eine höhere Lebenserwartung unter konsequenter Therapie und eine Vermeidung der Spätkomplikationen, die bei CFDM wie bei jeder anderen Form des Diabetes im Verlauf der Jahre vor allem bei nicht ausreichender Behandlung auftreten können.

Für die umfassende Betreuung eines Patienten mit Mukoviszidose sollte die Früherkennung von Komplikationen – auch die des CFDM – einen festen Stellenwert haben. Nur durch die adäquate Behandlung aller Organmanifestationen, auch des Diabetes, kann eine weitere Verbesserung der Lebensqualität und Verlängerung der Lebenserwartung gewährleistet werden.

Dr. med. Anna Wolf, Mukoviszidose-Ambulanz, Ulm

Integration des Diabetes-Managements in die gesamte Therapie

Durch die bei Mukoviszidose kontinuierlich fortschreitende Zerstörung des Bauchspeicheldrüsengewebes und seinen bindegewebigen Umbau (Fibrosierung) kann nicht nur die Bildung von Verdauungsenzymen, sondern auch die Insulinfreisetzung in zunehmendem Maße beeinträchtigt sein. Bereits die Hälfte aller über 18jährigen Patienten hat Störungen der sogenannten Glukosetoleranz, bei einem knappen Drittel entwickelt sich ein manifester Insulinmangel-Diabetes.

Typisch für den Diabetes bei Mukoviszidose ist die verzögerte und oft für die jeweiligen Mahlzeiten unzureichende Insulinfreisetzung. Dadurch kann sich im Rahmen der Diabeteseinstellung ein heilloses »Durcheinander« von zu hohen wie zu niedrigen Blutzuckerwerten ergeben. Dies wird häufig begleitet von teilweise erheblichen Befindlichkeitsstörungen, Leistungseinbußen und der zunehmenden Verunsicherung, den Blutzuckerverlauf kaum einschätzen und seinen Alltag nicht planen zu können. *Stark schwankende Blutzuckerspiegel trotz Behandlung nicht selten*

Der Grund: Wirkt das gespritzte Insulin nicht gleich während der Mahlzeit, steigt der Zuckerspiegel zunächst sehr hoch an. Dies ist wiederum ein Reiz für die Bauchspeicheldrüse, eigenes Insulin zu produzieren. Durch die verspätete Abgabe ins Blut und die dann ebenfalls einsetzende Wirkung des gespritzten Insulins ist jedoch im Vergleich zur Nahrungsmenge – die auch schon teilweise verdaut ist – plötzlich viel zuviel Insulin vorhanden. Das ruft anhaltende, schwere Unterzuckerungen (Hypoglykämien) hervor, die sich durch Zufuhr von Zuckerhaltigem zunächst nur wenig beeinflussen lassen.

Die dabei auftretenden vegetativen Symptome wie Schwäche, Zittern, Muskelziehen, Angst, Kopfschmerzen oder Konzentrationsschwäche können lange andauern, so daß man mehrere Stunden vom Alltag »ausgeschaltet« bleiben kann. An kontinuierliche Leistungsfähigkeit und Wohlbefinden ist da nicht zu denken.

Oberstes Gebot für den Mukoviszidose-Patienten ist es daher, die tägliche Ernährung und damit den Blutzuckerverlauf sowie die Insulindosierung im Auge zu behalten. Unabdingbar sind *Der Patient muß mitarbeiten*

- eine regelmäßige Blutzuckereigenkontrolle vor und nach den Mahlzeiten;

- die Kenntnis vom Kohlenhydratgehalt aller Lebensmittel und Getränke,
- um in Abhängigkeit davon die Insulinmengen berechnen zu können.

Hilfreich ist eine anfänglich häufige, dann regelmäßige Betreuung durch eine(n) sogenannte(n) Diabetesberater(in) in der CF-Ambulanz, da sowohl Einstellung und Verlauf eines CF-bezogenen Diabetes schwierig sein können. Die geforderte, kalorienreiche Kost (das Eineinhalbfache des »normalen« Bedarfs) muß unbedingt beibehalten werden und bei einer Gewichtsabnahme erweiterbar sein. Das heißt also, daß die Insulinmenge dem Nahrungsbedarf flexibel angepaßt wird und nicht umgekehrt eine restriktive Diät eingehalten werden muß, wie oft noch beim »klassischen« Diabetes. Allerorts und allezeit muß der Betroffene Blutzuckerkontrollen durchführen können, was ein sicheres (morgendliches) Abschätzen der Tagesaktivitäten erfordert.

Die Insulin-menge flexibel auf den Nahrungsbedarf abstimmen

Ein gut funktionierendes »Diabetes-Management« ist nicht zuletzt wichtig, um den »restlichen« Problemen bei Mukoviszidose die Stirn bieten und die gesamte Therapie konsequent aufrechterhalten zu können. Mit einer nachlässigen Behandlung und damit einhergehenden massiven Schwankungen des Blutzuckerhaushaltes drohen weitere Risiken:
- Gewichtsabnahme sowie Flüssigkeitsverlust, dadurch
- eventuell Verschlechterung der Lungenfunktion, dadurch
- vermehrtes Aufflammen der chronischen Lungeninfektion, Häufung viraler Infekte. Außerdem:
- schlechtes Allgemeinbefinden, verminderte Leistungsfähigkeit und körperliche Aktivität,
- Gefahr des »Herausfallens« aus dem sozialen Gefüge (Beruf, Schule und/oder Freundeskreis).

Der Diagnosestellung »Diabetes« gehen nicht selten schon eine allgemeine Leistungsminderung, die Häufung viraler Infekte und Gewichtsverlust voraus. Auch in der Anfangsphase des »Kennenlernens« und der Einstellung kann dies noch der Fall sein, dazu kommt die Verunsicherung, wie es weitergeht. Alle diese Faktoren können den Betroffenen vorübergehend aus der Bahn werfen.

Das Auftreten der zusätzlichen Problematik kann für den einen nebensächlich sein, für den anderen aber sehr einschneidende Veränderungen mit sich bringen. Selten wird wohl eine Ausbildungs- oder Berufspause nötig sein, um mit der neuen Situation umgehen zu lernen und wieder ein stabiles Allgemeinbefinden zu erlangen. Fast jeder muß jedoch seine Alltags- und auch Lebensplanung überdenken und neu strukturieren. Zunächst wird im Vordergrund stehen, den Diabetes mit Blutzuckermessung und Eßzeiten variabel, aber sicher in die übrigen »Pflichten« wie Ausbildung, Beruf oder die Therapiemaßnahmen der Mukoviszidose einzuplanen.

Diagnose des Diabetes bedeutet neue Unsicherheit

Es unterstützt die Leistungsfähigkeit eines Diabetikers sehr, wenn der Betroffene einer Tätigkeit mit geregelter Arbeitszeit und mehreren kurzen Pausen nachgehen kann. Es ist wünschenswert, daß der Arbeitgeber flexibel auf dieses Bedürfnis eingeht. Nicht selten führt dieser Wunsch jedoch zu Problemen. Sei es, daß der Arbeitsprozeß tatsächlich eine entsprechende Regelung nicht erlaubt, sei es, daß beim Arbeitgeber Mißtrauen oder Unverständnis entstehen: Im schlimmsten Fall kann es sogar sein, daß dem Betroffenen geraten wird, sich einen »anderen Arbeitsplatz« zu suchen. Daher der Apell an den Arbeitgeber, gerade den Diabetiker wegen seiner durch die Erkrankung erlernten Selbstdisziplin als zuverlässigen und an seiner Tätigkeit interessierten Mitarbeiter zu schätzen und aus diesem Grund zum Erhalt seiner Leistungsfähigkeit beizutragen!

Optimal: geregelte Arbeitszeiten mit mehreren kurzen Pausen

Die genauso wichtigen Kontakte mit Freunden und die Freizeitgestaltung, die bei Mukoviszidose durch die vielfältigen Therapiemaßnahmen sowieso schon beschnitten sein können, müssen ebenfalls mit den Anforderungen des Diabetes in Einklang gebracht werden, da sie elementar zur Lebensqualität eines jeden beitragen. All das braucht Zeit, bei dem einen oder anderen auch länger. Hier ist es besonders wichtig, nicht den Mut zu verlieren. Die Unterstützung durch die CF-Ambulanz

Wichtig ist, den Mut nicht zu verlieren

wie auch das Verständnis von Angehörigen, Partnern und Freunden können sehr hilfreich sein.

Letztere sollten daher von Beginn an durch die zuständigen Fachkräfte, aber auch von den Betroffenen selbst informiert werden, und zwar sowohl über Entstehung, Verlauf und Besonderheiten wie die Behandlung des Diabetes. Nur so kann Verständnis entstehen und ein selbstverständliches »Miteinander« gelingen. Intoleranz, Benachteiligungen und auch Mißtrauen der Mitmenschen, sogar des eigenen Lebenspartners, kommen vor und können sogar Anlaß einer Trennung sein. Trotz dieser tiefgreifenden seelischen Verletzung ist die korrekte »Führung« des Stoffwechsels und damit einhergehend des körperlichen Wohlbefindens, auf lange Zeit hin gesehen, vorrangig.

Wenn in einer Lebenssituation, in der »es schlimmer nicht mehr kommen könnte«, der Mukoviszidose-Betroffene nun ein neues, komplizierteres Therapiekonzept bewältigen muß, dadurch auch der Alltag Veränderungen erfährt und sich eine psychische Überforderung einstellen kann, kann dies alles trotzdem in Richtung »Neuanfang« zeigen, der langfristig wieder zu Sicherheit und Lebenszufriedenheit führt! Jeder sollte ausreichend Zeit haben, um den Diabetes wie die gesamte Mukoviszidose zu akzeptieren und das maximal Mögliche zu tun, um eine konstante Stabilität und Leistungsfähigkeit zu erhalten und so sein Leben nicht von der Krankheit bestimmen zu lassen, wohl aber deren Forderungen zu integrieren.

Für die Verarbeitung des neuen Problems muß man sich Zeit nehmen

Der Diabetes soll zur »wichtigsten Nebensache« werden, dann gelingt die eigenverantwortlich gehandhabte Therapie und Lebensweise täglich. Dies gilt, glaube ich, für einen Mukoviszidose-Betroffenen allgemein, um mit der Erkrankung vor sich selbst und im Leben bestehen zu können!

Diabetes: die »wichtigste Nebensache«

Dr. med. Andrea Harzer,
Mukoviszidose-Betroffene, 29 Jahre,
Mukoviszidose-Ambulanz im
Dr. von Haunerschen Kinderspital, München

Der Diabetes hat mein Leben nicht verändert

Als 1992 bei mir im Zusammenhang mit einer schweren Infektion endgültig ein manifester Diabetes festgestellt wurde, brach für mich erst einmal eine Welt zusammen. Nie wieder unbeschwert essen dürfen; ab sofort einen strikten Tagesrhythmus einhalten, ohne Rücksicht auf Arbeits- und Feiertage; wieder nach einer strenger Diät leben müssen; das Korsett der ewigen Therapie noch enger; Verlust jeglicher Spontaneität; ständig sich selbst verletzen müssen durch Blutzuckermessung und Insulinspritzen – das waren meine Vorstellungen. Die Tränen flossen nur so.

Diagnose Diabetes: eine Welt brach zusammen

Daß es dann doch anders kam, verdanke ich meiner damaligen CF-Ambulanzärztin und der Ärztin in der Diabetes-Ambulanz der Universitätsklinik, an die ich sofort überwiesen wurde. Beide Ärztinnen arbeiteten Hand in Hand, so daß bei der Einstellung des Diabetes die Erfordernisse der CF nicht mißachtet wurden. Ich fühlte mich schnell sicherer.

Da ich auf blutzuckersenkende Tabletten nicht reagierte, wurde ich nach kurzer Zeit auf die intensivierte Insulintherapie eingestellt. Mir war das sehr recht, da diese Therapie eine größere Freiheit im Tagesablauf und in der Diät versprach. Besonders dankbar bin ich aber dafür, daß meine Ärztin mich zu einer zwölftägigen Diabetes-Schulung in einer speziellen Klinik anmeldete. Von dem, was ich damals lernte, profitiere ich noch heute.

Die Diabetes-Schulung hat sehr geholfen

Diese Schulungsstation war Teil einer großen internistischen Klinik, so daß eine gute allgemeine Versorgung gewährleistet war. Die Gruppe bestand aus etwa 15 Teilnehmern: dreizehn Männer und zwei Frauen. Ich war vermutlich die einzige und erste Patientin mit Mukoviszidose und Diabetes. Probleme ergaben sich dadurch nicht, da meine Bedürfnisse, etwa nach kalorienreicher Ernährung, berücksichtigt wurden. Wir waren in Einzelzimmern untergebracht, so daß ich keine Schwierigkeiten hatte, meine Therapie in Ruhe und Abgeschiedenheit durchzuführen.

Die Betreuung auf dieser Station kann ich nur als ganzheitlich bezeichnen. Ziel war es, den Diabetes auf das Alltagsleben einzustellen und nicht das Leben auf den Diabetes. So wurde zu Beginn jeder Patient nicht nur körperlich intensiv untersucht, sondern eine Psychologin kam auf das Zimmer, erfragte die Wünsche und Vorstellungen des einzelnen und bot weitere Gespräche an. Jeder erhielt dieses Anfangsgespräch; es gab also keine Schwellenangst, das Angebot psychologischer Unterstützung anzunehmen.

Jeden Tag fanden etwa fünf Stunden intensive Schulung statt. Themen waren unter anderem: Was ist Diabetes; Behandlung des Diabetes; Zusammensetzung von Nahrungsmitteln; Berechnung und Schätzung von Broteinheiten; Zusammenstellung der Ernährung gemäß den individuellen Bedürfnissen; Spätschäden; Fußpflege; Blutzuckerentgleisung; Verhalten in Krisen; Sport und Diabetes; Reisen, Auto fahren, Alkohol und Diabetes.

Das Gelernte wurde auch praktisch umgesetzt: Alle Mahlzeiten nahmen wir gemeinsam ein. Uns wurden nicht fertiggestellte Tabletts vorgesetzt, sondern wir bedienten uns selbst und wurden dabei beraten. So übten wir uns darin, den gemessenen Blutzucker, die beabsichtigte Kohlenhydratmenge und die zu spritzende Menge des Insulins aufeinander abzustimmen.

Einmal pro Tag betätigten wir uns sportlich – und zwar gemeinsam. Die Reaktion des Blutzuckers auf körperliche Bewegung wurde damit konkret erfahrbar. Jeder Teilnehmer hatte darüber hinaus ein Fahrrad zur Verfügung. Wunderschöne Gruppenausflüge bereicherten den Aufenthalt. Einige Teilnehmer hatten besondere Tagesrythmen, etwa weil ihr Berufsalltag um fünf Uhr morgens begann. Sie erhielten Gelegenheit, diesen Tagesablauf auf der Station durchzuspielen, so daß sie ihre neue Insulineinstellung unter Alltagsbedingungen testen konnten. Der Kursus bezog auch ein Wochenende mit ein, das die Teilnehmer, wenn sie wollten, zu Hause verbringen konnten, um das Gelernte in der vertrauten Umgebung anzuwenden. Am Montag besprachen wir dann die Erfahrungen gemeinsam.

Am wichtigsten aber war für mich die Einstellung des Stationsteams. Es gab keine Verbote und keine Gebote, sondern das Angebot zu lernen, wie ich mit meinem Diabetes mein Leben so führen kann, wie es mir wichtig ist: mit Spontaneität; mit der Möglichkeit, ohne diätetische Vorschriften zu essen; mit einem flexiblen Tagesablauf, der sowohl das Auslassen von Mahlzeiten (ich bin normalgewichtig) als auch spontane Zwischenmahlzeiten ermöglicht; mit dem Genuß von Alkohol, mit Reisen und körperlichen Aktivitäten.

Auf Spontaneität brauche ich nicht zu verzichten

Heute sind die anfänglichen Tränen kein Thema mehr. Meine Ärztin ist mit meinen Blutzuckerwerten zufrieden, ich bin zufrieden, daß sich aufgrund des Diabetes mein Leben nicht geändert hat und ich mich durch den Diabetes nicht eingeschränkt fühle. Ich bin sehr froh, daß ich nicht einem Therapiekonzept ausgesetzt wurde, wie es noch 1996 auf einer Informationsveranstaltung für Erwachsene mit Mukoviszidose vorgestellt wurde: »Durch Diabetes ändert sich nichts; außer, daß es festgelegte Mahlzeiten mit festgelegten Broteinheiten zu festgelegten Zeiten gibt.« Wenn ich mit anderen Mukoviszidose-Betroffenen spreche, habe ich den Eindruck, daß systematische Schulungen bezüglich des Diabetes längst noch nicht selbstverständlich sind. Schade. Sie erleichtern das Leben der Betroffenen sehr.

Tränen?
Kein Thema
mehr

Birgit Dembski

Was sonst noch:
Arthritis, Osteoporose,
Leberprobleme und Allergie

Es ist ein Erfolg vieler engagierter Ärzte und Wissenschaftler, daß mehr und mehr Mukoviszidose-Patienten das Erwachsenenalter erreichen. Doch der Erfolg hat eine Schattenseite: Erst in letzter Zeit häufen sich die Hinweise, daß die Erkrankung Spätfolgen mit sich bringen kann, die erst klar zu Tage treten, seit die ersten Patienten alt genug werden, um sie zu erleben.

Heute leiden zwei bis fünf Prozent der Patienten an Leberschäden, die regelmäßig kontrolliert werden müssen: Sie können im Extremfall zu lebensbedrohlichen Blutungen in die Speiseröhre führen. Jeder vierte erwachsene Patient klagt über rheumaartige Gelenkbeschwerden. Trotz der intensiven Ernährungstherapie leiden viele junge Erwachsene bereits an Knochenschwund. Schließlich wächst die Zahl der Allergiker.

Spätfolgen dürfen Ärzte nicht vernachlässigen

Auch in Zukunft wird das Hauptziel der Wissenschaftler sein, eine Heilungsmöglichkeit für Mukoviszidose zu finden. Trotzdem dürfen sie die Spätfolgen der Mukoviszidose nicht vernachlässigen und müssen nach vorbeugenden Maßnahmen suchen. Sonst ist sicher: Was früh versäumt wurde, kann man auch dann nicht aufholen, wenn eines Tages die Erkrankung geheilt werden kann.

Heike Diekmann

Leber- und Gallenwegsprobleme

Die Leber ist das zentrale Organ für den Auf- und Umbau, aber auch für die Speicherung von Stoffen, die durch den Darm aufgenommen und über die Pfortader zu ihr transportiert werden. Ein Teil der Stoffe, die die Leber aufnimmt, wird direkt in Energie umgewandelt oder in ihr gespeichert, ein weiterer Teil wird anderen Organen zur Verfügung gestellt. Schließlich leitet die Leber über die Galle Stoffe in den Darm – beispielsweise Gallensalze, die für die Aufnahme von Fetten im Darm wichtig sind, oder Substanzen, die der Körper nicht mehr benötigt und die mit dem Stuhl ausgeschieden werden.

Ein Netzwerk von mikroskopisch kleinen Gallengängen in der Leber vereint sich zu den großen Gallenwegen, die außerhalb der Leber in ein Reservoir, die Gallenblase, führen und schließlich in den Dünndarm münden. Am besten versteht man die bei Mukoviszidose möglichen Erkrankungen der Leber, wenn man berücksichtigt, daß auch den Zellen, die diese Gallengänge ausmachen, das Mukoviszidose-Gen fehlt, so daß wie in anderen Organen der Elektrolyt- und Flüssigkeitstransport gestört ist.

Eine für den Arzt erkennbare Leberbeteiligung ist häufig, der Patient hingegen ist meist beschwerdefrei, und die Veränderungen sind von nebensächlicher Bedeutung. Bei etwa 50 bis 70 Prozent der Patienten ist die Leber vergrößert, oder es wird eine Anhäufung von Fettröpfchen in den Leberzellen beobachtet (Fettleber). Beides ist zunächst ohne wesentliche Bedeutung und führt meist nicht zu einer ernsthaften Lebererkrankung. Bei etwa einem Viertel der Patienten mit Mukoviszidose kommt es zu einem örtlich begrenzten bindegewebigen Umbau der Leber (fokale biliäre Fibrose), ohne daß es zu meßbaren Funktionseinschränkungen kommt. Die Leber wird für die tastende Hand des Arztes etwas derber, und bei der Ultraschalluntersuchung erkennt man Inseln aus vermehrtem Bindegewebe. Dieser bindegewebige Umbau der Leber muß keineswegs fortschreiten, und wenn, dann dauert es meist viele Jahre, bis dies von Bedeutung wird.

Meist nur leichte Leberveränderungen

Lediglich bei 2 bis 5 Prozent der Patienten kommt es zu einem erheblichen oder gar vollständigen bindegeweblichen Umbau der Leber (Leberfibrose) mit Folgeerscheinungen, die für den Patienten wichtig sind und einer regelmäßigen Kontrolle bedürfen (biliäre Zirrhose mit portaler Hypertension). Die wichtigste Konsequenz dieses Umbaus ist, daß sich das Blut in den Lebergefäßen und in der Pfortader zurückstaut (portale Hypertension) und das Blut andere Wege sucht, um in den allgemeinen Kreislauf zu gelangen (Umgehungskreislauf).

Leberfibrose: Blut staut sich aus der Leber zurück

Klinisch wichtig sind zum einen Venengeflechte, die sich im unteren Teil der Speiseröhre befinden und die sich im Rahmen des Umgehungskreislaufes »krampfaderähnlich« erweitern (Ösophagusvarizen). Diese Erweiterung kann so stark sein, daß die Gefäße platzen und es dadurch zu einer schweren Blutung in die Speiseröhre und von da aus in den Magen kommt. Dies erzeugt Übelkeit, und das Blut wird »kaffeesatzähnlich« erbrochen. Dies ist eine gefährliche Situation: Es muß eine notfallmäßige Einweisung in eine Klinik erfolgen, die über Erfahrungen

Eine Blutung in die Speiseröhre kann lebensgefährlich sein

in der Blutstillung solcher Varizen verfügt. Dort wird meist neben einer medikamentösen Therapie eine lokale Blutstillung unter Sicht über ein Endoskop vorgenommen, das in die Speiseröhre oder in den Magen eingeführt wird. Die Varizen können über eine dünne Kanüle mit verschiedenen Substanzen verödet werden (Varizensklerosierung), so daß die Blutung zum Stillstand kommt. Meist sind mehrere Behandlungen nötig, bis keine Blutungsgefahr mehr besteht.

Wenn die Milz geschädigt ist, kann sich der Körper nicht mehr gut gegen Infekte wehren

Die Milz ist ein wichtiges Organ, das sich durch den Umgehungskreislauf erheblich vergrößern kann. Dies kann zu einer Einschränkung ihrer Funktion führen, so daß sie weiße Blutzellen (Leukozyten) und Blutplättchen (Thrombozyten) abbaut, anstatt sie abzugeben. Die Folge kann eine vermehrte Infektionsanfälligkeit und eine Blutungsneigung sein. Ist dies klinisch von Bedeutung, kann die Milz operativ oder durch teilweisen Verschluß ihrer Gefäße verkleinert werden.

Voraussetzung für eine Lebertransplantation: ein guter Ernährungszustand

Weitere wichtige Komplikationen einer Leberzirrhose können eine Flüssigkeitsansammlung im Bauchraum (Aszites), eine Verschlechterung der Nierenfunktion (hepatorenales Syndrom) und der Lungenfunktion (Zwerchfellhochstand, arteriovenöse Shunts) sein. Treten solche Komplikationen neben einer deutlichen Verschlechterung der komplexen Leberleistungen auf (Gerinnungsstörungen, Eiweißmangel, Gelbsucht), so kann bei nicht allzu eingeschränkter Lungenfunktion therapeutisch an eine Lebertransplantation gedacht werden. Ein guter Ernährungszustand des Patienten ist neben der Lungenfunktion eine wesentliche Voraussetzung dafür. Nach bisherigen Ergebnissen sind die Komplikationen und damit die Prognose nach Lebertransplantation vergleichbar anderen Erkrankungen mit Leberversagen.

Es ist bislang nicht geklärt, ob durch eine medikamentöse Therapie beispielsweise mit Ursodesoxycholat das Fortschreiten einer Leberfibrose beeinflußt werden kann. Wichtig aber ist für den Mukoviszidose-Patienten, daß durch eine Leberzirrhose die ohnehin eingeschränkte Fettverdauung durch eine verminderte Gallensalzausscheidung in den Darm zusätzlich beeinträchtigt wird. Dies hat neben der geringeren Energiebereitstellung eine verminderte Aufnahme der fettlöslichen Vitamine A, D, E und K zur Folge, die daher regelmäßig kontrolliert und ergänzt werden müssen.

Die fettlöslichen Vitamine A, D, E und K müssen regelmäßig kontrolliert werden

Neben diesen seltenen Veränderungen der Leber wird häufig eine kleine wandverdickte Gallenblase beobachtet, aber bei 3 bis 25 Prozent der Patienten auch Gallensteine, deren Entstehungsursache noch nicht geklärt ist. Diese Gallensteine sind bedeutungslos, solange sie keine Entzündungen, Beschwerden wie Koliken oder einen Gallestau (Cholestase) hervorrufen. Ein medikamentöser Versuch, diese Steine aufzulösen, hat sich nicht bewährt, da sie sich häufig erneut bilden. Statt dessen ist eine operative Entfernung der Gallenblase, heute meist durch Einführen dünner Instrumente in den Bauchraum (Laparoskopie), anzuraten.

3 bis 25 Prozent der Patienten haben Gallensteine

Bereits im frühen Säuglingsalter kann als erstes Zeichen für eine Mukoviszidose ein Gallestau auftreten, der durch eingedickte Galle in den kleinen und großen Gallenwegen hervorgerufen wird und meist keiner speziellen Therapie bedarf. Nur selten muß eine operative Spülung der Gallenwege erfolgen. Sehr selten werden außerdem Verengungen (Stenosen) der Gallenwege beobachtet, die zu einem Gallestau mit Gelbsucht (Cholestase) führen können. Diese können häufig durch kleine Ballons, die über ein Endoskop in die Gallenwege vorgeschoben werden, wieder erweitert werden (Ballondilatation).

Prof. Dr. med. Michael Becker, Berlin

Knochen- und Gelenkschmerzen

CF-Arthritis
Gelenkschmerzen bei Patienten mit Cystischer Fibrose sind relativ häufig. Leider gibt es bislang nur wenig Daten zu diesem Problem. Von unseren Patienten klagt etwa ein Viertel über wiederholte Schmerzen in Gelenken, wobei diese Beschwerden sehr unterschiedlich ausgeprägt sind und unterschiedliche Ge-

Über Gelenkschmerzen bei Mukoviszidose gibt es erst wenig Daten

lenke betreffen. Vorwiegend betroffen sind die großen Gelenke, Schulter-, Ellenbogen- und Kniegelenk, aber es kann im Prinzip jedes Gelenk beteiligt sein. Während einige Patienten nur leicht betroffen sind und über die Beschwerden nebenbei klagen, gibt es auch Patienten, die tagelang wegen anhaltender Schmerzen außerordentlich eingeschränkt sind und während dieser Zeit kaum in der Lage sind, irgend etwas zu unternehmen.

Schmerzen wie bei Rheuma haben damit aber nichts zu tun

Die Beschwerden sind denen bei Rheuma, oder medizinisch korrekt rheumatoider Arthritis, ähnlich. Sie haben aber nichts damit zu tun. Nur bei Rheuma kann man sogenannte Rheumafaktoren im Blut nachweisen, nicht dagegen bei der CF-Arthritis. Während beim Rheuma Autoimmunprozesse eine Rolle spielen, ist die Ursache der CF-Arthritis noch nicht ganz klar. Vermutlich handelt es sich ebenfalls um immunologische Reaktionen: Durch die chronische Entzündung der Lunge bei CF werden Immunkomplexe gebildet, die über den Blutweg in die Gelenke transportiert werden und sich in den Gelenkhäuten ablagern. Sie führen zu einer Entzündung des Gelenks und verursachen die Beschwerden.

Die Beschwerden treten sporadisch auf. Es läßt sich nicht voraussagen, welche Betroffenen sie bekommen und wann sie auftreten. Auch die Dauer und Intensität der Beschwerden sind sehr unterschiedlich; sie dauern meistens wenige Tagen und nur selten ein bis zwei Wochen. Dazwischen sind die Patienten völlig schmerzfrei und in ihrer Aktivität nicht eingeschränkt. Im Gegensatz zu Rheuma führen diese Beschwerden und bestehenden Gelenkentzündungen also nicht zu einer dauernden Einschränkung oder einem Funktionsverlust der betroffenen Gelenke.

Rheuma-Medikamente helfen

Die einzig mögliche Behandlung besteht in der Gabe von sogenannten nichtsteroidalen Antirheumatika. Das sind alle Rheuma-Medikamente außer Kortison. Als eines der wirksamsten hat sich Diclofenac erwiesen, das sich auch gut mit den übrigen Medikamenten der CF-Therapie verträgt. Einziges Problem ist, daß es bei Patienten, die bereits Magenprobleme haben, diese verstärken kann. Eine etwas besser magenverträgliche Darreichungsform ist das Arthotec, das bevorzugt werden sollte. In seltenen Fällen, wenn die Beschwerden damit nicht in den Griff zu bekommen sind, ist auch eine kurzfristige Gabe von Kortison als Tablette nach Rücksprache mit dem Arzt im Mukoviszidose-Zentrum indiziert, um die akute Phase schneller zu überwinden.

Osteoporose
Osteoporose ist der medizinische Ausdruck für den Schwund des festen Knochengewebes und in der Folge die vermehrte Brüchigkeit der Knochen. Für uns Internisten ist dies eine typische Erkrankung älterer Menschen, insbesondere Frauen jenseits der Wechseljahre. Sie betrifft vor allem die Wirbelsäule und die großen Röhrenknochen. Relevant wird es, wenn Osteoporose-Patienten einen Unfall haben und den typischen Oberschenkelhalsbruch erleiden oder wenn die Wirbelsäule oder einzelne Wirbel zusammenbrechen und Schmerzen verursachen.

Doch wir beobachten zunehmend, daß die Osteoporose auch ein Problem der älteren CF-Patienten wird. Eine in unserem Zentrum für Kinderheilkunde durchgeführte Studie zeigte, daß etwa ein Drittel aller CF-Patienten bereits im Kindesalter eine verminderte Knochendichte hat. Ursache hierfür ist hauptsächlich die verminderte Aufnahme von Stoffen durch den Darm (Malabsorption), bedingt durch den Ausfall der Bauchspeicheldrüse (Pankreasinsuffizienz). Alle CF-Patienten sollten daher Vitamin D lebenslang vorbeugend einnehmen. Ebenso muß eine ausreichende Zufuhr von Kalzium gewährleistet sein, was bei vielen Patienten nicht der Fall ist, wie diese Studie ebenfalls zeigte. Wahrscheinlich ist die in fast allen Zentren etablierte Gabe von Vitamin D, meist in Kombination mit Vitamin A und E, die ebenfalls fettlöslich sind und damit schlechter aufgenommen werden, nicht immer ausreichend. Nur so ist zu erklären, daß bei einigen Patienten mit zunehmendem Alter Osteoporose ein Problem wird. Auch gewisse Medikamente, die viele CF-Patienten einnehmen müssen, wie Corticosteroide als Tabletten

Lebenslang vorbeugend Vitamin D gegen Osteoporose

(nicht inhalativ!), haben einen negativen Einfluß auf den Knochenstoffwechsel.

In den nächsten Jahren werden wir uns intensiver mit dieser Problematik beschäftigen müssen. Wir müssen herausfinden, welche Patienten besonders gefährdet sind, wir müssen alle Patienten anhalten, auf eine ausgewogene Nahrung zu achten, und nicht nur auf die ausreichende Einnahme von Pankreasenzymen, um somit zu verhindern, daß die Osteoporose überhaupt entsteht. Bei Patienten, bei denen sie bereits vorhanden ist, sollte ebenfalls eine Therapie eingeleitet werden, um ein Fortschreiten zu verhindern. Auch hier liegen aber bisher sehr wenige zuverlässige Daten vor, und es bedarf dringend weiterer Studien.

Weitere Studien sind nötig

Die beste Vorbeugung gegen den Knochenschwund sind also zwei Maßnahmen:

1. Gesunde, kalziumhaltige Ernährung mit zusätzlicher Vitamin-D-Substitution und natürlich ausreichenden Pankreasenzymen und

Wenig Bewegung führt zum Knochen- und Muskelabbau

2. ausreichende Bewegung. Wenig oder keine Bewegung führen dazu, daß unser Körper Knochen und Muskeln abbaut. Daher ermuntern, ermutigen und drängen wir unsere Patienten dazu, immer in Bewegung zu bleiben, um Muskel und Knochen zu trainieren. Nicht zuletzt auch im Hinblick auf die mögliche Option einer Lungentransplantation ist es immens wichtig, daß Muskelmasse und Knochen sowie Gewicht in einem möglichst guten Zustand sind. Das fällt natürlich den Patienten, denen es so schlecht geht, daß sie für eine Transplantation in Frage kommen, besonders schwer. Es ist aber extrem wichtig, um die belastende und anstrengende Zeit nach der Transplantation gut zu überstehen.

Dr. med. Joachim Bargon,
Mukoviszidose-Erwachsenen-Ambulanz, Frankfurt

Und auch noch Allergien

Allergische Erkrankungen sind auf dem Vormarsch! Man rechnet mit ca. 25 Millionen Allergikern in Deutschland. Es ist also nicht erstaunlich, daß viele Patienten, die an Mukoviszidose leiden, zusätzlich über Heuschnupfen, atopische Dermatitis (Neurodermitis) oder Asthma klagen. Heutzutage weist etwa jedes dritte Schulkind einen positiven Allergietest auf. Doch auch wenn sich im Blut- oder Hauttest IgE-Antikörper als Zeichen einer Sensibilisierung nach dem Kontakt mit einem Umweltallergen zeigen, müssen nicht immer auch Krankheitszeichen auftreten. Man kann also einen positiven Allergietest haben und trotzdem beschwerdefrei sein.

Fast jedes dritte Schulkind reagiert allergisch

Die Zunahme der atopischen oder allergischen Erkrankungen scheint auch auf unserem Lebensstil zu beruhen. In den ehemaligen sozialistischen Ländern Europas waren Allergien trotz der hohen Umweltbelastung etwa durch Fabriken seltener. Heute »tummeln« sich in unseren modernen Wohnungen zahlreiche Allergene wie Hausstaubmilben, Katzen, Hunde oder Schimmelpilze, die eine Allergie auslösen können. Das Risiko, »allergisch« zu werden, nimmt bis zum vierzigsten Lebensjahr zu und erst danach langsam ab.

Während ein klassischer Heuschnupfen mit Niesanfällen im Kornfeld sofort auffällt, können andere Allergien bei einem Mukoviszidose-Patienten durch die Symptome der Mukoviszidose verdeckt werden und lange nicht auffallen. Eine behinderte Nasenatmung, eine Entzündung der Nasennebenhöhlen (Sinusitis), Husten und Kurzatmigkeit können aber auch durch Tierallergene oder Pollen ausgelöst sein.

Allergiesymptome können durch Mukoviszidose verdeckt sein

Ein besonderes Problem ist für den Mukoviszidose-Patienten die Allergie gegen Schimmelpilze, vor allem gegen Aspergillus fumigatus. Er kann bei vielen Patienten im Sputum nachgewiesen werden. Bei einigen Patienten führen die allergischen Reaktionen des Körpers zu asthmatischen Beschwerden und einer plötzlichen Verschlechterung der Lungenfunktion. Eine Sensibilisierung gegen Hausstaubmilben, Pollen oder Aspergillus fumigatus weist man im Haut-Pricktest und in der spezifischen IgE-Untersuchung aus einer Blutprobe nach.

Besteht der Verdacht auf eine »allergische bronchopulmonale Aspergillose«, benötigt man noch weitere Labor- und klinische Befunde, bevor man eine Therapie mit Kortison-Tabletten und eventuell einem Pilzmedikament (Itraconazol) einleitet. Aber auch bei der Aspergillose steht wie bei allen anderen Allergien der Ratschlag: »Meide das Allergen!« an erster Stelle: Topfpflanzenerde enthält Schimmelpilze, Matratzen sind von Milben bewohnt, und Teppichböden können Hunderte von Allergenen aufweisen. Bewährt haben sich in der letzten Zeit polyurethanbeschichtete Matratzen- und Bettdeckenumhüllungen, die keine Allergene mehr durchlassen. Auch wenn die Haustierhaltung positive psychologische Effekte für heranwachsende Kinder hat, für einen Katzen- oder Hundeallergiker ist sie reines Gift! Tiere sollten also bei entsprechender familiärer Allergieneigung auf keinen Fall angeschafft werden.

Meide das Allergen!

Bestehen saisonale Beschwerden mit Heuschnupfen, so erfolgt die Therapie mit vorbeugenden Nasensprays (DNCG, Nedocromil, lokal wirkende Antihistaminika oder Kortisonpräparate) oder Augentropfen. Bei stärkeren Beschwerden werden orale Antihistaminika verordnet. Die Hyposensibilisierung, also das Spritzen des allergieauslösenden Allergens wie etwa Birkenpollen unter die Haut, ist aufgrund der Erkrankungen der Lunge bei Mukoviszidose-Patienten in der Regel nicht möglich. Der Grund: Treten asthmatische Beschwerden wie Husten bei Belastung, anfallsweise Atemnot oder pfeifende Atmung auf, so kann dies allein mit der mukoviszidosetypischen Entzündung der Bronchien zusammenhängen. Es kann aber auch ein allergisches Asthma mit dahinterstecken. Bei der Unterscheidung helfen der Allergietest und die Lungenfunktionsprüfung weiter.

Hyposensibilisierung ist bei Mukoviszidose-Patienten nicht möglich

Asthmamedikamente (DNCG, Nedocromil, kurz- und langzeitwirkende bronchienerweiternde Präparate und Kortisonsprays) sind vielen Mukoviszidose-Patienten vertraut, da man auch Beschwerden der Mukoviszidose hiermit zu lindern versucht. Viele Patienten inhalieren zum Beispiel mit Salbutamol oder ähnlichen Lösungen bzw. Dosiersprays.

Dr. med. Frank Friedrichs,
Mukoviszidose-Ambulanz, Aachen

Sauerstoff-Langzeittherapie: Warum?

Wir atmen, um Sauerstoff über die Lunge ins Blut aufzunehmen und beim Ausatmen Kohlendioxid auf dem umgekehrten Weg abzugeben. Das Blut transportiert den Sauerstoff zu den Körperzellen. Sie benötigen das Gas zur Energiegewinnung. Erhalten sie über eine gewisse Zeit zuwenig davon, stellen sie ihre Funktion ein und sterben schließlich ab.

Wenn Schleim die Lungenbläschen verstopft oder ein Teil des Lungengewebes vernarbt ist, kann weniger Sauerstoff ins Blut übertreten. Fachleute sprechen von einer Hypoxie.

Der Patient empfindet die Hypoxie als Luftnot. Dieses Gefühl kann aber auch ausbleiben. Es kann auch vorkommen, daß der Patient Luftnot empfindet, ohne daß der Sauerstoff im Blut meßbar herabgesetzt ist. *Hypoxie*

Alle fortschreitenden Lungenerkrankungen führen zu einer gesteigerten Druckbelastung der rechten Herzkammer. Sie pumpt das Blut zur Lunge. Dort wird das Blut mit Sauerstoff angereichert, Kohlendioxid wird abgegeben. Das mit Sauerstoff angereicherte Blut fließt in den linken Herz-Vorhof und von dort in die linke Herzkammer. Sie pumpt das Blut im sogenannten großen Kreislauf durch den ganzen Körper.

Die rechte Herzkammer benötigt für ihre Aufgabe viel weniger Druck als die linke. Entsprechend ist die Wand der rechten Herzkammer auch dünner und ihre Muskelmasse kleiner. Darauf, eine gesteigerte Druckbelastung zu bewältigen, ist sie nur schlecht eingerichtet. *Die rechte Herzkammer pumpt das Blut an der Lunge vorbei zum linken Herzen*

In einer verschleimten oder vernarbten Lunge tritt aber gerade dieser Effekt auf: Bei der Atmung gelangt zuwenig Luft und damit zuwenig Sauerstoff in bestimmten Lungenbläschen an. In der Folge drosselt der Körper die Durchblutung dieser Lungenbläschen. Das Blut staut sich zurück und muß sich den Weg zu normal belüfteten Gewebeteilen suchen. Der Rückstau reicht bis zum Herz, und die rechte Herzkammer muß zunehmend gegen diesen Widerstand pumpen.

Wenn die Lunge verschleimt, staut sich das Blut zur rechten Herzkammer zurück

Um die Druckbelastung zu bewältigen, nimmt die Muskelmasse des rechten Herzens zu, seine Wand wird dicker. Der Arzt bezeichnet das veränderte Herz als Cor pulmonale: Cor ist die lateinische Bezeichnung für Herz, pulmo die für Lunge.

Cor pulmonale

Die Druckbelastung kann aber nur in gewissen Grenzen bewältigt werden. Irgendwann ist das rechte Herz überfordert: Die rechte Herzkammer wird größer. Schließlich staut sich Blut und damit Wasser vor dem rechten Herzen. Es entstehen Ödeme, eine durch Wassereinlagerung bedingte Schwellung der Gewebe. Zunächst schwellen die Füße und Knöchel, schließlich auch die Unterschenkel an.

Im Langzeitverlauf einer chronischen Lungenerkrankung spielen Hypoxie und Cor pulmonale eine ganz entscheidende Rolle für die Lebenserwartung. Ziel der Therapie muß also die Verhinderung von Hypoxie und Cor pulmonale sein.

Hypoxie und Cor pulmonale sind für die Lebenserwartung entscheidend

Hat man alle medikamentösen und physikalischen Therapiemaßnahmen, die bei der Erkrankung zur Verfügung stehen, ausgeschöpft und besteht trotzdem noch eine Hypoxie, so muß man sie durch Zufuhr von Sauerstoff ausgleichen. Nur so verbessert sich nachgewiesenermaßen die Lebenserwartung; es gibt kein Medikament, das dasselbe leistet. Bei einem höheren Angebot von Sauerstoff in den Lungenbläschen verbessert sich die Durchblutung dieser Lungenareale wieder, das von der rechten Herzkammer ausgeworfene Blut kann wieder durch einen größeren Gefäßquerschnitt fließen, das rechte Herz wird entlastet.

Die Sauerstoff-Langzeittherapie sollte immer dann eingeleitet werden, wenn die Blutgasanalyse bei stabilem Krankheitsbild mehrfach einen Sauerstoff-Partialdruck unterhalb von 60 Millimeter Quecksilbersäule zeigt. Das Ziel ist ein Sauerstoff-Partial-druck von etwa 75 Millimeter Quecksilber.

Da der Mensch keine körpereigenen »Sauerstofftanks« besitzt, aus denen heraus der Organismus beliefert werden könnte, muß der Sauerstoff kontinuierlich zugeführt werden. Kontinuierlich heißt: am besten über 24 Stunden pro Tag! Wird die Sauerstoffzufuhr nämlich unterbrochen, sind die Sauerstoffwerte im Blut schon nach wenigen Minuten wieder auf dem niedrigen Niveau.

Ziel der Sauer-stofftherapie ist ein Sauerstoff-Partialdruck von 75 Millimeter Quecksilber

Anfang der achtziger Jahre wurden die Studiendaten von Patienten mit chronischer Hypoxie infolge einer chronisch-obstruktiven Lungenerkrankung veröffentlicht, die klar belegten, daß eine Sauerstoff-Langzeittherapie die Lebenserwartung bessert. In diesen Studien erhielten die Patienten am Tag unterschiedlich lange Sauerstoff. Der Effekt einer verbesserten Lebenserwartung war erst ab einer Sauerstoffzufuhr von 12 bis 16 Stunden pro Tag nachweisbar. Oberhalb dieser Stundenzahl war die Lebenserwartung um so besser, je länger am Tag Sauerstoff zugeführt wurde. Sauerstoff für dreimal zehn Minuten am Tag ist also völlig sinnlos!

Die Lebens-erwartung ist besser, je länger am Tag Sauerstoff zugeführt wird

Der Sauerstoff kann über verschiedene Schlauchsysteme von der Sauerstoffquelle in die Nase geführt werden:

1. über Nasenkatheter mit einem Schaumstoffstopfen am Ende, die nur in ein Nasenloch eingeführt werden,
2. über Nasenbrillen, die zwei Auslaßöffnungen für den Sauerstoff haben, die in die vordere Nase ragen, und
3. sogar über richtige Brillengestelle, von denen ganz dünne Schläuche in die Nasenöffnungen laufen.

Wichtig ist erfahrungsgemäß, daß ein solches Applikationssystem sicher sitzt, im Nasenbereich weich ist, die Haut nicht reizt und daß es einfach zu handhaben ist. Diese Forderungen erfüllen die Nasenbrillen am besten, die von verschiedenen Herstellern angeboten werden. So wie viele Menschen eine Brille auf der Nase tragen müssen, um gut zu sehen, muß der Patient jetzt sozusagen eine Brille in der Nase tragen – das wird den Mitmenschen auffallen, und dazu muß man stehen!

Erster Schritt bei der Einleitung der Sauerstofftherapie ist die Ermittlung des Sauerstoffbedarfs in Ruhe und unter Belastung. In beiden Fällen sollte der Sauerstoff-Partialdruck durch die Sauerstoffzufuhr auf etwa 75, mindestens aber 65 Millimeter Quecksilber angehoben werden. Ist die hierzu erforderliche Literzahl Sauerstoff pro Minute ermittelt, müssen Patient und Arzt gemeinsam überlegen, welche Sauerstoffquelle zum Einsatz zu bringen ist. Wesentlich ist dafür die Frage, wie viele Stunden der Patient am Tag mobil sein will oder muß. Entsprechend gibt es unterschiedliche Sauerstoffsysteme wie den Flüssigsauerstoff, den Sauerstoffkonzentrator oder die Sauerstoff-Gasflasche.

Wichtigste Frage bei der Auswahl des Sauerstoffsystems: Wie mobil will ich bleiben?

Eine Sauerstoff-Langzeittherapie bedarf der Überprüfung! Bei Symptomen einer akuten Verschlechterung der Erkrankung, wie zunehmender Luftnot, vermehrtem Husten und Auswurf oder Fieber, müssen die Blutgase sowieso kontrolliert werden. Aber auch bei stabilem Befinden sollten alle drei Monate, spätestens alle sechs Monate, Blutgasanalysen unter den festgelegten Einstellungen der verordneten Geräte, im Falle eines Sauerstoffkonzentrators mit dem eigenen Konzentrator, erfolgen.

Machen dicke Socken abhängig?

Sauerstoff macht nicht abhängig!

Zum Schluß und aus begründetem Anlaß: Sauerstoff macht nicht abhängig! Man kann den Sauerstoff jederzeit abstellen. Nur: Weil Lebensqualität, Lebensgefühl und körperliche Belastbarkeit mit Sauerstoff einfach besser sind, wird man seine Zufuhr auf eine längere Zahl von Stunden hin schon nicht missen wollen. Denn wer hat schon gerne kalte Füße, wenn er durch ein paar dicke Socken auch warme haben könnte?

Dr. med. Holger Troß,
Pneumologische Klinik, Greifenstein

Sauerstoff – luftiges Gold

Die Nachricht, daß ich nun Sauerstoff für den ganzen Tag bekommen sollte, traf mich unverhofft und mit Angst im Bauch. Der Gedanke daran, mit Sauerstoffbrille herumzulaufen, machte mich unsicher, denn in der Öffentlichkeit und in der Schule mich so zu zeigen war im ersten Moment sehr erschreckend.

In den ersten Tagen nahm ich nur zu Hause Sauerstoff, und dann nur, wenn ich mußte, denn das Tragen der Flasche machte mich doch ganz schön fertig. Sie war auf einer ungepolsterten Schulter ziemlich schwer. Doch nach und nach getraute ich mich in die Supermärkte und ging in die Einkaufspassage, aber nie allein, sozusagen nur mit seelischer Unterstützung.

Meine erste große bestandene Mutprobe war ein Einkaufsbummel mit Rollstuhl und Sauerstoff. Ich war stolz auf mich und meine Familie. In die Schule nehme ich die Flasche auch heute noch nicht mit. Auch in die Fahrschule trage ich sie nicht bei mir. Der Schlauch nervt nämlich sehr in der Nase, beispielsweise beim Essen, und macht die Nase ganz schön trocken. Aber (das ist für Paare wichtig): Es stört nicht beim Küssen.

Meine erste bestandene Mutprobe

Doch es gibt noch mehr Gutes zu sagen. Man kennt ja die Luftnot, nachdem man die Treppen hochläuft. Und dann ein wenig von dem »luftigen Gold«, und ich komme besser aus dem Japsen heraus. Auch bei der Physiotherapie habe ich Sauerstoff dabei, und auch da habe ich das Gefühl, ich habe mehr Kraft und kann mehr machen. Ich fühle mich nach dem Schlafen nicht mehr so ausgeschlaucht. Oft hatte ich Probleme, im Liegen Luft zu holen. Nach ein wenig Sauerstoff ging das auch besser.

Ich habe mehr Kraft und kann mehr machen

Ich kann also Sauerstoff nur in höchsten Tönen loben. Es ist wirklich eine große Hilfe, trotz der nervenden Blicke der anderen. Auch meinem Freund machte es keine großen Umstände. Er meinte nur: »Wenn es für deine Gesundheit ist, dann macht das auch keine großen Probleme!« Wir hatten auch bisher keine negativen Äußerungen erhalten, wenn wir in der Öffentlichkeit spazierengingen.

Steffi Kramer, Mukoviszidose-Betroffene, 18 Jahre

Entlang des Wegs

An jenem Morgen wachte ich auf und fühlte mich »Punk«. Das ist allerdings nichts außergewöhnliches. Fast jeden morgen wache ich so auf, denn das ist der Kosename meines Katers. In der Nacht schläft er auf meinen Beinen. An jenem Morgen war es jedoch anders. Denn wir hatten uns in den Sauerstoffschläuchen verwickelt. Mein Kater war an mein Bein gebunden – ein Verhängnis, das ihn sichtlich nicht störte, denn er suchte gern die Wärme der Zuführungsleitungen während der langen klimatisierten Nächte. Mich aber störte es. Sauerstoff an sich zu akzeptieren ist schwer genug, es muß nicht auch noch ein Schlauch um meinen Hals gewickelt sein!

Ich mußte an den Tag vor acht Jahren denken, an dem mir mein Arzt Sauerstoff für den Rest meines Lebens verschrieb. Ich sollte ihn zwölf Stunden täglich, nämlich nachts, anwenden. Zu dem Zeitpunkt meines Lebens hatte ich wiederholt mit ernsten Erkrankungen und Krankenhausaufenthalten zu kämpfen. Die Tatsache, daß ich aufgrund einer Infektion der Atemwege mit Herzbeteiligung länger als einen Monat im Krankenhaus lag, war nicht genug. Es starb mein siamesischer Kater an Krebs, meinen Bruder verlor ich bei einem Flugzeugunglück, und es wurde mir mitgeteilt, daß ich, falls ich weiterleben wolle, nicht mehr an meinen Arbeitsplatz zurückkehren könne.

Der Doktor begann, mir einen Vortrag darüber herunterzurattern, wie der Sauerstoff das Aufladegerät für mein Herz sein würde. Ich glaube, ich hörte nur diese zwei Worte: Sauerstoff und lebenslänglich. Er sprach weiter über meinen abgefallenen Sauerstoffwert im Blut und über mein überarbeitetes, unregelmäßig schlagendes Herz. Er erklärte mir alles über die Hypoxie und die Hypoxämie, die verminderte Sauerstoffsättigung im Gewebe und in den arteriellen Gefäßen.

Ich hörte nur zwei Worte: Sauerstoff und lebenslänglich

Ich weiß nicht, wie es Ihnen ergeht, aber ich neige anfänglich nicht zu intellektuellen Reaktionen auf all die Medikamente, Behandlungen, Maschinen und Therapien, die der Doktor mir auflädt, sondern ich reagiere emotional. Im Grunde genommen haben mich mein Sauerstoffwert und mein Herzfehler nicht gleich interessiert. Ich hatte verrückte Vorstellungen wie die, daß ich mit meiner Sauerstoffbrille aussehen würde wie der im Film Todesqualen erleidende E.T. Was ist, wenn mein Gesicht neben den Schläuchen herausquillt? Und was ist, wenn ich auf meine Schläuche trete und mir dabei fast die Ohren abreiße? Würde es meinen Mann vertreiben? Wie versteckt man bitte eine Gasflasche?

Wie versteckt man eine Gasflasche?

Nun gut, sprechen wir über wichtigere Dinge. Bin ich nicht schon sauer genug auf meine Mukoviszidose? Was will sie denn noch? Geht es mir tatsächlich so schlecht? Werde ich sterben, wenn ich den Sauerstoff nicht benutze? Und was ist mit meiner Eitelkeit – meinem Ego?

Wie ich mit der Compliance kämpfte . . . Ich tat mich schwer mit den Anordnungen, ich widersetzte mich, und ich weinte. Aber mein Arzt ging auf nichts von alledem ein. Er entriß mich mehr als einmal den Krallen des Todes, und ich gehorchte ihm immer stillschweigend. Letztendlich habe ich es aufgegeben, dagegen anzukämpfen. Ich faßte einen Beschluß. Und ich bin stolz, sagen zu können, daß ich in all diesen Jahren keine Nacht ohne Sauerstoff zugebracht habe (mein Arzt gab mir eigentlich einiges mehr an Spielraum, aber so bin ich eben).

Manchmal überlege ich, ob ich nur deswegen noch am Leben bin, weil ich seit acht Jahren am Sauerstoff hänge. Ich bin davon überzeugt, daß das der Hauptgrund ist. Ich hatte einen Entschluß gefaßt. Ich arbeitete so hart an mir, um die zusätzliche Therapie annehmen zu können. Um es in meinen Lebensstil einzubinden, es wenn nötig zu verstecken und die Lebensqualität dabei so gut wie möglich zu halten. Wenn ich bei einer Lungenentzündung keine Luft kriege, dann ist es natürlich leicht, den Sauerstoff zu lieben. Oder an Tagen, an denen ich das Gefühl habe, daß ein eiserner Gürtel um meine Rippen gelegt ist und ich nur knapp Luft kriege. Jetzt kann ich viele solcher Tage zu Hause verbringen statt im Krankenhaus. In den zehn Jahren zuvor war ich mindestens drei- bis viermal pro Jahr im Krankenhaus.

Vielleicht lebe ich nur noch, weil ich seit acht Jahren Sauerstoff nehme

Wenn ich eine Lungenentzündung habe und keine Luft kriege, fällt es mir leicht, den Sauerstoff zu lieben

Aber es kostet etwas mehr Mühe, den Sauerstoff anzunehmen, wenn er lediglich Wohlbehagen auslöst, die Qualen lindert und es mir ermöglicht, etwas anstrengendere Aufgaben und Hausarbeiten zu erledigen. Ich könnte es durchstehen, wenn ich wollte. Aber die echte Nagelprobe für meinen Entschluß kommt an jenen Tagen zum Tragen, an denen ich die kleine innere Stimme überwinden muß, die sagt: »Heute brauchst du das gewiß nicht.« Von wegen – ich brauche es sehr wohl!

Ich habe für jede Gelegenheit das richtige Sauer- stoffsystem

Nun, was kann ich tun, während ich am Sauerstoffsystem hänge? Erstens besitze ich ein ganz gutes Sauerstoffsystem, das all meinen Ansprüchen Genüge leistet. Ich habe zwei zuführende Schläuche, die nach hinten verlaufen und mich so in guten wie in schlechten Zeiten versorgen. Ich liebe sie von ganzem Herzen!! Ich besitze zweierlei Gasmischgeräte. Beim einen wird eine niedere Sauerstoffkonzentration abgegeben, aber dafür mit warmer Luft, die eine sehr hohe Luftfeuchtigkeit besitzt. Ich fühle mich sehr wohl damit, und es vermindert das allnächtliche Husten. Aber es ist auch sperrig, schränkt ein und unterstützt keinerlei Unternehmungen. Es eignet sich gut für die Nacht. Das zweite Gasmischgerät gibt eine Sauerstoffkonzentration bis zu vier Litern ab.

Nach Krankenhausaufenthalten wegen Lungenentzündungen bin ich gewöhnlich an Haus und Bett gefesselt mit 24 Stunden Sauerstoffzufuhr. Der höhere konzentrierte Sauerstoff hilft mir gegen den Sauerstoffmangel im Blut und erlaubt mir, im Haus herumzulaufen und mich nach einiger Zeit mit Hilfe leichter Übungen im Haus zu erholen. Danach kann ich meinen Aktionsradius bis in den Garten ausdehnen für Gartenarbeiten oder um mein Auto zu waschen. Im darauffolgenden Stadium kann ich an guten Tagen das Haus für drei bis vier Stunden verlassen.

Ich führe dafür eine mittelgroße Sauerstoffflasche im Auto mit mir, für den Fall, daß ich mich verschätze, ermüde oder Kurzatmigkeit einsetzt. Ich besitze zwei kleine tragbare Flaschen – meine »Indianerbabys« –, die ich wie einen Rucksack mit mir herumtrage, wenn ich ausgehe, oder nur um sie im Auto mit mir spazierenzufahren. Und dann habe ich noch eine ganz süße, fliegenleichte Miniflasche, die ich für längere Touren an mein Fahrrad bastele. Oder ich benutze sie mit einem 75 Meter langen Schlauch, den ich mit Hilfe eines Seils an meinem Boot befestige zum Wasserskifahren. Um auf dem Basketballplatz auf und ab zu rennen, benütze ich einen 70 Meter langen Schlauch (erst dann weißt du, daß du wirklich gut bist, wenn du rennen, dribbeln und springen kannst, ohne dabei auf den Schlauch zu treten und dir die Ohren abzureißen). Meine tragbaren Flaschen sind schon auf Pferdesättel geschnallt worden, zu Rockkonzerten und zum Fischen mitgenommen worden und waren sogar beim Herumzigeunern auf den Bahamas dabei. Sauerstoff ist in jeder Stadt und in jedem Land erhältlich, man muß nur fragen (und ein Rezept vorzeigen).

Miniflaschen fürs Fahrrad, ein 70 Meter langer Schlauch fürs Basketballspielen

Nun, was werden Sie tun, wenn für Sie die Zeit gekommen ist, sich für oder gegen Sauerstoff zu entscheiden? Wird es für Sie einem Todesurteil gleichkommen oder lebensrettend sein? Wird es Sie zum Krüppel machen oder Ihnen Freiheit geben? Ich hoffe, daß meine Erfahrungen Ihnen einige Schritte und Tränen ersparen werden. Beim Versuch, Ihre Mukoviszidose zu bewältigen, werden Sie einige Kämpfe durchmachen müssen, die Ihnen das Herz brechen werden. Ich fühle mit Ihnen. Ich bin froh und glücklich darüber, wie gut ich es gemeistert habe. Aber wissen Sie was? Unter Sauerstoffzugabe ist weinen viel leichter – drehen Sie ihn einfach ein wenig höher!!

Todesurteil oder lebensrettend?

Paula Black, Mukoviszidose-Betroffene,
sie starb 1990 im Alter von 43 Jahren.
Ihr Beitrag erschien ungekürzt im IACFA-Newsletter.
Wir danken der Redaktion für die freundliche Erlaubnis,
den Artikel abdrucken zu dürfen.

Sauerstoffpflichtig – und trotzdem mobil

»Es gibt für jeden Patienten das richtige System«, versprechen Hersteller von Sauerstoffsystemen. Das mag richtig sein. Doch wer trotz Sauerstoffpflicht ein einigermaßen normales Leben führen möchte, kommt am Flüssigsauerstoff nicht vorbei.

*Flüssig-
sauerstoff*

Die Vorteile: Das System ist geräuschlos, der Sauerstoff ist hochkonzentriert und sehr rein, es fallen keine Stromkosten an. Dazu kommt, daß der Patient mit einem kleinen Tochtersystem längere Zeit das Haus verlassen kann. Einziger Nachteil: Das Gerät ist teuer. Es kostet brutto rund 6000 Mark. Dazu kommen pro Füllung 250 bis 300 Mark. Doch wenn der Arzt es befürwortet und die Argumentation stimmt, übernimmt die Kasse alle Anschaffungs- und Folgekosten.

*35000 Liter
für 12 Tage*

Wie der Name schon sagt, liefert das System Sauerstoff, der tiefgekühlt und daher flüssig in einem Vorratstank lagert. Das Gas erwärmt sich langsam, wird gasförmig und strömt aus dem Behälter. Der Vorratstank faßt etwa 35000 Liter Gas. Das klingt zunächst nach enorm viel. Wer aber vier Liter Sauerstoff pro Minute benötigt, verbraucht in zehn Stunden 2400 Liter. Reicht ihm das zusätzliche Gas an zehn Stunden pro Tag, kommt er zwölf Tage mit einem Tank aus.

Doch das ist kein Problem. Die Lieferanten der Flüssigsauerstoff-Systeme richten sich nach den Bedürfnissen ihrer Kunden, wenn es darum geht, wann sie einen Tank austauschen oder wieder auffüllen. Wenn es sein muß, kommen sie jede Woche mit einer neuen Füllung. Wenn das nicht reicht, werden gleich zwei Systeme geliefert. Die meisten Fahrdienste stellen sich außerdem auf die Berufstätigkeit ihrer Kunden ein: Sie kommen genauso morgens sieben Uhr wie zwölf Stunden später.

*Ein tragbares
Gerät kann am
großen Tank auf-
gefüllt werden*

Selbstverständlich fördert der 35 000-Liter-Tank selbst nicht die Beweglichkeit des Patienten. Gefüllt bringt er rund 70 Kilogramm auf die Waage. Aber: Er dient als Füllstation für ein kleineres, tragbares Gerät, das 2,8 oder 3,5 Kilogramm wiegt. Mit wenigen Handgriffen ist das Tochtersystem am großen Tank befestigt und aufgefüllt. In ihm haben immerhin 500 oder 1000 Liter Gas Platz. Mit dem größeren kommt ein Patient vier Stunden aus, wenn er vier Liter Sauerstoff pro Minute benötigt. Damit auch das Gewicht der kleinen Einheiten nicht zur Last wird, gibt es eine kleine Karre dazu, den Caddy.

Wer das richtige System wählt, kann sich damit auch im Urlaub versorgen lassen. In Westeuropa und an den nördlichen Stränden des Mittelmeeres vermittelt die Firma Linde Heimox Lieferanten für Flüssigsauerstoff. Wer ausgefallenere Urlaubsziele anpeilt, sollte sich trotzdem dort erkundigen. Häufig helfen die internationalen Kontakte der Firma weiter. Einzige Vorbedingung: Das eigene tragbare System muß zu dem am Urlaubsort passen. Sonst klappt das Auftanken nicht. Hier lohnt es sich also, sich vor dem Kauf zu informieren.

Ein zweite Möglichkeit, sich mit Sauerstoff zu versorgen, ist der Sauerstoffkonzentrator. Er pumpt ständig die normale Raumluft durch verschiedene Filter, die den Stickstoff herauswaschen. Übrig bleibt Luft, deren Sauerstoffanteil nicht so hoch ist wie beim Flüssigsauerstoff, der aber im allgemeinen ausreicht.

Vorteil des Konzentrators: Die Befüllung im Wochentakt entfällt. Einmal angeschaltet, liefert das Gerät Sauerstoff für unbegrenzte Zeit. Wartungen fallen nur alle sechs oder zwölf Monate an.

Der Sauerstoff-konzentrator läuft ewig

Dagegen stehen eine Menge Nachteile. Häufig erzeugen die Konzentratoren nicht die Sauerstoffmenge, die der Patient benötigt. Die Ursachen sind unterschiedlich. Zum einen reagieren die Filtersysteme empfindlich auf Feuchtigkeit. Bei manchen Geräten läßt die Leistung nach, wenn sie vier oder fünf Stunden laufen und sich erwärmen. Andere erbringen nicht die gewünschte Sauerstoffkonzentration auch bei einem hohen Durchfluß von beispielsweise vier Litern Luft pro Minute. Kein Wunder, wenn da die Blutgaswerte trotz aller Anstrengungen schlecht bleiben.

Diesem Problem begegnet seit kurzem eine EU-Norm. Sie schreibt vor, daß Sauerstoffkonzentratoren in Zukunft eine Meßzelle besitzen müssen, die dauernd die Qualität des Atemgases mißt. Sinkt der Sauerstoffgehalt unter eine bestimmte Menge, leuchtet am Konzentrator ein Lämpchen auf. Ist nur der grobe Vorfilter verschmutzt, tauscht der Benutzer zwei Filzscheibchen aus. Reicht das nicht, muß der Notdienst her.

Mit Meßzelle garantiert der Konzentrator ausreichenden Sauerstoff

Wichtig also: Wenn Sauerstoffkonzentrator, dann einer mit

integrierter Meßzelle. Ohne sie weiß man nie, wie hoch der Sauerstoffanteil in der ausströmenden Luft ist. Selbst die halbjährliche Wartung bringt da nur wenig Sicherheit. Eine Meßzelle, die mit Infrarotstrahlung arbeitet, hält übrigens wesentlich länger als eine sogenannte Brennzelle. Diese arbeitet nur ein Jahr lang und ist immer wieder recht teuer. Jene muß dagegen nicht erneuert werden.

Weitere Nachteile des Konzentrators: Sein dauerndes Brummen, Klicken und Zischen. Außerdem muß der Patient die Stromkosten für das Gerät übernehmen. Sie liegen bei etwa 600 Mark pro Jahr. Dann wiegt der Konzentrator zwischen 25 und 30 Kilogramm. Zuviel, um ihn nach draußen mitzunehmen. Es ist auch nicht möglich, mit seiner Hilfe eine kleine, tragbare Versorgungseinheit zu befüllen. Wer möchte, kann jedoch für den Urlaub einen kleineren Konzentrator leihen. Er benötigt eine Autobatterie oder einen Akku, der eine bis anderthalb Stunden ausreicht. Damit kommt er auf rund 14 Kilogramm. Hier hilft wieder ein Caddy.

Die Sauerstoff-flasche

Das dritte System, die »gute alte« Sauerstoffflasche, ist zur Grundversorgung zu Hause denkbar ungeeignet. Selbst in einer großen Flasche mit Fahrgestell sind nur 2000 Liter Gas enthalten. Die reichen bei einem Ausstrom von vier Litern pro Minute gerade mal siebeneinhalb Stunden. Wer sich mehrere Flaschen auf Vorrat liefern läßt, steht vor der schwierigen Aufgabe, die Flaschen wechseln zu müssen. Das bedeutet »Jonglieren« mit 20 Kilogramm schweren Metallzylindern und Montieren von Armaturen, die häufig sehr schwergängig sind.

Auch die Kassen profitieren von den Sauerstoffflaschen nicht: Gasförmiger Sauerstoff ist mit Abstand die teuerste Form der Versorgung.

Kleine Sauer-stoffflaschen machen mobil

Kleine Sauerstoffflaschen mit einer Zweiterfüllung sind jedoch eine ideale Ergänzung zum Konzentrator. Sie wiegen zwar zusammen mit ihrem Druckminderer bis zu sieben Kilogramm. Eine Füllung von 400 Litern ermöglicht jedoch selbst bei einem Ausstrom von vier Litern pro Minute immerhin Ausflüge von anderthalb Stunden Dauer. Benötigt man nicht mehr als zwei Liter pro Minute, kann ein spezielles Sparsystem die Reichweite um das bis zu Siebenfache verlängern. Der Sauerstoff strömt auch dann aus der Flasche, wenn der Patient gerade ausatmet und das Gas nicht braucht. Das Regulierventil sorgt dafür, daß tatsächlich nur beim Einatmen Gas in die Nase strömt. Außerdem kann der Patient wählen, ob er bei jedem oder vielleicht nur bei jedem dritten Atemzug zusätzlichen Sauerstoff will.

Das Regulier-ventil hilft Gas sparen

Auch die Kombination Konzentrator plus zwei Sauerstoff-flaschen plus Sauerstoffsparsystem übernehmen viele Kassen. Wichtig ist wieder, daß die Argumentation überzeugend auf die notwendige Mobilität des Patienten verweist.

Generell gilt: Wer sich dafür entscheidet, es künftig mit zu-sätzlichem Sauerstoff zu versuchen, sollte überlegen, wie wich-tig ihm seine Mobilität ist. Demjenigen, der weiterhin seinem Beruf nachgehen möchte, seine Dinge selbst erledigen oder Freunde besuchen möchte, ist mit Flüssigsauerstoff am besten geholfen. Als nächstes ist es wichtig, den richtigen Ansprech-partner für die Sauerstoffversorgung zu finden. Niedergelassene Ärzte schicken ihre Patienten häufig zum nächsten Sanitätshaus. Doch kompetente Leute für Sauerstoffsysteme gibt es hier sel-ten. Für den Umgang mit Gasen sind spezielle technische Ein-richtungen notwendig. Die gibt es hier in der Regel nicht, höch-stens einen kleinen Vorrat an Sauerstoffflaschen. Die Flaschen zu befüllen oder gar den Flüssigsauerstoff zu ersetzen, muß der Sanitätsfachhändler anderen Firmen überlassen. Ihm bleibt dann nur die Aufgabe, einen 24-Stunden-Service für die Anlieferung zu unterhalten.

Den richtigen Ansprechpartner finden

Inzwischen erkennen einige Fachleute das Dilemma und bie-ten umfassende Angebote für die Sauerstoffversorgung an. Sie haben Sauerstoffkonzentratoren vorrätig, warten sie, unterhal-ten einen flexiblen Füllservice für Sauerstoffflaschen und Flüs-sigsauerstoff und einen Notdienst für den Fall eines Geräte-fehlers. Zudem beraten sie die Patienten bei der Entscheidung und helfen bei den Anträgen für die Kasse.

Heike Diekmann

Lebensverlängerung
durch Lungentransplantation?

Therapeuten berichten immer wieder, daß sich viele Mukoviszi-dose-Patienten schwertun mit der Entscheidung zur Lungen-transplantation. Dabei klingt es für den Unbeteiligten so logisch: Die Lunge wird Schritt für Schritt durch immer wiederkehrende Entzündungen zerstört, zuletzt reicht auch die zusätzliche Versorgung mit Sauerstoff nicht mehr aus – was liegt da näher, als sich in Zeiten der beinahe grenzenlosen medizinisch-technischen Machbarkeit eine neue Lunge einpflanzen zu lassen?

Sieben von zehn Patienten über-leben die Operation und das erste Jahr danach

Doch mit der Entscheidung zu dem Eingriff sind längst nicht alle Probleme überwunden. Nur sieben von zehn Patienten überleben die Operation und das erste Folgejahr. Außerdem: Wer garantiert, daß rechtzeitig ein passendes Organ kommt? Denn abgesehen davon, daß nicht so viele Lungen gespendet werden, wie verpflanzt werden könnten – Mukoviszidose-Patienten benötigen besonders kleine Organe. Der Grund: Wer heute erwachsen ist, hat in seiner Jugend noch nicht von den umfassenden Therapien profitiert, die für uns heute selbstverständlich sind. Daher ist der Körperbau häufig eher schmal und der Brustraum begrenzt.

In der Folge stirbt etwa die Hälfte der Patienten auf der Warteliste. Das Risiko wächst, wenn die Entscheidung erst dann fällt, wenn der Körper schon schwach ist und das Atmen schwerfällt. Ein Kreislauf, den man rechtzeitig durchbrechen sollte.

Heike Diekmann

Ich würde es auf jeden Fall wieder machen

In diesem Sommer war ich drei Wochen mit dem Rucksack in Mexiko. Wir, das heißt zwei Freundinnen und ich, reisten von

Mexiko-Stadt bis Cancun, auf der Halbinsel Yukatan, hauptsächlich mit öffentlichen Verkehrsmitteln, und suchten uns immer
erst vor Ort ein Hotel. Was hat das mit meiner Transplantation
zu tun? Von ihr hatte ich ganz bestimmt nicht erwartet, daß ich
einmal auf einer Pyramide in zweitausend Meter Höhe sitze und
an Schnorcheln in der Karibik denke! Ich hoffte eigentlich nur
auf ein Leben ohne größeren Therapieaufwand, ohne perma-
nenten Husten und Luftmangel. Diese Hoffnung erfüllte sich
und noch mehr. Mein erstes tolles Erlebnis war ein Spaziergang
mit Freunden, vier Wochen nach meiner Transplantation, den
ich so genießen konnte, daß meine Freunde kaum zu Wort kamen. Sehr erfreulich, da ich vorher eigentlich nicht mehr spazie-
rengehen konnte, geschweige denn, mich dabei zu unterhalten.
Dann meine erste Watzmannbesteigung. Anstrengend, aber ich
habe es geschafft. Da denkt man über den Spender nach, über
seine Angehörigen, über das tolle Geschenk, das man bekommen hat! Könnten diejenigen doch sehen, was sie mit ihrer Entscheidung geschenkt haben!

Könnten die Spender doch sehen, was sie mit ihrer Entscheidung geschenkt haben!

Es verlief nicht alles von Anfang an gut. Ich hatte im ersten
Vierteljahr große Probleme mit Infektionen und Abstoßungen.
Mir ging es zum Teil schlechter als vor der Transplantation. Später erzählte mir ein Arzt, daß sie nicht gedacht hätten, mich
durchzubringen. Den Gedanken hatte ich nicht ein einziges
Mal: nicht durchzukommen! Ich fragte mich nur: Was ist da los?
Jetzt hast du die Operation überstanden, jetzt reiß dich zusammen! Oft habe ich auch an die schönen Dinge gedacht, die ich
wieder machen wollte. Deshalb habe ich es wohl auch geschafft! Und so sind beinahe schon fünf Jahre vergangen. Fünf
sehr aufregende Jahre, die angefüllt waren mit vielen Reisen,
sportlichen Aktivitäten und ehrenamtlicher Arbeit in unserer Kir-
chengemeinde. Was wird noch kommen? Weitere Reisen? Familie? Ich weiß es nicht! Ich lasse alles auf mich zukommen und
genieße weiterhin jeden Tag! Fast vergessen ist die Zeit vor der
Transplantation, die Zeit auf der Warteliste, das erste Vierteljahr
danach.

Ein gutes Rezept: an schöne Dinge denken

Wenn mich jemand fragt, ob ich das Ganze noch einmal machen würde, ist meine Antwort ein klares Ja!! Das Wichtigste jedoch, was ich in der schweren Zeit vor und nach der Transplantation gelernt habe, ist, sich nicht aufzugeben. Ein Ziel zu haben, das einem ständig vor Augen steht! In der Zeit vor der Operation nicht nur für das Leben danach zu leben, sondern jeden Tag so zu nehmen, wie er ist, und trotzdem den Mut nicht zu verlieren!

Yvonne Strecker
Mukoviszidose-Betroffene, 32 Jahre.
Sie erhielt 1993 eine neue Lunge.

Frühzeitige Entscheidung erhöht die Erfolgschance

Die Lungentransplantation ist nach über zehn Jahren Erfahrung mittlerweile eine etablierte Therapiemöglichkeit für Jugendliche und Erwachsene, die an Mukoviszidose leiden. Durch besser einschätzbare Risiken der Operation und eine deutlich verbesserte Überlebenswahrscheinlichkeit der Patienten wandelte sich die Transplantation von einem hochriskanten Eingriff zu einer effektiven Therapie, die mit einem akzeptablen Risiko realisiert werden kann. Verständlicherweise werden aber Themen wie Organtransplantation, Organspende oder der mögliche eigene Tod gern verdrängt. Für manchen möglichen Organempfänger wird es auch verständliche Gründe geben, die klar gegen eine Transplantation sprechen. Hier sollte sich jeder Betroffene selbst ein Bild von seiner persönlichen Lage machen und selbst zu einer Entscheidung kommen.

Empfehlenswert ist die frühzeitige Information und Auseinandersetzung mit den Fragen einer Organtransplantation, um Vorurteile und übertriebene Ängste der Betroffenen zu vermeiden. Durch eine verzögerte Entscheidung für eine Lungentransplantation kann ein schon kritischer Gesundheitszustand erreicht werden, der eine erfolgreiche Transplantation nicht mehr zuläßt. Nicht nur ein relativer Mangel an Organspenden, sondern auch die zu späte Meldung zur Transplantation ist für eine Sterblichkeit von 15 bis 40 Prozent der Patienten auf der Warteliste verantwortlich.

Der richtige Zeitpunkt für die Indikationsstellung zur Transplantation ist aufgrund einer großen individuellen Variation der Verläufe nicht einfach festzulegen. Da eine Lungentransplantation auch mit einem Risiko verbunden ist, wird für die Meldung zur Transplantation ein fortgeschrittenes Krankheitsstadium mit einer absehbar eingeschränkten Lebenserwartung gefordert. Die frühzeitige Kontaktaufnahme mit einem Transplantationszentrum ermöglicht eine größere Sicherheit in der Entscheidungsfindung und die Festlegung von Strategien für den Zeitraum bis zur Transplantation. Denn je besser der Allgemeinzustand hinsichtlich Ernährungszustand, Muskelkraft, Osteoporose, gastrointestinalen Problemen, Nieren- und Leberfunktion und psychischer Verfassung ist, desto besser sind die Voraussetzungen für eine Transplantation.

Je besser der Allgemeinzustand, desto besser die Chancen

Die mittlere Wartezeit auf ein passendes Organ liegt in Europa wie auch in den USA bei ein bis anderthalb Jahren, in einigen Fällen jedoch auch beträchtlich länger. Bei der Meldung zur Transplantation muß daher auch berücksichtigt werden, daß noch genügend körperliche Reserven vorhanden sind, um die erforderliche Wartezeit sicher zu überstehen.

Seit der weltweit ersten Lungentransplantation bei einem Mukoviszidose-Patienten im Jahre 1984 konnten mit zunehmender Erfahrung die Ergebnisse der Transplantation deutlich verbessert werden. Anfang der 90er Jahre wurden bei der kombinierten Transplantation von Herz und Lunge erstmals Ein-Jahres-Überlebensraten von über 70 Prozent berichtet, das heißt, daß sieben von zehn Patienten das erste Jahr nach der Transplantation überlebten.

Nach Einführung der Doppel-Lungen-Transplantation (Austausch beider Lungenflügel) wurde diese Technik Standard für die Transplantation im Erwachsenenalter. In zwei internationalen Datenbanken, die den Großteil der Ergebnisse der nordamerikanischen Zentren beinhalten, sind die Gesamterfahrungen für die

Bis 1997 welt-
weit 932
Lungentrans-
plantationen bei
Mukoviszidose-
Patienten

Lungentransplantation aufgelistet. Insgesamt wurden bis 1997 weltweit 932 Lungentransplantationen bei der Grunderkrankung Mukoviszidose registriert, das durchschnittliche Alter der Organempfänger betrug 26 Jahre. Die Überlebensraten für transplantierte Mukoviszidose-Patienten im St. Louis International Registry von 1977 werden mit 72 Prozent nach einem Jahr, 64 Prozent nach zwei Jahren, 55 Prozent nach drei Jahren, 49 Prozent nach vier Jahren und 47 Prozent nach fünf Jahren angegeben. Hierbei ist jedoch zu beachten, daß diese Zahlen die geschichtliche Entwicklung der Lungentransplantation mit beinhalten und nicht den aktuellen Standard repräsentieren. So konnten von spezialisierten Transplantationszentren deutlich bessere Ergebnisse mit Ein-Jahres- und Fünf-Jahres-Überlebensraten von bis zu 91 und 76 Prozent erreicht werden.

Die Ergebnisse der Lungentransplantation für Erwachsene sind sehr viel besser als für Kinder. In Kliniken, die mehr als zehn Lungentransplantationen pro Jahr durchführten, zeigten sich bessere Ergebnisse als in kleinen Zentren. Die Ergebnisse der Lungentransplantation für Mukoviszidose sind nicht schlechter, sondern häufig besser als für andere Indikationen, so daß Patienten mit Mukoviszidose als gut geeignete Kandidaten für die Lungentransplantation gelten. Somit hat die Möglichkeit der Lungentransplantation zu einer verbesserten Langzeitprognose für an Mukoviszidose Erkrankte geführt. Die Überlebenswahrscheinlichkeit von transplantierten Patienten ist gegenüber nichttransplantierten Patienten eindeutig besser.

Die Überlebens-
wahrscheinlich-
keit von trans-
plantierten
Patienten ist
besser als die
von nicht-
transplantierten
Patienten

Das Ziel der Transplantation ist eine vollständige Wiederherstellung des Patienten. Bei einem unkomplizierten postoperativen Verlauf muß mit einem Krankenhausaufenthalt von nur rund vier Wochen gerechnet werden. Komplikationen sind aber häufig und können den Verlauf verzögern. Eine verlängerte Zeit am Beatmungsgerät und auf der Intensivstation kann erforderlich sein. Innerhalb des ersten halben Jahres normalisieren sich die Lungenfunktion, der Ernährungszustand und die körperliche Leistungsfähigkeit. Infektionen und akute Abstoßungen sind die häufigsten Todesursachen im ersten Jahr.

Es gibt lungentransplantierte Patienten, die nach zehn Jahren und mehr immer noch eine ausgezeichnete Organfunktion haben und ein völlig normales Leben ohne Einschränkung führen können. Für den Langzeitverlauf ist vor allem entscheidend, ob eine chronische Abstoßung (häufigste Todesursache im Langzeitverlauf) auftritt. Dagegen stehen andere Komplikationen wie Nebenwirkungen der Medikamente (Diabetes, Osteoporose oder Nierenversagen) sowie ein gering erhöhtes Vorkommen von Tumorerkrankungen im Hintergrund.

Der Langzeitverlauf hängt davon ab, ob eine chronische Abstoßung auftritt

Nach einer Transplantation ist die Einnahme von Medikamenten erforderlich, die die körpereigene Immunabwehr unterdrücken. Trotzdem treten vor allem im ersten Jahr akute Abstoßungsreaktionen auf. Wenn diese frühzeitig erkannt werden, können sie mit einer kurzen Kortison-Behandlung effektiv behandelt werden. Im Langzeitverlauf ist die häufigste und schwierigste Komplikation die obliterative Bronchiolitis. Hierbei handelt es sich um eine chronische Abstoßung mit langsamer, schleichender Verschlechterung der Lungenfunktion über Jahre, die weltweit bei drei bis vier von zehn Transplantierten auftritt. Zwar kann durch eine verstärkte Immunhemmung der Verlauf der chronischen Abstoßung beeinflußt werden, eine befriedigende Therapiemöglichkeit ist jedoch noch nicht verfügbar.

Chronische Abstoßung bei drei bis vier von zehn Transplantierten

Nach einer erfolgreichen Transplantation ist eine langjährige, engmaschige Betreuung der Patienten erforderlich. Hierbei wird der Patient selbst mit in die Verantwortung genommen, indem er sich selbst täglich hinsichtlich der Kreislaufparameter und der Lungenfunktion überprüft. Bei veränderten Werten oder Verdacht auf eine Infektion muß er umgehend mit dem betreuenden Zentrum Kontakt aufnehmen. Regelmäßig werden die Transplantierten in einer Transplantations-Ambulanz untersucht. Hierbei wird unter anderem eine Röntgenaufnahme angefertigt, eine große Lungenfunktionsprüfung und eine Bronchoskopie durchgeführt sowie Blutwerte und Medikamentenspiegel überprüft. Diese Kontrolluntersuchungen erfolgen im ersten Jahr nach einer Transplantation etwa alle zwei bis vier Wochen, danach alle drei Monate. Durch eine sorgfältige und systematische

Betreuung der lungentransplantierten Patienten ist eine frühzeitige Erkennung von Komplikationen wie Abstoßung oder Infektion möglich. Die Qualität der Nachbetreuung spiegelt sich in einem verbesserten Langzeitüberleben dieser Patientengruppe wider. Sehr hilfreich hat sich eine gemeinsame Nachbetreuung der Patienten durch Pneumonologen und Chirurgen in einem spezialisierten Zentrum erwiesen.

Prof. Dr. med. Axel Haverich,
Dr. med. Karsten Wiebe,
Dr. med. Wolfgang Harringer,
Klinik für Thorax-, Herz- und Gefäßchirurgie,
Medizinische Hochschule Hannover

Nur ein bißchen mehr Luft? –
Lungentransplantation bei Mukoviszidose

Als man 1988 in Deutschland anfing, Mukoviszidose-Patienten eine Lungentransplantation anzubieten, waren die damit verbundenen Risiken und die statistische Lebenserwartung im Grunde dieselben wie heute. Dennoch entschlossen sich in den ersten Jahren nur vergleichsweise wenig Patienten für diesen Eingriff. Die Lungentransplantation wurde zwar von Anfang an mit großer Aufmerksamkeit beobachtet und innerhalb der »Mukoviszidose-Gemeinde« auf verschiedenen Foren eifrig diskutiert. Aber die meisten Patienten begegneten ihr doch mit großer Ambivalenz, und diese neue medizinische Möglichkeit mußte erst beweisen, daß sie mehr als ein »Akt der Verzweiflung« war.

Mittlerweile leben aber etwa zwei Drittel der ersten transplantierten Mukoviszidose-Patienten schon fünf bis neun Jahre mit ihrer neuen Lunge, und das mit entweder nur geringen oder gar keinen körperlichen Einschränkungen. So hat sich zwangsläufig auch die Einstellung und die Erwartungshaltung gegenüber der Transplantation im Laufe der Jahre verändert. 1988,

1989 und 1990 verband man mit diesem Eingriff noch mehr etwas »Unvorstellbares« und »Ungeheuerliches« (was es ja auch heute noch ist). Es entschlossen sich damals meistens nur solche Patienten zur Transplantation, für die der Tod, das Sterben schon eine fühlbare Bedrohung geworden war. Wenn das Atmen immer flacher wird und die in der Lunge eingeschlossene Luft einen immer unerträglicheren Druck erzeugt, ist es nämlich nicht mehr so leicht zu sagen: »Ich würde mich niemals transplantieren lassen. Lieber möchte ich so, wie ich bin, sterben!«

Im Gegensatz zu früher ist die Lungentransplantation heute ein fast gewohntes Angebot geworden. Zwar entschließt sich nach wie vor kaum ein Patient leichtfertig zu diesem Eingriff. Aber man trifft auch längst nicht mehr so häufig auf diese große Skepsis und auf die kaum mit Argumenten aufzulösenden Widerstände wie früher. *Skepsis und Widerstände nehmen ab*

Hilfreich für den Entscheidungsprozeß ist die Tatsache, daß es mittlerweile eine ganze Reihe von erfolgreich transplantierten Patienten gibt, die man befragen oder die man sich einfach »anschauen« kann. Daneben gibt es eine Vielzahl von weiteren Informationsmöglichkeiten: Bücher, Broschüren, Erfahrungsberichte, kompetente Berater an den Mukoviszidose-Zentren und nicht zuletzt regelmäßig stattfindende Seminare und Workshops zu diesem Thema.

Und doch entschließen sich die Mukoviszidose-Patienten im Vergleich zu Patienten mit anderen Grunderkrankungen immer noch relativ spät für die Transplantation. Warum ist das so? Das, was ihnen die Entscheidung besonders schwer macht, ist, glaube ich, ihre tiefe Identität als chronisch kranker Mensch. Da ein Mensch nicht ständig mit der Spannung leben kann, krank zu sein, dabei aber gesund sein zu wollen, identifizieren sie sich mit ihrem Schicksal. Sie haben dann nicht nur Mukoviszidose, sondern sie sind vielmehr Mukoviszidose-Patienten. Die einzelnen Aspekte dieser Identität sind die spezifische Werthaltung, die Weltanschauung, die Persönlichkeit und das Bewußtsein eines kranken Menschen. Natürlich wünscht sich jeder Mukoviszidose-Patient Entlastung von seiner Erkrankung. Und doch ist es *Identität als chronisch kranker Mensch*

für viele kaum vorstellbar, ihre vertraute Lunge gegen eine fremde einzutauschen, ihre Medikamente gegen andere, ihren Kinderarzt oder Internisten gegen einen Lungenchirurgen – und das auch noch alles auf einmal.

Aber das ist ja noch nicht alles! Durch die Transplantation wird man plötzlich auf die andere Seite des Grabens geschubst: Man gehört nun praktisch zu den »Gesunden« und stellt fest, daß auch deren Leben seine Härten hat. Erst recht für denjenigen, der sich darauf nicht so vorbereiten konnte, weil er eine ganz andere Geschichte hat. Ich frage mich manchmal, ob nicht die chronische Transplantat-Abstoßung der körperliche Ausdruck der nichtvollzogenen Um- und Einstellung auf das neue Leben ist. Denn was anderes geschieht bei der chronischen Abstoßung als die dauerhafte Ablehnung des Neuen und Fremden?

Was verbinden die Mukoviszidose-Patienten mit der Transplantation noch? Nun, die Erwartungshaltung hat sich im Laufe der Jahre natürlich verändert. Wir »Pioniere« damals wollten nur ein bißchen mehr Luft! Etwas weniger Therapie, etwas mehr Freiheit! Heute schaut man auf die erfolgreich Transplantierten und erwartet mehr. Man übersieht dabei leicht, daß die transplantierten Mukoviszidose-Patienten, die »man« kennt, auch alle ein halbes oder ganzes Jahr zur vollständigen Rehabilitation benötigten.

Mir sagte man damals, mit mindestens drei Monaten Krankenhausaufenthalt nach der Transplantation müsse ich rechnen. Heute ist für nicht wenige Patienten ein Aufenthalt von zwei bis drei Tagen auf der Intensivstation und ein gesamter Aufenthalt von zwei bis vier Wochen das Maß aller Dinge. Außerdem schmieden viele Zukunftspläne und wollen sich langgehegte Träume erfüllen. Meistens geht das auch. Aber oft steht davor eine längere Zeit in der Klinik oder zu Hause, in der Abstoßungen, Infektionen und manchmal auch schmerzhafte Eingriffe durchgestanden werden müssen. Bitte nicht vergessen: Es handelt sich immerhin um eine Lungentransplantation! Sich davon zu erholen, geht nun einmal nicht so rasch. Außerdem braucht jeder seine eigene Zeit, und jeder hat einen individuellen Ver-

Auf der anderen Seite des Grabens

Hohe Erwartungen

lauf! Doch mit Geduld, Tapferkeit und ein bißchen Glück lohnt sich die Entscheidung, wenn sie vorher wohlbedacht und gut vorbereitet wurde!

Dipl.-Soz. päd. Michael Hohmeyer,
Mukoviszidose-Patient, 31 Jahre.
Er erhielt 1988 als erster Mukoviszidose-Patient
in Deutschland eine neue Lunge.

Leben auf der Warteliste: Optimistisch der Zukunft entgegensehen

Ich wohne in einem ziemlich großen Dorf im nördlichen Osten der Republik, nämlich in Ferdinandshof am Oderhaff. Ich hörte schon sehr früh davon, daß CF-Patienten eine geringere Lebenserwartung haben als gesunde Menschen. Das ist eine Tatsache, die man in einem bestimmten Alter erfährt und dann im Kopf behält. So auch ich. Allerdings haben mein ebenfalls erkrankter älterer Bruder und ich damit immer nur unseren schwarzen Humor gestärkt. Bis zu meinem 18. Lebensjahr. Da nämlich verstarb mein Bruder nach erfolgreich abgeschlossenem Studium und vier Monaten Arbeit im Alter von 24 Jahren.

Jetzt wußte ich, was geringere Lebenserwartung wirklich bedeutet. Sicher, ich kenne viele Patienten über 30, aber ist das der Normalfall? Ich denke, bisher eher nicht. Denn obwohl ja im Prinzip das Vertrauen in die Medizin fast schon grenzenlos ist (wenn es mir nicht so gut geht, gehe ich in die Klinik, und die Ärzte päppeln mich wieder auf, wie eben früher meinen Bruder), erreicht man irgendwie eine Grenze, die eigentlich ein Tabuthema ist – das Sterben. Und so kam die Zeit, wo ich begriff, auch ich werde eher an dieser Grenze angekommen sein, als mir recht ist.

Das Vertrauen in die Ärzte ist hoch

Aber so einfach wollte ich mich nicht damit abfinden. Also begann ich nach der Maueröffnung zu verschiedenen Seminaren und Tagungen zu fahren. Immer auf der Suche nach einer

»Lebensverlängerung«. Aber in diesem Falle gab es auch im Westen kaum etwas anderes, als ich schon kannte. Bis auf eins: das damals eher noch leise Zauberwort Transplantation. Es gab also doch ein Licht am Ende des Tunnels. Und so befaßte ich mich intensiver mit dem Thema. Besuchte Veranstaltungen und lernte mit der Zeit immer mehr transplantierte Mukoviszidose-Patienten kennen. Aber je mehr Wissen ich erwarb, um so klarer wurde auch das Bild vom Aufwand, den Voraussetzungen und letztendlich von der Schwere der Operation. Außerdem hörte ich sehr oft, wie wichtig für viele der psychologische Aspekt dabei ist. Man steht vor der Entscheidung, entweder das Risiko und die Strapazen einer großen Operation zu tragen – ohne Erfolgsgarantie – oder zu sagen, ich lasse es langsam und krankheitstypisch ausklingen. Also vor der Frage, wie ich sterben will oder wie ich die restlichen Jahre leben will. Und daran führt bei der Überlegung zur Transplantation kein Weg vorbei.

Aber ich glaube, meine Entscheidung war schon bei der Beerdigung meines Bruders gefallen. Denn nicht nur ich hatte ihn verloren, viel schlimmer war es zu sehen, wie meine Eltern dieser Verlust traf. Nichts ist wohl trauriger, als ein Kind zu verlieren und dabei auch noch hilflos zusehen zu müssen. Daher war klar: Noch einen Sohn sollten sie der Mukoviszidose so nicht opfern.

Seit damals ist bei mir auch alles so weit, daß einer Transplantation nichts mehr im Weg steht. Allerdings bedeuteten die erforderlichen Voruntersuchungen eine ziemliche Menge Streß. Aber der Aufenthalt in einem Mehrbettzimmer in Hannover brachte mir auch eine wichtige Einsicht. Da auf meinem Zimmer auch bereits transplantierte Patienten lagen, sah ich, was alles auf einen zukommen kann, wenn die Voraussetzungen nicht gerade optimal sind, wie dort etwa bei Übergewichtigen und Rauchern. Was mir den großen Ansporn gab, so fit wie nur möglich auf den OP-Tisch zu gelangen. Und ein Grund für mich, nicht bis kurz vor zwölf mit den Transplantationsabsichten zu warten.

Nun heißt es eigentlich »nur« noch, die passenden Organe zu bekommen. Aber bisher kann ich mich noch so leidlich mit meinem Zustand arrangieren. Ich nehme zwar nachts und zum

Mittagsschlaf Sauerstoff, trotzdem bin ich einigermaßen mobil und auch relativ viel mit dem Auto unterwegs. Natürlich kam es auch schon vor, daß ich sagte: »Jetzt eine neue Lunge, das wär's!«, aber diese Momente sind glücklicherweise bisher schnell vergangen, und ich versuche einfach, mir jedes Jahr ein erreichbares Ziel zu setzen, um bloß nicht von solchen Gedanken abhängig zu werden. Bisher habe ich auch meistens geschafft, was ich mir vorgenommen habe. Obwohl ich zugebe, daß die Vorhaben von Jahr zu Jahr immer kleiner werden. Hier muß ich der Krankheit dann doch meinen Tribut zollen.

Erreichbare Ziele setzen

Das soll aber mit den neuen »Teilen« (ich bin für eine kombinierte Leber-Lungen-Transplantation vorgesehen) alles ganz anders werden. Dann wird nicht mehr gekleckert, sondern geklotzt, wie es so schön heißt. Denn Gedanken mache ich mir schon darüber; hin und wieder. Auf alle Fälle möchte ich wieder arbeiten, aber nicht unbedingt im Büro, sondern viel lieber irgend etwas in Verbindung mit Autos. Ob in einem Autohaus oder als Kurierfahrer, mal sehen, was die Zeit bringt. Und natürlich reisen. Nicht gleich in die weite Ferne, viel lieber mal mit einem Wohnmobil durch Europa, ohne ständig an Inhalieren, Drainage und vor allem Sauerstoffversorgung denken zu müssen. Das muß toll sein. Endlich mal wirklich spontan sein und nicht jedes Vorhaben schon wochenlang vorher planen. Einfach ein paar Lücken, die mein bisheriges, alles in allem sehr zufriedenstellendes Leben hat, schließen. Deshalb kann ich der Zukunft auch nur optimistisch entgegensehen. Denn sollte die Transplantation wider Erwarten schiefgehen, braucht keiner zu sagen, daß ein von Leiden gekennzeichnetes Leben zu Ende ging. Nein, das wahrlich nicht! Und wenn alles wie gehofft klappt, geht ein zweites, wie ich denke, auch ereignisreiches und spannendes Leben los.

Wieder arbeiten und reisen

Holger Reinke,
Sprecher einer Regionalgruppe im Mukoviszidose e. V.
Er starb überraschend am 13. Februar 1998
im Alter von 27 Jahren, bevor passende Organe
für ihn gefunden wurden.

Psychologische Probleme der Lungentransplantation

Patienten beschäftigen sich aufgrund eigener Überlegungen oder nach Vorschlag durch ihren behandelnden Arzt mit der Frage, ob eine Lungentransplantation für sie in Frage kommt.

Das Angebot einer Lungen-transplantation ist für viele Patienten ein Schock

Dieses Angebot ist oft ein Schock für den Patienten. Die Betroffenen haben im Laufe der Jahre gelernt, sich der Verschlechterung ihres Zustandes anzupassen. Diese nützliche Fähigkeit zur Anpassung und Verarbeitung nährt aber auch die Illusion, man sei vom letzten Schritt, der Transplantations-Offerte, noch etwas entfernt. Im ärztlichen Transplantationsangebot liegt nicht nur der Hinweis auf eine rettende Möglichkeit, sondern auch das Eingeständnis, daß die konservativen Behandlungsmöglichkeiten beinahe erschöpft sind.

Hoffnungen und Ängste halten sich die Waage

Der Weg zur Entscheidung, ob man sich einer Lungentransplantation unterziehen solle, ist nicht leicht, denn Hoffnungen und Ängste halten sich oft die Waage. Das Angebot der Lungentransplantation bedeutet also Hoffnung, jedoch keine Gewißheit über das Erreichen des genannten Ziels. Man kann in dieser Phase innerer und äußerer Diskussionen den Arzt oder auch einen Psychologen einbeziehen. In solchen Gesprächen ist Raum für das Für und Wider, die Operationsrisiken und die zu erwartende Lebensqualität. Der Patient wird aufgeklärt über die Transplantation und über die Erfahrungen anderer Patienten.

Eine eigene Entscheidung finden

Ziel ist es für den Betroffenen, eine eigene Entscheidung zu finden. Kein Außenstehender, weder Familienangehörige noch Fachmann, kann diese Entscheidung abnehmen. Ein Patient, der sich gegen eine Transplantation entscheidet, ist deshalb nicht etwa depressiv oder lebensmüde.

Zeit des Wartens

Hat sich der Patient für eine Transplantation entschieden und wurde er von den Chirurgen nach medizinischen Kriterien akzeptiert, beginnt die Zeit des Wartens. Charakteristisch dafür ist die Ungewißheit, wann und ob es zu einer Transplantation kommt. Denn das ist leider gewiß: Nicht jeder auf der Liste erhält eine Lunge.

Unweigerlich gerät der Wartende in Konkurrenz mit den anderen Transplantationskandidaten. Da es aus medizinischen Gründen nicht »der Reihe nach« gehen kann, muß man es verkraften, daß manche Patienten später auf die Liste kamen, aber früher transplantiert werden.

Wir haben Wartezeiten von zwischen drei Monaten und zweieinhalb Jahren miterlebt. Da kommen den Betroffenen selbstverständlich manchmal Zweifel, ob die Ärzte im Transplantationszentrum sie vergessen haben. Gegen solche Ängste raten wir immer, persönlich dort anzurufen und sich zu versichern, daß man in Erinnerung ist.

Manchmal entwickeln die Wartenden auch Phantasien darüber, wie die Chancen für ein Organangebot steigen könnten. *Phantasien und Zweifel* Mancher ertappt sich dann bei dem Wunsch, es sollten doch mehr Verkehrsunfälle passieren. Für einen Außenstehenden mögen solche Gedanken erschreckend sein. Man darf sie jedoch nicht moralisch bewerten, denn sie sind menschlicher Ausdruck der Not, in der sich der Patient befindet.

Das wichtigste für den Wartenden ist es aber, auch diese Zeit der Ungewißheit als wertvolle Lebenszeit anzusehen und *Auch Zeit des Wartens ist wertvolle Lebenszeit* nicht zu vergessen, daß das Leben immer in der Gegenwart stattfindet. Hier und heute aktiv zu bleiben, das Beste aus den verbliebenen Möglichkeiten zu machen und nichts auf die Zeit nach der Transplantation zu verschieben, was vorher möglich wäre, das halten wir für die beste Einstellung zur Bewältigung der Wartezeit. Als Beispiel sei genannt, daß sich ein junger Erwachsener, soweit es die Kräfte erlauben, weiter mit seiner Berufsausbildung beschäftigen sollte. Dann lebt er so »normal« weiter, wie es in dieser Ausnahmesituation machbar ist.

Obwohl lange erwartet, bedeutet der plötzliche Aufruf zur Operation für den Patienten und seine Angehörigen ein maximales Streßerlebnis. Die ständige Rufbereitschaft heißt nicht, daß bei Meldung des Transplantationszentrums tatsächlich transplantiert wird. Die Wahrscheinlichkeit eine Fehlalarms aus medizinischen Gründen ist nicht selten. Wird der Patient unverrichteter Dinge aus der Klinik wieder nach Hause gebracht, muß *Hoffen und Enttäuschung* er die Enttäuschung verarbeiten, und das Warten beginnt von neuem.

Die Möglichkeit des Sterbens auf der Warteliste besteht leider immer. Todesängste sind unvermeidbar, weil sie eine reale Grundlage haben. Auch wenn es unmöglich erscheint, wir halten es für richtig, zu versuchen, sich mit beidem zu beschäftigen: dem Sterben in der Wartezeit einerseits und dem Weiterleben nach der Transplantation andererseits.

Würden Patient und Behandler die Möglichkeit des Todes völlig ausblenden, gerieten sie in eine Hoffnungsfalle: Der Patient kann das Sterben als schuldhaftes Versagen gegenüber sich und den Angehörigen erleben. Das Durchhalten um jeden Preis wird zur Maxime des täglich schwerer werdenden Überlebenskampfes. Loslassen und Sterben werden als unmöglich betrachtet und deshalb noch schwerer, als sie es ohnehin sind.

Dipl.-Psych. Hans-Jürgen Bartig, Kinderklinik, und Dipl.-Psych. Clemens Müller, Mukoviszidose-Erwachsenen-Ambulanz, Medizinische Hochschule Hannover

Umgang mit dem Lebensende

Leben können bis zuletzt

Alle Mukoviszidose-Patienten leben mit dem Bewußtsein, daß sie früher als andere sterben werden. Sie leben damit mehr oder weniger bewußt – aber nie ganz ohne dieses Thema. Während unsere Gesellschaft und andere Gleichaltrige die Frage nach dem Tod geschickt verdrängen oder zumindest sehr an den Rand stellen, sind hier sehr junge Menschen und ihre Angehörigen gezwungen, sich aufgrund der Erkrankung mit den sogenannten »letzten Fragen« zu beschäftigen. Vielleicht machen gerade diese Gedanken junge Menschen mit Mukoviszidose reifer, lebensbejahender, mutiger, bewußter als vergleichbare Altersgenossen, vielleicht auch nicht.

Sie sterben früher als andere

Transplantation als möglicher letzter Ausweg verschärft manchesmal noch die Situation: Auf der einen Seite braucht der Patient alle Hoffnung und Kraft für diese große Operation, auf der anderen Seite sterben nicht wenige während der Wartezeit. Aber kann ein Mensch gleichzeitig sich auf das Leben und auf das Sterben konzentrieren? – Wohl kaum. Wer sich für die Transplantation entschieden hat, der setzt auf das Weiterleben, vielleicht um den Preis, nicht so vorbereitet wie andere sterben zu müssen.

»Furchtbar ist nicht der Tod an sich; furchtbar ist der Tod, wenn er die Tatsache besiegelt, eigentlich (noch) gar nicht wirklich gelebt zu haben« (1), schreibt Eugen Drewermann. Davon kann man bei vielen Mukoviszidose-Patienten etwas spüren: Sie wollen intensiv leben, sie gehen oft an ihre Grenzen und darüber hinaus, weil sie das Leben auskosten wollen, weil sie das Geschenk eines jeden Tages, einer guten Stunde, ein paar froher Minuten zu schätzen wissen. Sie bringen oft eine erstaun-

Sie wollen intensiv leben

liche Energie auf, um trotz der Krankheit leben, lieben, arbeiten, »normal« sein zu können.

Und doch verschönt dieser Satz von Eugen Drewermann den Ernst der Lage. Der Tod ist nicht nur furchtbar, weil wir bei seinem Eintritt noch nicht wirklich gelebt haben könnten, der Tod ist an sich furchtbar, schreckenerregend und angstmachend. Und keine medizinische Kunst, keine liebevolle Pflege und Begleitung und keine religiöse Tröstung kann diese Angst und Unsicherheit ganz nehmen: Angst vor Schmerzen, Angst, die Kontrolle zu verlieren, nicht mehr selbst bestimmen zu können, nur noch behandelt zu werden, die Angst, anderen zur Last zu fallen, Angst vor dem Abschied und der Trennung, Angst vor Isolierung und Einsamkeit, Angst vor der unbekannten Zukunft.

Der drohende Tod macht Angst

Der medizinische Fortschritt hat zwar dafür gesorgt, daß die Menschen älter werden – gerade auch Patienten mit Mukoviszidose –, aber auch, daß der Sterbeprozeß länger dauern kann und sehr unterschiedlich zu beeinflussen ist. Und Angst und Hilflosigkeit gibt es nicht nur bei den Patienten, sondern genauso bei den professionellen und nichtprofessionellen Sterbebegleitern. Die Selbstverständlichkeit im Umgang mit dem Sterben und dem Tod ist unserer Gesellschaft bei allem Fortschritt und aller Entwicklung einfach verlorengegangen. Und so muß jeder für sich neu den Umgang, den Zugang zu diesem Thema lernen.

Dieses Kapitel möchte helfen, sich dem Thema »Gestaltung des Lebensendes« behutsam zu nähern; es möchte die verschiedenen Ängste in Ruhe anschauen und, wenn möglich, Wege der Bewältigung aufzeigen. Die Erfahrungen von vielen Menschen sollen Mut machen, diesen Weg zu gehen, wenn die Zeit reif dafür ist.

Die Wünsche des Sterbenden

»Leben können bis zuletzt ...«, heißt ein Grundsatz aus der Hospizbewegung und wird in der Praxis übersetzt mit: »Die Wünsche Sterbender und ihrer Familien erkennen und respektieren. Diese Wünsche beziehen sich auf einige nur allzu verständliche Bereiche:

- nicht allein gelassen werden

- keine Schmerzen erleiden müssen
- nicht fremdbestimmt werden
- letzte Dinge regeln können
- die Sinnfrage stellen dürfen.« (2)

Diese Wünsche sollen uns als Leitfaden durch dieses Kapitel helfen. Als Grundzug und wichtigste Botschaft zu diesem Thema muß man sicherlich sagen: Sterben und Tod eines Menschen sind ein zu intimer Prozeß, um ihn – wie auch immer – zu beurteilen oder überhaupt etwas dazu zu sagen. Gerade in diesem Letzten unseres Lebens gibt es keine Muster, Maßstäbe, Regeln, Gesetze – eben keine Sicherheiten mehr. Jeder muß und darf (hoffentlich!) sein Lebensende selber gestalten. Die hier aufgeschriebenen Informationen, Erfahrungen und Weltanschauungen mögen dabei helfen, jedoch ist große Zurückhaltung und Respekt vor jedem Menschen mit seiner Geschichte und seinen momentanen Stimmungen, Gefühlen, Gedanken, Sorgen und Wünschen gefordert. Alle schriftlichen Zeugnisse zu diesem Thema und alle befragten Angehörigen und beruflichen Helfer waren sich einig: Nicht unsere Vorstellung vom Sterben eines Menschen zählt, wir können nur begleiten, bis zu einem gewissen Punkt mitgehen und helfen, dasein und die Hand halten, aber letztlich sind wir ohnmächtig und hilflos angesichts des Sterbens. Diese Ohnmacht und Hilflosigkeit auszuhalten scheint die große Herausforderung für die Begleitenden – wie ja wohl auch für die Sterbenden selber zu sein.

Keine Muster, Maßstäbe, Regeln oder Gesetze

Ohnmacht und Hilflosigkeit aushalten

Nicht allein gelassen werden

»Sollen wir noch ein bißchen bleiben?« fragte die Mutter unsicher den Vater.

»Sollen wir noch ein bißchen bleiben?« fragte der Vater unsicher die Mutter.

Das Mädchen bewegte verneinend den Kopf. Sie wußte wohl, die Eltern mußten jetzt gehen.

Sie würde zurückbleiben in ihrer wortlosen Einsamkeit. Aber
für einen Augenblick waren da zwei warme, weiche Hände ge-
wesen.
Sie starb nicht.
Neue Zeit, um Sterben zu lernen.
Für die Eltern, für das Mädchen, für die Geschwister.

Susanne Petersen
aus: »Mit einem Lächeln leben«
Lit Verlag Münster, 1995

*Angehörige
geben ihr Letztes*

Nicht allein gelassen zu werden ist wohl der größte Wunsch aller Sterbenden. Und viele Angehörigen sind bereit, ihr Letztes zu geben, um diesen Wunsch zu erfüllen. Aber es ist eine Gratwanderung zwischen Nähe und Distanz auf beiden Seiten. Oft kommen alle Beteiligten dabei an ihre körperlichen, geistigen und seelischen Grenzen. Mal ist es ein Kampf, mal ein Zusammenspiel zwischen Pflege und Medizin, Betreuung und Verwaltung. Sterbebegleitung ist ein Geben und Nehmen und nicht zuletzt ein Weg, dessen konkretes Ende keiner kennt. In der Regel tut es gut, sich in dieser angespannten Situation von den hohen Erwartungen zu befreien: Die Familie kann und muß nicht für alles zuständig, kompetent und ansprechbar sein. Berufliche Helfer und Begleiter erfüllen erst einmal nur ihre Pflicht. Es ist gut, wenn die Aufgaben auf viele Schultern verteilt werden und so eine Trennung zwischen der äußeren Versorgung und der gesuchten menschlichen Nähe möglich wird. Viele Angehörigen überfordern sich und übersehen oft – das Beste

*Der Sterbende
soll entscheiden
dürfen*

wollend – die Wünsche des Sterbenden und die Grenzen der mithelfenden Personen. Aber genau der Sterbende sollte an erster Stelle entscheiden dürfen oder doch in alle Fragen mit einbezogen sein: Wo und wie er sterben möchte, wem er was anvertraut, wer in seiner Nähe sein soll und wer nicht, worüber er reden möchte und was er lieber verschweigt Und auch wenn Menschen in der Begleitung Sterbender oft über sich hinauswachsen – es ist wichtig, auch noch für die eigene Gesundheit, das eigene Wohlbefinden zu sorgen.

Wichtiger als alle Aktivitäten – oft versuchen wir mit Aktivität unsere Hilflosigkeit und Ohnmacht etwas zu überspielen – ist eher das ruhige Zuhörenkönnen, mit auszuhalten, durch die Stimmungen mitzugehen, mal zu lachen und gleich wieder zu weinen. Es ist unsagbar schwierig, keine Antworten auf die im Raum stehenden Fragen zu haben. Und zugleich ist ein Schweigen wohltuender als billige Vertröstungen. Trost bietet letztlich derjenige, der mit dem anderen die leidvolle Situation aushält und durchsteht. Und mehr als Worte helfen zärtliche Gesten und menschliche Nähe.

Trost bietet der, der mit aushält und durchsteht

Eine hervorragende Hilfestellung und zugleich einen kritischen Spiegel für alle Begleiter in diesem Prozeß bietet das Buch von Daniela Tausch-Flammer: »Sterbenden nahe sein – was wir noch tun können?« in der Reihe Herder/Spektrum 1996. In vielen beispielhaften Berichten schildert sie Situationen rund um das Sterben, sie liefert aber auch prägnante und in ihrer Offenheit und Ehrlichkeit wohltuende Zusammenfassungen zu den einzelnen Themen.

Konkrete Hilfe für den Sterbenden und seine Angehörigen bietet auch die Hospiz-Bewegung, die inzwischen auch in Deutschland verbreitet ist. Allerdings gab es im Jahre 1997 »nur« elf Hospize und 21 palliative (das Symptom, nicht die Ursache des Schmerzes bekämpfende) Einrichtungen. Aber allen Betroffenen sollte es gelingen, in der nächsten großen Stadt eine entsprechende Einrichtung zu finden. Die Deutsche Hospizhilfe e.V. (7) kann konkret die nächstliegende Kontaktstelle nennen.

Hospiz-Bewegung als Hilfe

Allerdings sind die Erwartungen an die Hospiz-Bewegung sehr unterschiedlich, und vielleicht tut eine vorherige persönliche Abklärung allen Beteiligten gut. Folgende Hilfestellungen wären denkbar:

- Ich möchte einen Platz zum Sterben – wann ist eine stationäre Aufnahme möglich und sinnvoll?
- Ich möchte ein letztes Zuhause für die Zeit, die mir noch bleibt – z. B. gibt es in Bonn eine Form von »betreutem Wohnen« für ernsthaft Erkrankte bis zum Lebensende. (5)

- Wir brauchen Hilfe, damit jemand zu Hause sterben kann – »Hospiz ist eine Bewegung, nicht ein Ort.« (6)
- Wir brauchen Begleitung in der Klinik – wer kennt sich schon aus mit dem Sterben?
- Wir brauchen Hilfestellung bei der palliativen Schmerztherapie – welche Ärzte haben Erfahrung damit, geht das zu Hause?
- Alle der Hospiz-Bewegung angehörenden Einrichtungen lehnen die Tötung auf Verlangen ab. (7)

Besuchsrecht im Krankenhaus

Um im Sterben nicht allein zu sein, kann es sinnvoll sein, bestimmte schriftliche Vorkehrungen für das Krankenhaus zu treffen. Gerade eheähnliche Lebenspartner und gute Freunde stehen sonst schnell draußen vor der Tür: Besuchsrecht und Informationen gibt es nämlich nur für direkte Familienangehörige.

Ein schriftlich formuliertes Zugangsrecht und die Befreiung von der Schweigepflicht der behandelnden Ärzte kann da manche Tür öffnen und peinliche Situationen verhindern. Unter dem Titel »Alles geregelt? – Tips zur rechtlichen Vorsorge für Menschen mit chronischen Krankheiten und Behinderungen« bietet die Deutsche AIDS-Hilfe e.V. ein sehr praktisches Heft mit vielen Vordrucken an. (8)

Angst macht einsam

Einsam macht so manchen Sterbenden auch die Angst, anderen zur Last zu fallen. Viele Wünsche werden nicht mehr geäußert, weil der Sterbende die Angehörigen nicht überfordern will, weil er sich seiner Wünsche und Ansprüche schämt. Sicherlich ist ein sterbenskranker Körper nicht gerade »pflegeleicht«, belasten die eigenen Stimmungen und Launen die oft liebevollen Menschen in seiner Umgebung, rauben Atemnot und Schmerzen oft die letzte Kraft. Wenn es schon schwerfällt zu glauben, daß ich als Mensch es einfach wert bin, gepflegt, besucht, geliebt zu werden – so möchte man den Sterbenden sagen –, den Angehörigen tut es in der Regel sehr gut, nicht einfach ohnmächtig und tatenlos daneben zu stehen, sondern Nähe, Hilfe, Trost, Pflege, Medizin, Aufmerksamkeit – irgend etwas geben zu können. Und gerade Trauernde bestätigen nach einigen Wochen und Monaten immer wieder, wie wichtig diese Zeit trotz aller Belastung war, wie dankbar sie sind. Außerdem hat das »zur Last fallen« noch eine andere Seite – es hat mit »sich fallenlassen« zu tun. Gerade auf dem Weg zum Sterben erleben wir, daß wir uns fallenlassen müssen, unendlich vieles zurücklassen und letztlich uns selbst dem Tod – wer oder was immer sich dahinter verbergen mag – überlassen müssen.

Sterben heißt sich fallenlassen

Keine Schmerzen erleiden müssen

»und die Ärzte tun jetzt alles dafür, daß er keine Schmerzen hat und ruhig sterben kann«
>
> aus: »Heiko«, zusammengestellt
> von Renate Möller-Solding, Eigenverlag

»Ja, auch ich wünsche mir, leise und ohne Schmerzen zu sterben, wenn ›Die Zeit‹ gekommen ist.«
>
> Heike Dobslaff in einem Brief an Birgit Dembski

Schmerz ist eine Information durch die Nervenzellen an das Gehirn. »Erst dort werden die Nervenimpulse zu dem, was wir als Schmerz empfinden. Wie sehr uns etwas weh tut und wie wir darauf reagieren, hängt teilweise von unserer Einstellung zum Schmerz ab, von unseren Ängsten und vergangenen Schmerzerfahrungen.« (9) Der verkrampfte, ängstliche Mensch empfindet Schmerzen ganz anders als der entspannte, gelassene Patient. Schmerz hat die unterschiedlichsten Formen und Ausprägungen, sein Erleben ist immer subjektiv, d. h., »der einzige, der weiß, wie weh es tut, ist der Mensch, der den Schmerz empfindet«. (10) An Schmerzen kann man sich gewöhnen, Schmerzen können einen Menschen aber auch an den Rand seiner Kräfte, seines Lebenswillens, seines Verstandes bringen. Nicht umsonst ist einer der Hauptwünsche von sterbenden Menschen, keine Schmerzen erleiden zu müssen.

Wo sitzt der Schmerz?

Tod ist wie die Geburt in der Regel eine schmerzhafte Erfahrung. Einige Menschen sterben fast ganz schmerzfrei, aber viele haben für kurze oder sehr lange Zeit in ihrem Sterbeprozeß damit zu kämpfen. Ohne Zweifel gibt es einen Zusammenhang zwischen Schmerzen und inneren, seelischen Prozessen, aber wer mag darüber sichere Auskunft erteilen oder gar von daher Verhaltensmuster abgeben?

Schmerz und Sinn?

In der Literatur und in der Volksmeinung gibt es des öfteren die These: »Jeder Schmerz hat seinen Sinn.« (11) David Kessler sieht es als sinnvoll an, daß der Schmerz uns helfen kann zu sterben. Ich bin sehr vorsichtig mit Sinnaussagen geworden und denke, daß immer nur die Betroffenen selber sagen dürfen, was sinnvoll und was sinnlos ist. Wir als Außenstehende können höchstens vorsichtige Angebote machen – und manchmal auch nur staunen, wie leidende Menschen ihr Schicksal interpretieren. Sicher ist, daß der Schmerz einen Menschen verändert, manchmal zur persönlichen Reife, manchmal aber auch zur Verbitterung.

Schmerzen gehören zum Sterben dazu, aber wir stehen ihnen nicht mehr hilflos gegenüber. Es gibt heute sehr gute palliative Schmerztherapien, d. h. Behandlungsformen, die nicht mehr nach der Ursache des Schmerzes fragen, sondern z. B. bei einem Sterbenden den Schmerz lindern wollen. Auf einem Ärztekongreß im Sommer 1997 hieß es als Zusammenfassung: Sterbende Menschen können zu 90% schmerzfrei sein, wir werden allerdings noch zehn Jahre brauchen, bis sich dieser Standard in der gesamten Bundesrepublik durchgesetzt hat.

Vertrauensverhältnis zwischen Arzt, Patient und Angehörigen

Größere Mukoviszidose-Stationen in den Krankenhäusern haben schon heute viel Erfahrung mit solchen Schmerztherapien. Die Ärzte versuchen möglichst frühzeitig mit dem Patienten abzusprechen, wie er/sie sterben möchte. Ein gutes Vertrauensverhältnis zwischen Arzt und Patient (und möglichen Angehörigen) ist die beste Betreuung für diesen Weg. Ein Arzt, der den Patienten schon lange begleitet hat und dessen Wünsche für das Sterben kennt, Angehörige und Pflegepersonen, die über diese Entscheidungen informiert sind, sie zusammen bilden eine gute Vertrauensbasis für den letzten Weg. Schritt für Schritt, Tag für Tag oder auch Stunde um Stunde kann neu geschaut werden, was der Patient jetzt braucht, ob er die Schmerzen ertragen will oder mehr Medikamente möchte. Das Problem ist ja, daß diese Schmerzmittel nicht ohne entsprechende Nebenwirkungen sind und zum Beispiel die Atemmuskulatur schwächen, das Bewußtsein einschränken und auf Dauer abhängig machen. Und letztlich ist der Arzt für die richtige Dosierung – auch langfristig –, richtige(n) Medikamente(kombination), den Zeitpunkt und die Verabreichungsform verantwortlich. Deshalb sind viele Ärzte immer noch vorsichtig und zögerlich. Sie stehen in Deutschland ja auch rechtlich gesehen auf einem eher wackeligen Boden. Der Schutz des Lebens und die ärztliche Pflicht zur Hilfeleistung sind gesetzlich klar verankert. Aktive Sterbehilfe ist nicht erlaubt, sondern sogar strafbar. Dagegen steht das Recht eines Patienten auf Selbstbestimmung und auf einen würdigen Tod, vielleicht sogar auf Selbsttötung. Sosehr man über die Regelung in den Niederlanden diskutieren mag, dort gibt es klare formale Regelungen für die aktive Sterbehilfe. Bei uns muß das in der Grauzone zwischen rechtlicher Grundlage, Patientenwunsch, ärztlicher Verantwortung und Angehörigenmeinung erfolgen.

Medikamente und Neben-wirkungen

Eine klare schriftliche Patientenverfügung (12) hilft Ärzten, Pflegepersonal und Angehörigen über etwaige Unsicherheiten hinweg und schützt auch vor Übergriffen, wenn der Patient sich selber nicht mehr äußern kann.

Schriftliche Patienten-verfügung gibt Sicherheit

Die Erfahrungen beim Sterben von Mukoviszidose-Patienten zeigen aber, daß die Angst vor Schmerzen nicht das Hauptthema bei dieser Krankheit ist. Die Angst vor dem Erstickungstod ist meist größer, und jeder Lungengeschädigte weiß, wovon die Rede ist. Im Gespräch können die Ärzte oft erst einmal beruhigen: Im Endstadium tritt bei Mukoviszidose-Patienten meist eine sogenannte CO_2-Narkose ein. Da der Austausch in der Lunge nicht mehr ausreichend stattfindet, wird der Körper mit Kohlendioxid überversorgt. In der Reaktion darauf fällt der Patient in eine Art Dämmerzustand, so daß man eher von einem ruhigen Einschlafen am Ende sprechen kann. So beruhigend diese Erfahrung für das wirkliche Ende des Mukoviszidose-Patien-

Atemnot – nicht bis zuletzt

ten ist, die Atemnot, das Gefühl des Erstickens, das Ringen nach Luft, bleibt eine berechtigte Angst und Sorge und eine Erfahrung aller Betroffenen in den Wochen und Monaten vor dem Sterben. Das ist ja gerade das Hauptsymptom der Krankheit Mukoviszidose. Menschen, die diese Patienten betreuen, stehen immer wieder hilflos daneben und können doch zugleich viel tun. Oft spielen Krankengymnasten auch in der letzten Phase eine wichtige und große Rolle: Solange der Patient den Schleim noch herausbringt, solange er noch atmen kann, so lange droht keine Erstickung. Außerdem sind die Physiotherapeuten oft jahrelange Begleiter und können durch ihre menschliche Nähe und Wärme viel zur Entspannung und Beruhigung beitragen. Auch Ärzte können mit Medikamenten solche Atemnot lindern und so viel Angst auffangen. Und wo immer die Nähe eines Menschen zum Wohlbefinden und zur Entspannung beiträgt, ist dem Patienten geholfen.

Nicht fremdbestimmt werden

Wir werden oft nicht gefragt

»... ich will auch mitreden und sagen, was mir vielleicht gut täte oder ob man es so probieren will, aber wir werden ja oft gar nicht gefragt, und das ärgert mich ...«

Felix Dengg, aus »Tränen im Regenbogen«,
hrsg. von Michael Klemm,
Gerlinde Hebeler und Werner Häcker,
Attempto-Verlag, Tübingen 1990, S. 102–104

Der Patient: Nummer 644

Der Sterbende hat »das Recht, an allen die eigene Pflege betreffenden Entscheidungen teilzunehmen«. (13) Das klingt wie eine Selbstverständlichkeit, ist aber nicht umsonst in den Rechten der Sterbenden bei David Kessler formuliert. Unser Gesundheitssystem ist derart vielfältig und differenziert geworden, daß der Patient darin leicht zum Fall, zur Nummer, zum »Gehirntumor auf 644« (14) wird. Gerade weil so unterschiedliche Qualifikationen gefragt und rund um die Uhr Pflege, Medizin, Fachwissen und Betreuung notwendig sind, arbeiten viele verschiedene Menschen am Bett eines Kranken. Und nicht alle haben dieselben neuesten Informationen, nicht alle sehen den Patienten mit seinen momentanen Wünschen, Schmerzen, Ängsten und Hoffnungen.

Gleichzeitig ist gerade für Mukoviszidose-Patienten das Krankenhaus ein besonderer Ort: Hier sind sie jahrelang immer wieder behandelt worden, hier kennen sie den Arzt, die Schwestern, die Krankengymnastin, hier haben sie andere Mukoviszidose-Patienten kennengelernt und Freundschaft geschlossen, hier sind sie immer wieder ermutigt worden, weiterzumachen, die Therapien durchzuziehen, die Medikamente zu nehmen, den Mut nicht zu verlieren. Plötzlich kommt dieser Ort an seine Grenzen. Ganz und gar auf Heilen und Therapieren ausgerichtet, müssen alle Beteiligten sich plötzlich der Wahrheit stellen, daß es nur noch um eine gute Sterbebegleitung gehen kann. Das ist ungewohnt, auch auf Spezialstationen für Mukoviszidose eher selten, das führt zur Unsicherheit und in eine ganz andere Qualität von Betreuung, Pflege und Medizin. Jeder Mensch hat sein eigenes Muster, mit Unsicherheiten und Streßsituationen umzugehen. Und jedes Krankenhaus hat heute mehr denn je seine Gesetzmäßigkeiten, seine Kostenabrechnungen und Vorschriften. Die Anliegen des Sterbenden und seiner Angehörigen, das Recht auf eine Beteiligung an allen Entscheidungen, die den Patienten betreffen, geraten da nur allzu schnell aus dem Blick. (15)

Auch das Krankenhaus gerät in Unsicherheit

Gerade in dieser angespannten Umgebung ist es wichtig, daß der Sterbende gut für sich sorgt oder dafür gesorgt hat, daß sich jemand seiner Wünsche und Interessen annimmt. Das beginnt schon weit im Vorfeld. In einem ruhigen, offenen und ehrlichen Gespräch kann man mit dem Arzt des Vertrauens regeln, wie das Sterben aussehen soll, ob ein Beatmungsgerät eingesetzt wird, wieviel Medikamente jemand möchte, welche Ängste einen Patienten beunruhigen, ob man lieber im Krankenhaus oder zu Hause oder an einem anderen Ort sterben möchte, usw. Klare Informationen, was alles passieren kann, was der Patient wünscht, was der Arzt machen kann und was nicht – geben al-

Der Patient sagt, was er wünscht; der Arzt sagt, was er machen kann

len Beteiligten Sicherheit. Wer schriftliche Betreuungsverfügungen oder Pflegeerklärungen (16) abgibt, hat in der Regel gut für sich gesorgt. Wichtig ist, daß solche Informationen auch weitergegeben werden, damit die Person, die in der Nacht am Bett sitzt, weiß, was der Patient wünscht und was nicht.

Und keine Angst, jeder hat das Recht, seine Meinung wieder zu ändern. Auch Sterbende bleiben bis zuletzt freie Menschen und wollen vielleicht eine sechs Wochen alte Entscheidung plötzlich wieder auf den Kopf stellen. Gerade wenn vorher alles offen besprochen war, kann man nachfragen, ob die Schmerzen diese Änderung herbeiführen oder die Angst so groß ist. Letztlich bestimmt der Patient sein Lebensende selber. Nach deutschem Recht ist der Arzt verpflichtet, nach dem mutmaßlichen Willen des Patienten seine Entscheidungen zu treffen, wenn der Patient selber nicht mehr ansprechbar ist und keine Person bestimmt hat, die seine Interessen vertritt.

Schmerzen und Angst verändern den Menschen

Auf dem Weg zum Tode muß der Mensch unendlich viel zurücklassen. Er verliert oft Stück für Stück seine alten Sicherheiten und Rollen, seine Ideale und Lebensmöglichkeiten. Es ist eine hohe Kunst der Begleitung, solch einem Menschen klarzumachen und glaubwürdig zu vermitteln, daß seine Würde, sein Wert – bei allem äußeren Verlust – in ihm selber liegen und bis zum Schluß geachtet werden.

Viele Bücher beschreiben in zahllosen Beispielen den Kampf um das eigene Sterben meistens als eine harte Auseinandersetzung zwischen den beteiligten Ärzten, Pflegern, Betreuern, Angehörigen und dem Patienten selber. Dabei ist zu bedenken, daß hier ausgesuchte Beispiele dargestellt werden und daß jedes Land seine eigene Rechtslage und Kultur hat. Die Erfahrungsberichte aus den Mukoviszidose-Familien sind bei weitem nicht so dramatisch, sondern eher bewegend und bewundernswert einfühlsam.

Bewegende Erfahrungsberichte aus den Mukoviszidose-Familien

Letzte Dinge regeln

Ein Tod von vielen

Mein naher Tod
macht mir keine Angst!
Sein Antlitz ist mir vertraut
Ich akzeptiere, achte
und manchmal
verstehe ich ihn

Aber dann glaube ich auch,
eine Ausnahme zu sein. –
Vielleicht bleibe ich leben
außer ich wähle den Tod
als Erlösung.

Inka Rasch,
Mukoviszidose-Betroffene, 18 Jahre

Im Angesicht des Todes sind die Lebensmöglichkeiten von chronisch Kranken sehr eingeschränkt. Es fehlen viele äußere Einflüsse und Eindrücke, aber auch Ablenkungsmöglichkeiten. Der Mensch ist auf sich selbst zurückgeworfen, wird oft nachdenklicher, kritischer, selbstbezogener, manchmal auch selbstbewußter. Vielen ist es wichtig, eine Art Lebensbilanz zu ziehen, Rückschau zu halten, unerledigte Dinge zu regeln, unklare Situationen abzuschließen, sich mit religiösen Fragen zu beschäftigen. Die einen machen solche Gedanken ganz mit sich allein aus und scheinen nichts regeln zu wollen, die anderen brauchen das vertraute Gespräch unter vier Augen, die einen müssen die äußeren Dinge geregelt wissen, die anderen lassen all das plötzlich ohne Interesse zurück.

Für die begleitenden Personen ist das nicht immer einfach. Braucht der Patient meine Nähe oder vielmehr auch mal das Alleinsein? Will er mit mir – oder mit einer anderen Person ein vertrautes Gespräch führen?

Braucht der Sterbende Nähe oder das Alleinsein?

Darf ich die sogenannten »letzten Dinge« ansprechen, oder ist das noch zu früh, schon zu spät, gar nie wichtig für diesen Menschen? Sind die äußeren Dinge – von der Wohnungseinrichtung bis zu Versicherungsfragen – an der Reihe, oder stehen ganz andere Themen an?

In all diesen Fragen sollte der Kranke bzw. sterbende Mensch die Richtung angeben dürfen: Seine Wünsche und Anliegen, seine Wichtigkeiten und Werte zählen in dieser letzten Zeit des Lebens. Aber eine offene Frage, ein vorsichtiges Anrühren dieser sogenannten »letzten Dinge« ist oft notwendig und befreiend. Der Patient, der noch nicht soweit ist oder sich diesen Themen nicht stellen kann oder möchte, wird sich zu äußern und zu verschließen wissen. Wer so jung und vielleicht doch gegen alle Hoffnung aus dem Leben scheiden muß, hat das Recht, sein Sterben, sein Lebensende selbst zu bestimmen, der darf unerledigte Dinge zurücklassen, der darf ganz allein entscheiden, was ihm noch wichtig ist und was für ihn kein Interesse und keine Kraft mehr lohnt.

Wer spricht das Letzte offen an?

Für viele Angehörige ist es nicht leicht, mit einem Sterbenden ganz klar und nüchtern über die Fragen von Sterben und Tod, von Testament und Beerdigung und der Zeit nach dem Tod zu sprechen. Zu schnell kommen Begleitpersonen mit diesen Themen an ihre eigenen Grenzen. Und wer hat schon Gelegenheit, an den Grenzen des Lebens Erfahrungen zu sammeln oder sich zu informieren – was Sie mit der Lektüre dieses Kapitels anfanghaft tun! Ein ernstgemeintes: »Ich gehe mit dir diesen Weg« ist wichtiger als alle Erfahrung oder alles Wissen. Jedes Sterben ist ein sehr persönlicher, einmaliger, intimer Prozeß – und es ist jedesmal neu und herausfordernd, Begleiter zu sein.

Ich gehe mit dir diesen Weg

Mehrere Mukoviszidose-Patienten haben in Fernsehinterviews und veröffentlichten Beiträgen gesagt, daß sie auch Angst vor dem Tod haben, weil sie ihre Angehörigen nicht allein zurücklassen möchten. Mit dieser Angst treffen sie ja auch einen wahren Kern: Eltern, die sich jahrelang gekümmert und gesorgt haben, werden den Tod ihres Kindes immer als schmerzhaften Verlust und tiefe Lebenskrise empfinden. Gleiches gilt natürlich für einen Lebenspartner oder eine langjährige Freundin. Und es ist eine hohe Kunst, einem Sterbenden die ganze Liebe und Aufmerksamkeit und Nähe zu schenken, die er braucht, und gleichzeitig zu verstehen zu geben: Du darfst gehen, ich schaffe das Leben auch alleine, mach dir keine Sorgen um mich ...

Ein eigenes Thema ist die Kunst, Abschied zu nehmen. Auch darin ist unsere Gesellschaft nicht gerade geübt. Viele Trennungen und Verabschiedungen in unserem Alltagsleben werden vielleicht »begossen« und »gefeiert«, aber ein wirklich hilfreiches Ritual für den Abschied ist selten. Wer nimmt sich schon Zeit und Muße für ein Gespräch unter vier Augen, wo wirklich gesagt wird, was noch zu sagen ist: ein Dankeschön, ein Wort der Entschuldigung, eine Bitte, ein guter Wunsch, eine Verzeihung, eine Erklärung ... vielleicht auch nur eine zärtliche, hilflose Geste, die mehr sagt als alle Worte. Viele Sterbende nehmen bewußt Abschied, auch wenn sie das nicht so deutlich und klar ausdrücken – oft um den anderen nicht zu beunruhigen. Wenn beide Seiten offen damit umgehen, sind es meist sehr bewegende und bei aller Traurigkeit sehr erfüllende Erfahrungen.

Die Kunst, Abschied zu nehmen

Noch ein paar ganz praktische Hinweise für die letzte Lebenswegstrecke:

Schriftlich geregelte Dinge wie Patientenverfügung, Besuchsrecht, Vollmachten etc. müssen auffindbar sein.

Praktische Hinweise für die letzte Lebenswegstrecke

Überhaupt sollte ein chronisch Kranker seine Dinge so geregelt haben, daß ein Außenstehender sich darin zurechtfindet, besser noch, daß es einen Menschen des Vertrauens gibt, der sich in den Unterlagen auskennt und im Notfall wichtige Dinge regeln kann. Auch hier gibt das Heft der Aidshilfe – »Alles geregelt? – Tips zur rechtlichen Vorsorge für Menschen mit chronischen Krankheiten und Behinderungen« wichtige Hinweise und die notwendigen Formulare. (17) Die entsprechenden Dokumente von Versicherungen, Verträgen, Bankverbindungen, Kranken- und Rentenversicherung etc. sind, gerade wenn ein Mensch zum »Pflegefall« wird, oft notwendig und gut bei der Hand zu haben. Wer nicht schon zu Lebzeiten einem vertrauten

Angehörigen entsprechende Vollmachten gibt, sollte wissen, daß nach dem Tod gut und gern zwei Monate vergehen, bis ein möglicher Erbe für den Verstorbenen rechtsverbindlich etwas regeln kann. So lange dauert es mindestens, bis bei unstrittiger Lage und bei unangefochtenen Testament die Eröffnung und Ausstellung eines Erbscheines erfolgt ist.

Die eigene Beerdigung vorbereiten?

Zu den letzten Dingen kann es auch gehören, sich um seine eigene Beerdigung Gedanken zu machen. Eine solche Feier sollte dem Leben des Verstorbenen angemessen sein, seine Wünsche, seine Gedanken, sein Leiden und seine Hoffnung dürfen darin zum Ausdruck kommen. Es ist aber auch eine Feier für die Hinterbliebenen, denn sie können in dieser Stunde noch einmal Abschied nehmen, ihre Erinnerungen, ihre Gefühle, ihren Glauben zum Ausdruck bringen. Die Gestaltung dieser Feier sollte auf alle Beteiligten Rücksicht nehmen, um eine Hilfe zum Weiterleben zu geben. Schockierende Texte oder Musikwünsche, übertriebener Aufwand, der allzu kleine Kreis, wie auch ein interesseloses Überlassen an ein Beerdigungsinstitut oder einen Pfarrer sind in der Regel unangemessen. Wir leben in einer Gesellschaft, die noch weitgehend christlich geprägt ist, aber kaum mehr einen lebendigen Bezug zur Kirche und zu ihren Ritualen hat. Gerade die Riten für das Sterben oder für eine Beerdigung enthalten viel Lebens- und Sterbeerfahrung aus Jahrhunderten. In der Regel ist ein modernes, kirchenfernes Leben nicht mehr einfach in solche Muster zu pressen, aber oft finden sich einfühlsame Seelsorger, die die Brücke zwischen der kirchlichen Form und dem Leben eines Menschen sehr gut schlagen können. Aber auch hier bestimmt zuerst der Sterbende, welche »letzten Dinge« ihm wichtig sind.

Christliche Muster helfen

Nicht selten gibt es noch ganz andere »letzte Wünsche« eines Patienten: einen bestimmten Menschen noch einmal zu sehen, ein besonderes Fest noch mitzuerleben, eine lang ersehnte Reise doch noch zu machen etc. Und ist es erstaunlich, wie alle Kräfte dafür gesammelt werden und danach sich um so schneller abbauen. Oft ist die Erfüllung solcher letzter Wünsche möglich und sinnvoll. Es gibt sogar wohltätige Einrichtungen, die fast alles möglich machen. (18) Manches Mal sind solche Wünsche aber auch ein letztes Aufbegehren gegen das drohende Ende und schlichtweg eine Überforderung des Patienten. Dann haben Angehörige oder Ärzte oder andere Begleiter die schwere Aufgabe, eine deutlich ablehnende Haltung einzunehmen.

Letzte Wünsche eines Sterbenden

Zu den »letzten Dingen« kann es auch gehören, daß ein Patient sich angesichts seiner aussichtslosen Situation ein baldiges, schmerzfreies, bewußtes Ende wünscht. Jeder Patient hat das Recht auf seinen eigenen Tod – auch auf den Zeitpunkt seines Todes –, aber jeder Angehörige, Arzt, Pfleger, Freund hat auch das Recht, nach der eigenen Verantwortung zu handeln. Und sicherlich ist erst einmal zu prüfen, ob hinter dem Wunsch nach einem baldigen Tod nicht die Klage über unerträglichen Schmerz, über eine auszehrende Angst oder eine abgrundtiefe Einsamkeit steht. Dann ist kompetente Hilfe oder menschliche Nähe der richtige Ausweg, damit der Weg bis zum Tod für den Patienten erträglich wird.

Der Wunsch nach einem baldigen Tod

Die Sinnfrage stellen dürfen

»Die Frage: Warum hat gerade Inka Mukoviszidose? ist schwachsinnig. Niemand weiß es und keiner hat schuld.
Die Frage: Wäre Inka Inka ohne Mukoviszidose? ist viel bedeutender.«

Inka Rasch, Brüggen, in einem Brief an ihre Freundin Silke

Bewundernswert ist die Einstellung aus dem Zitat oben, die Mukoviszidose als zum Wesen der Person gehörig einfach annimmt und die Frage nach dem Sinn gar nicht erst stellen will. Aber nicht immer können Patienten wie Angehörige die Sinnfrage so einfach umgehen. Zu schnell schleicht sich dieser Gedanke bei den Sterbenden wie bei den Angehörigen ein: Womit habe ich das verdient? Warum gerade ich? Zu gern würden wir wissen, ob es einen Gott gibt, oder einen Bösen, eine Sternenkonstellation oder andere Ursachen, die wir verantwortlich machen könnten für das Schicksal Mukoviszidose. Zu dieser Frage gibt

Warum gerade ich?

es auch sehr modern wirkende, scheinbar psychologische oder esoterische Versionen. Und so unausweichlich diese Frage ist, letztlich bringt sie nicht weiter. Leicht verleitet sie uns zu irrigen und ungerechtfertigten Antworten. Das Sterben eines lieben Menschen löst oft in uns auch Wut und Aggression aus. Da sich diese Gefühle für einen Trauernden »nicht gehören«, wandern sie schnell über Schuldzuweisungen an die falsche Stelle: der Arzt, das Pflegepersonal, die Familienangehörigen ... – irgend jemanden muß es doch geben, der schuld daran ist, daß da ein junger Mensch sterben muß, daß es keinen anderen Ausweg mehr gibt.

Eine zutiefst religiöse Frage

Solche Schuldzuweisungen helfen bestimmt nicht weiter, und manches Mal müssen sich Helfer oder Angehörige dagegen wehren. Hinter dem Ganzen steckt die zutiefst religiöse Frage: Wie kann ein guter Gott solch ein Leiden zulassen? Wenn er doch lieb, gut, allwissend und allmächtig ist? Aber auch darauf gibt es in den Religionen dieser Welt keine Antwort, die das Fragen für alle beenden würde.

Und doch ist der Glaube, für die meisten von uns der christliche Glaube, für viele Sterbende und ihre Angehörigen eine große Hilfe und ein letzter Halt. Gerade weil in der Kernaussage des Christentums das Leiden und Sterben als Weg zur Auferstehung, zu einem neuen Leben steht, bietet diese Botschaft eine Deutung für den schweren Weg, eine Hoffnung jenseits des Todes und des in die Krise geratenen Lebens.

Der Glaube an ein Weiterleben nach dem Tod ist bei den meisten Sterbenden durchaus da, seltener allerdings eine enge kirchliche Bindung oder ein vertrauter Umgang mit kirchlichen Ritualen und Mustern.

Wer hält es aus am Abgrund des Lebens?

Unter den »Rechten der Sterbenden« betont David Kessler: »Das Recht, Gedanken und Gefühle zum Thema Tod auf seine Weise zum Ausdruck zu bringen« und das Recht, »Trost in geistigen Dingen zu suchen oder auch das zu verweigern«. (19) Solche Rechte ausdrücklich zu formulieren ist notwendig gegen ein weitverbreitetes Redeverbot, ein Tabu, wenn es um solche tiefgründige und existentielle Fragen geht.

Wer hält es schon aus, mit einem jungen Menschen am Abgrund des Lebens zu stehen und Fragen zuzulassen, die wir schon in guten Tagen kaum beantworten können: Wer bin ich? Welchen Sinn hat mein Leben? Wie kann ich Frieden finden? Warum ich? Was heißt es, daß mein Körper stirbt, aber mein Geist/meine Seele lebt weiter? Was kommt nach dem Tod? Sinnfragen stellen zu dürfen, sich daran aufzureiben, innere Kämpfe damit durchzustehen ist das Recht eines Sterbenden. Kein Glaube, keine gute Beziehung oder beste Versorgung kann einen Menschen davor bewahren. Und es scheinen die Fragen wichtiger als eventuell mögliche Antworten zu sein. Denn wer kann von außen einem Menschen Sinn zusprechen, wer hat den Weitblick und die Einfühlung, um das beruhigende, haltgebende, tröstende Wort zu sprechen? Es bleiben nur die Ratschläge von Daniela Tausch-Flammer (20) für begleitende Angehörige: Sich selber der Frage des eigenen Todes stellen, den anderen zu verstehen suchen, den anderen annehmen und achten, wie er ist, dem anderen gegenüber aufrichtig und echt sein.

Und nicht wenige, die mit einem Sterbenden diesen Weg durch Fragen und Zweifel gegangen sind, haben erfahren, wie das Blatt sich wendet, wie der Sterbende selbst plötzlich Sinn und Trost und eine Botschaft hat.

Plötzlich hat der Sterbende Sinn und Trost

Der letzte Weg

»Wann soll ich aufhören zu atmen?« Wenn du keine Kraft mehr hast, dann hörst du auf zu atmen.

Eltern von Wiebke Meyer
im Film »Lebenskandidaten«

Die Hoffnung eines Mukoviszidose-Patienten (und aller Menschen) verändert sich, von Jahr zu Jahr, von Therapie zu Therapie, von einer enttäuschenden Nachricht zur nächsten. Wichtig scheint zu sein, daß wir uns nicht gegenseitig die Hoffnung nehmen, weil die Hoffnung uns Lebenskraft gibt. Und wenn die Hoffnung am Ende noch so klein und bescheiden geworden ist

Hoffnung gibt uns Lebenskraft

oder unrealistisch groß und fast verrückt – wer dürfte sie einem Sterbenden nehmen? Er selbst wird an den Punkt kommen, wo die Kraft zu Ende geht, wo das Leben zu Ende gehen darf.

Sterben ist so persönlich und individuell wie das Leben

Wichtig ist mir noch einmal festzuhalten, daß es für dieses Letzte im Leben eines Menschen keine Regeln, Muster, Wertungen oder Vorschriften geben sollte. Das eigene Sterben ist so persönlich und individuell wie das eigene Leben. Und so wie im Leben die unterschiedlichsten Gefühle ganz nah beieinander-liegen, wie Stimmungen sich abwechseln, wie mal der eine und mal der andere stark sein kann, so wird das auch im Sterben sein. Oft machen wir uns viel zu viele Gedanken, oft lähmt uns unsere Angst, oft hindert uns die eigene Unsicherheit, das zu tun, was wir gern möchten. Das Ende eines Lebensweges ist ein spannendes Stück Wegstrecke. Dies zu gehen oder mitgehen zu dürfen ist ein lohnendes Unternehmen, das bei aller Traurigkeit und bei allem Belastenden auch unendlich viele Farben des Lebens bereithält und nicht zuletzt den Ausblick in eine andere Welt.

Karl Cattelaens

Anhang

Die in den Kapiteln Selbständig leben; Eine eigene Familie grün-
den; Beruf: Arbeits- und Therapieanforderungen vereinbaren;
Berufsunfähigkeit, Erwerbsunfähigkeit, Rente genannten statisti-
schen Angaben zur psychosozialen Situation Erwachsener mit
Mukoviszidose stammen aus:
»Qualitätssicherung Mukoviszidose«.
Zentrum für Qualitätsmanagement im Gesundheitswesen (Hrsg.)
Einrichtung der Ärztekammer Niedersachen
Postfach 4749
30047 Hannover
Datenstand ist der 10. April 1997

Ergänzung zum Kapitel Reisen

Sicherlich helfen auch andere, wenn es um die Frage geht, wie
man sich im Urlaub mit Sauerstoff versorgen lassen kann. Auf
jeden Fall kann jeder Interessierte auch bei der
Firma Linde Heimox
Carl-von-Linde-Str. 25, 85716 Unterschleißheim
Tel. 0 89 /31 00 11-0, Fax 0 89/31 00 11-20
Kontaktadressen im europäischen Ausland und einen Antrag für
die Sauerstoffversorgung anfordern.

Ergänzungen zum Kapitel Beruf

Die Adressen der im Text genannten Institutionen:
Der Beauftragte der Bundesregierung
für die Belange der Behinderten
Otto Regenspurger MdB
Postfach 14 02 80, 53107 Bonn

Bundesanstalt für Arbeit
Regensburger Str. 104, 90327 Nürnberg

Deutsches Studentenwerk
Beratungsstelle für behinderte Studienbewerber und Studenten
Weberstr. 55, 53113 Bonn

Arbeitsgemeinschaft der Deutschen Hauptfürsorgestellen
Postfach 4109, 76026 Karlsruhe

Ergänzungen zum Kapitel Rente

Sozialverband VdK Deutschland
Wurzerstr. 4 a, 53175 Bonn

Ergänzungen zum Kapitel Kur und Rehabilitation

»Soziale Rechte bei Mukoviszidose. Leitfaden für Betroffene«, zusammengestellt und verfaßt von Gerold Möller. Loseblattsammlung, 3. Nachlieferung und Neuauflage November 1994. Herausgeber: Mukoviszidose e.V.,
Bendenweg 101, 53121 Bonn.

Es gibt inzwischen einige Reha-Einrichtungen mit längerer Erfahrung in der Betreuung von erwachsenen Mukoviszidose-Patienten. Andere weiten ihr Angebot gerade erst auf diese Zielgruppe aus. Da sich in diesem Bereich sehr viel tut, bitten wir Interessierte, sich wegen Empfehlungen oder Adressen an den Mukoviszidose e.V. zu wenden.

Ergänzungen zum Kapitel Sauerstoff – abhängig

Wir nennen nur einige Firmen, auf die wir bei den Recherchen stießen. Sicherlich gibt es noch andere.

Linde-Heimox
Carl-von-Linde-Str. 25, 85716 Unterschleißheim
Tel. (089) 3 10 01 10

Linde Heimox unterhält ein bundesweites Versorgungsnetz mit zahlreichen Niederlassungen.

Medigas Sauerstofftechnik
Holger Meyrose
Westerwaldstr. 73 c, 53773 Hennef-Uckerath
Tel. (0 22 48) 91 25 40
Das Unternehmen Medigas versorgt den Bereich zwischen dem Ruhrgebiet und Koblenz, von Aachen bis Siegen.

Fa. Vitamed
Mainzer Str. 38, 66424 Homburg
Die Firma versorgt das Saarland und weite Teile von Rheinland-Pfalz.

Ergänzungen zum Teil 4: Umgang mit dem Lebensende

(1) Eugen Drewermann: Psychoanalyse und Moraltheologie, Band 1: »Angst und Schuld«, S. 121, Walter Verlag Freiburg, 1978.
(2) Hildegard Teuschl: »Hospiz ist eine Bewegung, nicht ein Ort«. In: Lebendige Seelsorge 6/95 – Sterben und Tod. – Echter Verlag Würzburg.
(3) David Kessler: Die Rechte des Sterbenden, Beltz Quadriga Verlag, Weinheim und Berlin 1997.
(4) Daniela Tausch-Flammer: »Sterbenden nahe sein – was können wir noch tun?« Herder-Spektrum, Freiburg 1997.
(5) Nähere Informationen bei:
Bonn Lighthouse
Verein für ambulante und stationäre Hospizarbeit e.V.
Bornheimer Straße 90, 52111 Bonn
Tel. (02 28) 63 13 04.
(6) siehe Anmerkung (2)
(7) Deutsche Hospizhilfe e.V.
Reit 25, 21244 Buchholz
Tel. (0 41 81) 3 88 55, Fax (0 41 81) 3 94 95.

(8) »alles geregelt? Tips zur rechtlichen Vorsorge für Menschen mit chronischen Krankheiten und Behinderungen«. Erhältlich bei
Deutsche AIDS-Hilfe e.V.
Dieffenbachstr. 33, 10967 Berlin
gegen einen Kostenbeitrag von 5 Mark, oder bei der AIDS-Hilfe vor Ort.

(9) David Kessler: »Die Rechte des Sterbenden«, a. a. O. S. 91

(10) David Kessler: »Die Rechte des Sterbenden«, a. a. O. S. 92

(11) David Kessler: »Die Rechte des Sterbenden«, a. a. O. S. 118

(12) siehe Anmerkung (8). Dort findet sich auch ein Formular für eine Patientenverfügung, ebenso bei David Kessler, a. a. O. S. 77 f.

(13) David Kessler: »Die Rechte des Sterbenden«, a. a. O. S. 7 (3.)

(14) David Kessler: »Die Rechte des Sterbenden«, a. a. O. S. 210

(15) siehe Peter Pulheim: Das Krankenhaus – in »lebendige Seelsorge«, a. a. O. S. 297 f.

(16) siehe Anmerkung (8). Dort finden sich gute Vorlagen für solche Erklärungen und Verfügungen.

(17) siehe Anmerkung (8)

(18) Besonders ist die Aktion »Herzenswünsche« zu nennen, die es sich zur Aufgabe gemacht hat, die Wünsche schwerkranker und sterbender Menschen zu erfüllen. Die Adresse ist in der Geschäftsstelle des Mukoviszidose e.V. zu erfragen.

(19) David Kessler: »Die Rechte des Sterbenden«, a. a. O. S. 7 u. S. 143

(20) Daniela Tausch-Flammer: »Sterbenden nahe sein«, a. a. O. S. 162 f.

Die Beiträge im Buch wurden zusammengestellt und bearbeitet von:

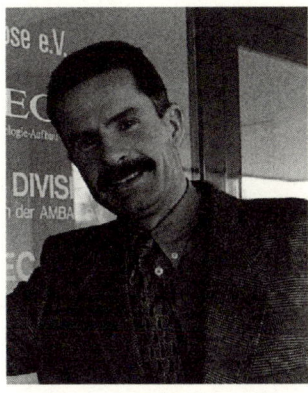

Michael Hartje
Jahrgang 1953, seit 1990 Geschäftsführer des Mukoviszidose e.V., Bonn. Durch die Mitwirkung in zahlreichen überregionalen Verbandsgremien im Gesundheitsbereich Sachkenner der Situation und der Anliegen chronisch kranker und behinderter Menschen.

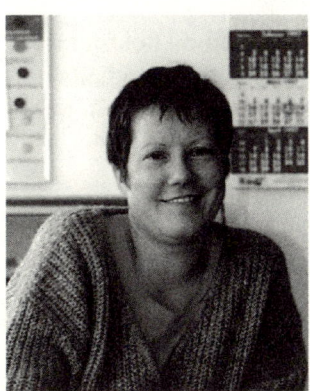

Birgit Dembski
Jahrgang 1954, selbst an Mukoviszidose erkrankt. Pädagogin, seit 15 Jahren Mitarbeit in Gremien und Verbänden des Behinderten- und Selbsthilfebereichs. Koordinatorin der Erwachsenenarbeit im Mukoviszidose e.V.

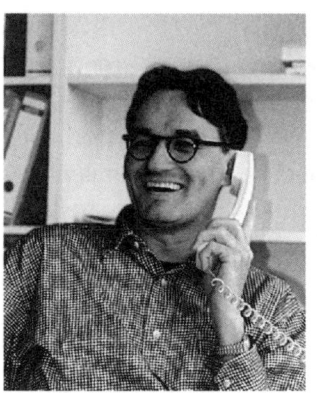

Karl Cattelaens
Jahrgang 1958, Diplomtheologe, psychologische Zusatzqualifikation, seit 1997 Koordinator der ehrenamtlichen Mitarbeiter in der Regionalgruppe des Mukoviszidose e.V., ein Tätigkeitsschwerpunkt ist die Trauerarbeit.

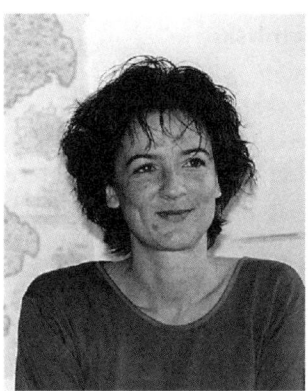

Dr. rer. nat. Heike Diekmann
Jahrgang 1962, Wissenschaftsjournalistin, seit 1996 Medienreferentin des Mukoviszidose e.V.